新世纪全国高等中医药院校教材

中医皮肤性病学

（供中医类专业用）

主　编　杨志波（湖南中医药大学第二附属医院）
　　　　范瑞强（广州中医药大学第二附属医院）
　　　　邓丙戌（首都医科大学附属北京中医医院）

U0347816

中国中医药出版社
·北　京·

图书在版编目（CIP）数据

中医皮肤性病学/杨志波，范瑞强，邓丙戌主编.—北京：中国中医药出版社，2010.4
（2022.1重印）新世纪全国高等中医药院校教材
ISBN 978 - 7 - 80231 - 900 - 4

Ⅰ.①中⋯　Ⅱ.①杨⋯　②范⋯　③邓⋯　Ⅲ.①中医学：皮肤病学 – 中医学院 – 教材
②中医学：性病学 – 中医学院 – 教材　Ⅳ.①R275

中国版本图书馆CIP数据核字（2010）第027193号

中 国 中 医 药 出 版 社 出 版
北京经济技术开发区科创十三街31号院二区8号楼
邮政编码　100176
传真　010 64405721
廊坊市祥丰印刷有限公司印刷
各地新华书店经销
＊
开本　850×1168　1/16　印张 20　彩插1　字数 493 千字
2010 年4 月第1 版　2022年1 月第6 次印刷
书　号　ISBN 978 - 7 - 80231 - 900 - 4
＊
定价　58.00 元
网址　www.cptcm.com

李广瑞　中国中医科学院望京医院
李晓莎　湖南中医药大学第二附属医院
旷燕飞　湖南省疾控中心
张　苍　首都医科大学附属北京中医医院
张广中　首都医科大学附属北京中医医院
张志勇　河北省邯郸市中医院
张虹亚　安徽中医学院第一附属医院
欧柏生　广西中医学院
覃永健　广西中医学院
曾碧君　湖南中医药大学第二附属医院
翟晓翔　江苏省徐州市中医院
潘祥龙　上海中医药大学附属曙光医院

编写说明

中医皮肤性病学是中医学的一个重要组成部分。由于历史的原因，中医皮肤性病学的内容一直归属于中医外科学之中。新中国成立后，在党和政府的重视下，在赵炳南、朱仁康等老一辈中医皮肤性病学泰斗的努力下，中医皮肤性病学也取得了瞩目的成就，尤其是改革开放以来，中医皮肤性病学迅速发展，逐渐从中医外科学中分化出来，成为了一门独立的专门学科。为了进一步推动我国中医皮肤性病学的发展，提高我国中医皮肤性病学的学术水平，完善、充实中医皮肤性病学的理论体系，我们在进行国家中医药管理局重点学科建设的过程中，提出和启动了编写《中医皮肤性病学》古文献版、临床版、教学版的计划，这是一件很有意义的工作。经过全国中医皮肤科同仁五年的艰苦努力，该书三个版本得以完成，并与广大读者见面。

《中医皮肤性病学》教学版（即本书）由国家中医药管理局于 2002 年组织广州中医药大学第二附属医院、湖南中医药大学第二附属医院、首都医科大学附属北京中医医院等全国数十所中医药高等院校的中医皮肤性病专家，历时 5 年编写而成。全书分为总论、各论和附录三大部分。总论主要介绍中医皮肤性病学的发展历史、基本理论、治疗基础、治法方药和预防护理；各论对本学科中的 94 个常见和疑难皮肤病的中医病因病机、临床表现、鉴别诊断及治疗进行了论述。

由于中医皮肤性病病名尚不完全统一，加之部分西医皮肤性病尚无对应中医病名，故本教材的中医皮肤性病病名原则上仍采用国家中医药管理局 1995 年颁发的《中医皮肤科病证诊断疗效标准》和高等医药院校教材《中医外科学》第五版、第六版以及公开出版皮肤科专著中的中医皮肤性病病名，个别目前尚没有中医病名的病种我们借用了西医皮肤性病的病名。

本书适用于中医药高等院校《中医皮肤性病学》的教学，也可作为高等医药院校的学生和西医、中西医结合工作者以及有关疾病患者、医学爱好者的参考用书。

本书编写过程中得到编写者所在单位领导和中国中医药出版社的大力支持，在此一并感谢！虽然我们为本书的编写作出了最大的努力，但由于编写人员比较多和水平所限，所以书中难免会出现缺点和错误，恳请读者提出宝贵意见，以便再版时修订提高。

编委会
2010 年 1 月

目　录

总　论

各　论

总 论

第一章
中医皮肤性病学发展简史

中医皮肤性病学在古代没有形成专科，隶属于中医外科学范畴。因此，关于中医皮肤性病的论述，多散见于各种中医外科文献中。

关于皮肤性病的文字记载，早在公元前14世纪左右殷商时代的甲骨文中已有"疥"、"疕"等记述。"疥"，《说文》注："搔也"，是指瘙痒性皮肤病。"疕"《说文》注："头疡也"，是指头上生疮。随着社会分工的出现，从事医疗活动的人员视其各自的擅长而分工，从而出现了医学的分科。《周礼》记载：医分四科，即"疾医、疡医、食医、兽医"。其中"疡医"，即外科医生，主治肿疡、溃疡、金创和折疡。《五十二病方》是我国现存最早的医书，书中已有"瘙"、白处等多种皮肤病的记载，并叙述了砭法、灸法、熨法、熏法、按摩等疗法，外用药的剂型已有散剂、膏剂、水剂、醋剂、水银剂等。

成书于春秋战国时期的《黄帝内经》为中医学建立了系统的理论基础，书中最早出现"皮肤"一词，记载了疠风、皮槁、毛拔、皮痹、苛痒、秃等近30种皮肤病的病名，并有不少关于皮肤的组织生理及皮肤病病因病机和治疗的记述。《内经》还记载了毛发生长和内脏的关系："女子七岁，肾气盛，齿更发长……四七，筋骨坚，发长极，身体盛壮；五七阳明脉衰，面始焦，发始堕；六七三阳脉衰于上，面皆焦，发始白……丈夫八岁，肾气实，发长齿更……八八则齿发去"。

东汉张仲景所著《金匮要略》记载有"浸淫疮"、"狐惑"等皮肤病。书中对狐惑病作了详细的描述，如"状如伤寒，默默欲眠"，"蚀于喉为惑，蚀于阴为狐"，"目赤如鸠眼"，其治疗狐惑的甘草泻心汤、赤小豆当归散等至今仍为临床习用。书中还记述了"阳毒"和"阴毒"的症状及升麻鳖甲汤等治疗方剂。对"浸淫疮"主张用黄连粉治疗，直到现在仍有临床应用价值。

晋代葛洪著《肘后备急方》载有多种治疗皮肤病的方法，如"白秃，用藜芦、猪油搽之"；"白驳，取鳗鱼脂敷之"；"漆疮，用汉椒汤洗之"等，此外，还有"风瘙隐疹"、"酒齄鼻"、"狐臭"、"反花疮"等多种皮肤病病名的记载，说明当时对皮肤病已经有了一定认识。

南北朝时期，龚庆宣所著《刘涓子鬼遗方》是我国现存最早的中医外科专著。在本书中，对各种皮肤病进行了描述，如"疥疮"、"瘑疮"、"疥癣"、"疖"等，并记述了多种皮肤病的治疗方法，如治小儿头病的紫草膏方，治皮肤热痱、瘰疬的白蔹膏方等。该书使用水银剂治疗皮肤病，比国外最少要早6个世纪以上。

隋代巢元方撰《诸病源候论》是我国第一部论述病因病机的专著，书中记载了白秃、赤秃、鬼舐头、干癣、湿癣、风癣、须发秃落、阴下痒湿等100多种皮肤病。该书对多种皮肤病的病因病理进行了阐述，如认识到漆疮是"人有禀性畏漆，但见漆便中其毒，亦有性自耐者，终日烧煮竟不为害也"的观点，这与西医学认为的漆性皮炎是对漆过敏的看法相符合；又认为酒齄鼻是"由饮酒热势冲面而遇风冷之气相搏所生"；更可贵的是该书明确指出疥疮具有传染性，病因是由虫引起，而西方有关疥虫的报告最早见于18世纪，迟于我国1000多年。

唐代王焘所著《外台秘要》弥补了《诸病源候论》有证无方的不足。孙思邈所著《备急千金要方》《千金翼方》对《诸病源候论》所载的疾病有所增补，且较详细地记述了当时所用的各种治疗药物和方法。孙思邈还是一位麻风病专家，亲手治疗了六百余例病人，对麻风病的症状和治疗作了比较详尽的论述。

宋代陈自明的《外科精要》是一部论述痈疽的专著，全书体现了内外兼治的整体观念。宋以前的医家对于中医外科（含皮肤）疾病，只重视外治法，忽视内治法，而自陈自明始，重视了内外治法的结合，因此，可以认为《外科精要》对疾病的认识和治疗是中医外科、皮肤科在医学发展史上的一大转折。

元代最具代表性的著作为《外科精义》，该书总结了元代以前各方书的经验，提出了外科病是因阴阳不和、气血凝滞所致，并认为"治其外而不治其内，治其末而不治其本"是错误的治法，治疮疡应辨阴阳虚实，采用内外结合的治疗方法。

明清时代，中医外科的发展进入了兴盛时期，对皮肤病的论述也更趋丰富和完善。王肯堂的《证治准绳》一书以证治为主，并博采各家之言，因证论治，有"博而不杂，详而有要"之称。陈实功的《外科正宗》素以"列证最详，论治最精"著称，作者对很多皮肤病的病因、症状、治疗等都有系统论述和独到见解，并附有方剂歌诀；在治疗方面陈氏强调内外兼顾；重视调理脾胃，同时注重饮食营养；并记述了前代医书未曾记录的皮肤病病名，如白屑风、臭田螺、枯筋箭等。清代祁坤著《外科大成》以解剖部位分类，论述皮肤病达80多种，且辨证详尽，治法简明。王维德的《外科证治全生集》贡献秘方甚多，其首创之"阳和汤"，至今仍用于脱疽等疾病的治疗。吴谦等编撰的《医宗金鉴·外科心法》对皮肤病有较全面的记载，成为以后中医皮肤科临床的重要参考书。此外，陈士铎所著《洞天奥旨》对常见皮肤病的论述多有创见，且辨证明晰，论治详尽；顾世澄的《疡医大全》汇集了前人的著作，不愧为大全之作；高锦庭《疡科心得集》、许克昌《外科证治全书》等均有皮肤病记载，内容各具特色。

此外，明清时代还出现了某些传染性皮肤性病的专著。如明代陈司成的《霉疮秘录》是我国第一部论述梅毒的专书，指出了本病由传染所得，主张应用丹砂、雄黄等含砷的药物治疗，这是世界上最早关于砷剂治疗梅毒的记载。沈之问的《解围元薮》是一部论述麻风的专书，对麻风的病因、病证、治疗方法进行了系统的论述，认识到它是一种危害极烈的传染病，其传染源主要是麻风病人，主张采取隔离措施，这确实难能可贵。清代肖晓亭的《疯门全书》对麻风的病因、诊断与鉴别诊断均有细微的观察。

新中国成立后，中医事业得到了党和政府的重视，进入了新的历史发展阶段。1954年在北京成立了中央皮肤性病防治所，1955年设立了中医科，聘请著名中医皮外科专家赵炳南等老中医作顾问，使我国首次有了中医皮肤性病科。中医皮肤性病科的专著及经验总结书籍亦相继问世，如北京市中医医院编著的《赵炳南临床经验集》及中国中医科学院广安门医院编著的《朱仁康临床经验集》等，都为中医皮肤性病学的发展作出了贡献。

时至今日，中医药在治疗结缔组织病、色素性皮肤病及银屑病等方面相继取得了可喜的成绩。许多地区和医院成立了中医皮肤性病专科，发展和壮大了中医皮肤性病科的医疗卫生队伍。我们相信，在中医皮肤性病科工作者的共同努力下，今后在皮肤性病的诊治方面，一定会取得更大的成绩。

第二章

皮肤的生理

一、皮肤的生理功能

皮肤覆盖人体表面，除手掌与足掌外，大部分皮肤表面都长有毛发。皮肤的纹理和肌腠合称腠理。皮肤上有许多汗孔，亦称气门，或名玄府，是汗液排泄的孔道。皮肤的主要生理功能如下。

1. 防御外邪　皮肤是人体最大的保护器官，是防御外邪入侵的首要屏障，外来致病因素首先侵犯皮肤。卫气温养肌肤腠理，司汗孔之开合，使皮肤柔润，腠理致密，构成一道抵抗外邪入侵的防线，使外邪不能侵入机体。若腠理疏松，卫气不足，则邪气可乘虚而入，引起疾病，故《灵枢·百病始生》曰："是故虚邪之中人也，始于肌肤，皮肤缓则腠理开，开则邪从毛发入，入则抵深"。

《内经》称卫气昼行于阳，夜行于阴，实际上是指人醒时卫气主要分布于体表，人入睡后卫气主要分布于五脏。由于人入睡后体表之卫气稀少，抵御外邪之力差，不耐风寒，故不可当风而卧，且应覆之以被，以防外邪入侵。

2. 调节体温　在正常状态下，人体体温相对恒定，是维持机体正常生命活动的重要条件之一。人体体温的维持，有赖于卫气的温煦作用。故《读医随笔·气血精神论》曰："卫气者，热气也，肌肉之所以能温，水谷之所以能化者，卫气之功用也"。另外，卫气司汗孔之开合，通过调节汗液的排泄，亦有助于维持体温的相对恒定。

卫阳大部分存在于津液之中。若感受外邪，汗孔闭，汗不出，卫阳亦不得出，故郁而发热，采用解表发汗药，使汗孔开，汗得外泄，阳气随之外散，发热乃退，故《素问·生气通天论》曰："体若燔炭，汗出而散"。但是，汗出不可太多，否则阳气随津而脱，会导致阳虚的寒证，甚至有大汗亡阳之虑。

3. 调节津液代谢　汗为津液所化生，出汗是津液排泄的途径之一，皮肤腠理疏缓，汗孔开，则汗出多，反之，则汗出少。因此，皮腠的疏密，调节着津液的排泄。若调节失当，汗出过多，损伤津液，甚至引起津液不足。

4. 辅助呼吸　呼吸主要依赖肺的功能，肺合皮毛，汗孔的开合也可起辅助呼吸的作用，所以《素问·生气通天论》称汗孔为气门。

二、皮肤与肺的关系

皮肤与肺的关系十分密切，《素问·阴阳应象大论》曰："肺主皮毛"。皮肤与肺之间的联系主要如下。

1. 肺输布精气，充养皮肤 肺将水谷精微布散到皮毛，使皮肤滋润，毫毛光泽，如《素问·经脉别论》所说："食气入胃，浊气归心，淫精于脉，脉气流经，经气归于肺，肺朝百脉，输精于皮毛"。若肺气亏虚，则皮毛憔悴，故《灵枢·经脉》曰："手太阴气绝，则皮毛焦"。

2. 肺宣发卫气，外达皮肤 卫气充于皮肤，主要有三种作用，一是温养皮肤；二是协助皮肤抵御外邪；三是控制汗孔的开合。若肺虚卫气不充，则病人肤冷畏寒，汗出较多，且抵抗力差，容易感受外邪而致病。若外邪犯肺，肺失宣发，则皮内之卫气亦不得外达，使汗孔闭塞而无汗。所以宣发肺气的药，往往能起到发汗的作用。

3. 皮肤感邪，常内传于肺 肺合皮毛，一旦外邪入侵，常内传入肺，因此皮肤受寒，每易出现流涕、喷嚏、咳嗽等肺经的症状。《素问·痹论》曰："皮痹不已，复感于邪，内舍于肺"。可见，皮肤与肺之间是相互沟通的。

三、皮肤与心、肝、脾、肾四脏的关系

1. 皮肤与心的关系 心主血脉，其华在面，滋养和充盈肌肤的血液，需要心气的鼓动，心主血脉的功能正常时，肌肤得到血液的濡养而滋润，面色红润有光泽；汗为心之液，若汗出过多，必耗伤心血、心气。

2. 皮肤与脾的关系 脾为后天之本，气血生化之源。脾统血，使之正常运行；脾参与津液的生成和输布。在皮肤的营养方面，脾胃起着主要作用。

3. 皮肤与肝的关系 肝藏血，是指肝有贮藏血液、调节血量及防止出血的功能。肝对于调节人体各部分血量的分配，特别是对外周血量的调节起着重要作用。因此，皮肤的供血量需要肝来调节，肝血充足，则爪甲坚韧、红润光泽。肝主疏泄，调畅气机，有助于气血调和，营养皮肤。

4. 皮肤与肾的关系 肾阴肾阳是全身阴阳之本，皮肤也需要肾阴的滋润，肾阳的温煦。毛发的生长，来源于血，生机根源却在肾，毛发的生长和脱落、润泽与枯槁，均与肾的盛衰有关。青壮年肾气充沛，毛发生长旺盛；老年人肾气虚衰，毛发则苍白。肾主生长发育，人在不同年龄阶段，生长、发育及肾气盛衰均各不相同。因此，不同年龄的人好发不同的皮肤疾病。

四、皮肤与经络的关系

按十二经脉在体表的分布，将皮肤分为十二部分，每条经脉濡养相应部分的皮肤，称为十二皮部。皮部的功能主要为抗御外邪、传导病变。如果哪一条经络发生病变，也将会从其分布的皮部反映出来。若某皮部受邪，亦多进入该部之络脉，继而进入经脉，内传脏腑。

观察不同部位皮肤的色泽和形态变化，可以诊断某些脏腑、经络的病变；在皮肤一定的部位施行敷贴、温灸、热熨等疗法，可以治疗内脏的病变。

五、腠理

腠理，即肌肉和皮肤的纹理。腠，指肌肉的纹理，又称肌腠，即肌纤维间的空隙；理，指皮肤的纹理，即皮肤之间的缝隙。肌肉和皮肤的间隙互相沟通，共称腠理。

腠理与三焦相通，三焦中的元气和津液向外流入腠理，以濡养肌肤，并保持着人体内外气液不断交流，所以《金匮要略·脏腑经络先后病脉证》说："腠者，是三焦通会元真之处，为血气所注"。

汗孔开口于皮肤，故腠理的疏密会影响汗孔的开合和汗液的排泄。如腠理紧密则汗孔闭，体表无汗；腠理疏则汗孔开，汗外泄。所以，腠理的疏密直接影响到汗液的多少，因而能调节人体的水液代谢和体温的高低。在正常情况下，卫气充斥于腠理之中，并控制和调节腠理的开合，如《灵枢·本藏》所说："卫气者，所以温分肉，充皮肤，肥腠理，司开阖者也"。

腠理是外邪入侵人体的门户。《灵枢·百病始生》说："是故虚邪之中人也，始于皮肤，皮肤缓则腠理开，开则邪从毛发入，入则抵深"。正是由于卫气能调控腠理，抗御外邪，故《灵枢·本藏》说："卫气和则分肉解利，皮肤调柔，腠理致密矣"。明代孙一奎在《医旨绪余》中亦说："卫气者，为言护卫周身……不使外邪侵犯也"。

六、皮肤附属器

皮肤的附属器如胡须、眉毛、腋毛与内在经络气血也有一定关系，即胡须、眉毛、腋毛等能反应经络气血的多少。如《灵枢·阴阳二十五人》曰："血气盛则美眉……血多气少则恶眉"，"手阳明之上，血气盛则髭美，血少气多则髭恶，血气皆少则无髭"，"手阳明之下，血气盛则腋下毛美"。

第三章

皮肤性病的命名及其内涵

中医学源远流长，中医著作浩如烟海，加之我国幅员辽阔，地理环境差别较大，气候不同，方言各异，而中医又以师承家授相传，所以，中医皮肤性病的命名繁多而不统一，并且存在同病异名、异病同名等现象，令初学者无可适从。然而，中医皮肤性病的命名虽然繁多，但从其命名方法来看，是有一定规律可循的。

一、皮肤性病的病名

中医皮肤性病常常依据其发病部位、病变深浅、脏腑、病因、形态、疾病特征、症状、颜色、特殊气味、发病季节、病程等分别加以命名。

1. 以发病部位命名　如面游风、发际疮、肾囊风、脚湿气等。

2. 以病变深浅命名　"疮者皮外也，疡者皮内也"，故凡较深的皮肤疾患，包括痈、疽、疔等都属"疡"类；而"疮"则作为浅表皮肤病的名称，如蛇串疮、疥疮、天疱疮等。

3. 以脏腑命名　如肺风粉刺等。

4. 以病因命名　根据疾病发生之病因而命名，如奶癣、漆疮、冻疮、日晒疮、汗斑等。

5. 以形态命名　如鹅掌风、松皮癣、猫眼疮、蛇皮癣、翻花疮、杨梅疮、蟹足肿等。

6. 以疾病特征命名　如干癣、热疮、痒风等都是根据其干、热、痒等特征而命名的。

7. 以症状命名　如黄水疮，是以其破后有流黄水的症状为名；麻风是因其局部麻木不仁而命名。

8. 以颜色命名　如白癜风、紫癜风、赤游丹、黧黑斑等。

9. 以特殊气味命名　如腋臭称狐臭、脚湿气又称臭田螺等。

10. 以发病季节命名　有些皮肤病与季节变化有一定的关系，如桃花癣是因发生在春季桃花开的时候而命名；而暑天发生的疖又称暑疖。

11. 以病程长短命名　如千日疮等。

另外，两种命名方法同时应用者也经常存在，如白癜风，既含有发病原因，又以颜色命名；面游风，既含有发病原因，又包括疾病部位。以上所述仅是皮肤病一般常用的命名原则，个别疾病的名称例外，但临床应用较少。

二、病名释义

在阅读有关皮肤性病的中医著作时，常常会遇到一些专用术语，为了便于学习和领会其中的内涵，兹将临床中常用的基本术语介绍如下。

1. 风　有两种含义：①指致病的因素，由风引起的皮肤病，如麻风、四弯风、白屑风等；②指皮损的特征，像风一样善行而数变，如面游风。

2. 疥　其含义有二：①指由疥虫引起的疥疮；②指瘙痒性皮肤病，如马疥、水疥等。

3. 疮　有两种含义，广义的是指皮肤病的统称；狭义的是指浅表性皮肤病，皮肤浅表部起丘疹、疱疹，破后腐烂者称为疮，如黄水疮、漆疮、白秃疮。

4. 癣　凡皮肤增厚伴有鳞屑或有渗液的皮肤病，统称为癣，因而癣的含义甚广，既包括由真菌引起的各种癣病，如圆癣、阴癣、鹅掌风、脚湿气等；也包括西医学的神经性皮炎、单纯糠疹、慢性湿疹等多种原因引起的瘙痒性皮肤病。

5. 疳　凡黏膜部发生浅表溃疡，呈凹形、有腐肉而脓液不多的称为疳，如发于口腔的称口疳，发于龟头黏膜部的称下疳。

6. 疕　《说文》中指头疡，后代医家指疾病的顽固性，如同匕首一样插在人身上难以拔除，如白疕等。

7. 毒　凡是导致机体阴阳平衡失调，对机体产生不利影响的因素统称为毒。历代文献中以毒命名的疾病很多，包括范围较广，通常是指有传染性的疾病，如时毒；或火毒症状明显、发病迅速的一类疾病，如丹毒；或某些疾病尚难以定出确切病名者，如无名肿毒等。

8. 斑　《丹溪心法》说"斑乃有色点而无头粒者是也"，指出了斑的含义。故皮肤的色素改变称为斑，如雀斑、黧黑斑等。

9. 疹　《丹溪心法》曰："疹为浮小而有头粒者"，指出了疹的特点。凡皮肤间起发丘疹皆可称为疹，如麻疹、风疹等。

10. 痦　皮肤上的汗疹称痦，如白痦。

11. 痘　皮肤上起小水疱，内含浆液性的疾患称痘，如水痘等。

12. 疣　皮肤上的赘生物称为疣。《医学入门》曰："疣多患于手背及指间，或如黄豆大……拔之则丝长三四寸许"，指的是疣目。

第四章
皮肤性病的病因病机

第一节　皮肤性病的病因

中医对皮肤性病病因的认识，是从整体观点出发的，不仅注意到外感六淫、虫毒、疫疠侵袭等，而且重视内因七情以及饮食、劳倦等致病因素，并注意内因和外因的相互影响。

一、六淫致病

六气，是指风、寒、暑、湿、燥、火六种正常的自然气候。正常的六气一般不易使人生病，当气候变化异常，超过了一定限度，或气候变化过于急骤，以致人体不能与之相适应，就会导致疾病的发生，这种情况下的六气，便称为六淫。即使气候基本正常，也会有人因适应能力低下而得病，此时，对患病机体来说正常的六气也称为六淫。

六淫为害，既可单独作用于机体而致病，亦可两种或三种邪气合并侵犯机体而发病。在发病过程中，六淫不仅可互相影响，并可在一定条件下相互转化，由此造成疾病表现的复杂性和多变性。

由于脏腑气血功能失调所产生的内风、内寒、内湿、内燥、内火，其临床表现与外感六淫有相似之处，故一并加以介绍。

（一）风

风为六淫之首，百病之长。很多皮肤性病的发病与风邪有关。凡因人体腠理不密，卫外不固，风邪乘虚侵入人体，郁于皮肤之间，内不得疏通，外不得表解，使营卫不和，气血运行失常，肌肤失于濡养而致病。风邪的性质及致病特点如下。

1. 风性趋上，其性开泄　风为春之主气，具有开发、向上、向外的特点，因此，风邪引起的皮肤性病常侵犯人体的头面及肢体上部。

2. 风性善行而数变　故其常发无定处，骤起骤消，游走不定，如瘾疹、唇风等即有此类特点。

3. 风为阳邪，其性燥烈　阳邪易于化火化热，热盛则致血燥，肌肤失养，发生皮肤性病可表现为皮肤粗糙、肥厚、干燥、脱屑及瘙痒不止。此外，风常无形，与风有关的皮肤性病有皮肤瘙痒症，初起皮肤表面往往没有皮疹，仅觉瘙痒而已。

4. 风为百病之长　风邪常合并其他邪气侵袭人体，如风寒所致的瘾疹，风热引起的风热疮以及风湿热三邪相搏所引起的湿疮等。

5. 内风与外风　外风引起的皮肤性病可伴有发热、恶风、汗出、脉浮缓等表证；由内风所致者可有头晕目眩、皮肤麻木、肢体抖动等兼症。

（二）寒邪

寒为阴邪，有内、外之分。外寒可伤害人体阳气并导致气滞血瘀而发生皮肤病；内寒则是人体功能衰退、阳气不足的反映。外寒与内寒虽有不同，但它们又是相互影响的。寒邪的性质及致病特点如下。

1. 寒为阴邪，易伤阳气　寒邪外束，卫阳受损，可出现恶寒、无汗、头痛、四肢发凉；寒邪入里，伤及脾胃可致脘腹冷痛、呕吐、腹泻；伤及肾可见手足厥冷、恶寒、精神萎靡、下利清谷、脉微细；伤及肺可见鼻塞、咳嗽、咯痰清稀。

2. 寒性收引　寒邪入于腠理皮毛，毛窍收缩，卫阳闭束，皮损颜色呈现苍白、青黯或紫绀，局部温度偏低，如冻疮。

3. 寒性凝滞主痛　凝滞，即凝结、阻滞不通之意。寒邪致病往往会使经脉气血凝结、阻滞，局部出现麻木或疼痛，一般受冷则剧，得热则缓，如皮痹。

（三）暑邪

暑为夏季的主气，乃火热之气所化，暑邪有明显的季节性。暑邪的性质和致病特点如下。

1. 暑为阳邪，其性炎热　感受暑邪后常有发热、面赤、心烦、脉洪大等。

2. 暑性升散，易伤津耗气　感受暑邪后常见口渴思饮、尿赤短少、气短乏力等。

3. 暑多夹湿　感受长夏之暑邪，往往伴有胸闷、恶心、食欲不振、四肢困倦等。

4. 暑邪易致疾病　常致疖疮、黄水疮、痱子、暑热疮、日晒疮等皮肤病；且易使阴癣、鹅掌风、脚湿气、汗斑加重。

（四）湿邪

湿邪有内湿、外湿之分。外湿系自然界的湿气或水上作业，涉水淋雨，居住潮湿而致；内湿则因脾虚运化水湿无力而生湿。皮肤病以外湿居多，但有时外湿与内湿相合致病。湿邪性质及致病特点如下。

1. 湿邪易与气血相搏结　湿邪侵入肌肤，郁结不散，与气血相搏，多发生疱疹、瘙痒、渗液、糜烂等。

2. 湿性重浊趋下，易袭阴位　"伤于湿者，下先受之"，故湿邪致病多见于会阴、下肢等部位，常见于脚湿气、小腿湿疮等皮肤病。

3. 湿为阴邪，其性黏滞　湿邪所致皮肤病多缠绵难愈，病程较长，如急性湿疮可经亚急性湿疮而演变为慢性湿疮。

4. 外湿与内湿结合致病　外湿与内湿相合，除皮肤病变外，则常伴有胸闷、纳差、肢体沉重、苔白腻、脉濡缓等症状。

5. 湿邪可合并其他邪气致病 如湿热、寒湿、风湿等，且湿邪入体，可以热化或寒化，以致病情复杂多变，如湿邪与寒邪相合，则伴有四肢乏力，一身肌肉疼痛，肢端发冷、苍白或紫黯，苔薄白，脉迟缓等症状。

（五）燥邪

燥有内、外之分，因外界气候干燥引发的疾病为外燥；因机体津液内亏而发生的疾病为内燥。燥性干裂，易伤津液，故燥邪引起的皮肤病多表现为皮肤干燥、枯皱皲裂、毛发不荣等，如皲裂疮、风瘙痒等。

（六）火邪

火与热同类，仅是程度不同而已，"火为热之极"，热极便生火，一般习惯上统称为热邪。热邪可由直接感受温热邪气引起；或由风、寒、暑、湿、燥五邪入里化热化火而成；或由脏腑功能失调和情志过激所变化而生，故有"五气皆能化火"与"五志皆能化火"之说。火（热）邪的性质及致病特点如下。

1. 火性炎上 其病常见于人体上部，如颜面丹毒、面部疖肿等病。

2. 火邪易消灼津液 火热致病临床表现除热象明显外，常伴有口渴喜饮、咽干舌燥、小便短赤、大便秘结等症。

3. 火邪可迫血妄行 火热邪气侵犯血脉，轻则可扩张血脉，加速血行，甚则可灼伤脉络，迫血妄行，引起皮肤发斑及各种出血病证。

4. 火为阳性，其发病暴速，蔓延也快 如丹毒、急性湿疮。

5. 火热致病的特点 皮肤多表现为潮红、灼热、肿痛、脓疱、紫癜等。

6. 实火与虚火致病的区别 实火之证多起病急，病程短，有面红目赤、心烦、发热、口渴饮冷、便秘尿赤、舌红苔黄、脉数实有力等；虚火之证则起病缓慢，病程长，有两颧潮红、五心烦热或骨蒸潮热、心烦失眠、口燥咽干、手足心热、舌光红少津、脉细数无力等。

二、情志致病

情志变化，即喜、怒、忧、思、悲、恐、惊七情改变。在一般情况下，七情是人体对外界客观事物的反映，属于正常的精神活动的范畴。如果由于长期的精神刺激或突然受到剧烈的精神创伤，超过了人体生理活动所能调节的范围，就会引起体内阴阳、气血的失调和脏腑、经络功能的紊乱，从而导致疾病的发生。例如郁怒不解，影响肝的疏泄功能，导致肝气郁结或肝郁化火则发生蛇串疮、牛皮癣等。

情志变化对皮肤病的发生、发展有着一定的影响，它可以促使病情好转或恶化，如牛皮癣、风瘙痒以及黄褐斑等皮肤病，易受情志变化的影响。因此，必须重视情志因素对皮肤病的影响。

三、饮食失宜

饮食失宜，包括饮食失常、饮食偏嗜或饮食不洁等。饮食失宜，可导致皮肤性病的发生、加重或复发（即食复）。所以中医对皮肤性病的预防和治疗非常强调饮食宜忌。如暴饮暴食或过食生冷，损伤脾胃，可致湿疮类皮肤性病；肺风粉刺、酒齄鼻等皮肤病，与过食醇酒炙煿、辛辣刺激之品有关；饮食不洁致肠蛔虫所引发的瘾疹。

在临床上，亦可见到有些皮肤病如瘾疹之类的发生或加重并非饮食失宜所致，而系摄入鱼腥之味引起，且可因再次摄入而复发；此外，还有因饮食中缺乏某些营养物质而引起的维生素缺乏性皮肤病。

四、感受虫毒、疫疠、劳伤

由虫而致的皮肤病，一为确有虫所引起；一为由虫的毒素侵及机体的皮毛而引发的皮肤性病。如疥虫引起的疥疮；虫咬所致的虫咬伤；肠蛔虫引发的瘾疹，在大便中可找到蛔虫卵等。

由毒而致的皮肤病，分有药物毒、食物毒、漆毒等。如接触漆毒而发生的漆疮；药物毒引起的药毒等。

由疫疠而致的皮肤性病，如疠气感染所致的麻风。

劳伤而致的皮肤性病，如长途跋涉诱发的鸡眼等。

五、瘀血、痰饮

瘀血、痰饮均是脏腑功能失调的产物，在一定的条件下，又能作用于某些器官导致新的病理变化，产生继发病证。

凡外感六淫、内伤七情、外来伤害等，均可导致气机不畅，气为血帅，血随气行，气滞则血凝，血凝日久则成瘀。瘀血证候多见于慢性皮肤病，其特点为皮肤色黯、紫红、青紫，或出现肌肤甲错、色素沉着、瘀斑、肥厚、结节、肿块、瘢痕，舌紫或有瘀点，脉弦涩等。

痰系津液凝成，痰滞经络可发生皮下结块称痰核，如淋巴结核。

第二节　皮肤性病的病机

皮肤性病的主要发病机理是禀赋差异、邪正盛衰、气血失和、经络失常、脏腑失调五个方面。

一、先天禀赋差异

《灵枢·寿夭刚柔》云："人之生也，有刚有柔，有弱有强，有短有长，有阴有阳"，说明人的个体差异是由于父母的素质遗传给后代所致，这种遗传的素质就是先天禀赋。由于个体先天禀赋不同，形成个体体质的差异，而这种差异会影响人体正气的强弱，对皮肤病的发生有一定的意义。如蛇皮癣等遗传性皮肤病，多与先天禀赋有关。

《诸病源候论》曰："漆有毒，人有禀性畏漆，但见漆便中其毒……亦有性自耐者，终日烧煮，竟不为害也"。说明由漆引起的漆疮，与个体反应的差异有关，其发病的主要原因是禀赋不耐。所谓禀赋不耐，是指有些皮肤病因先天禀赋的个体差异，对外界各种因素，如饮食、植物等有不同于常人的反应，如瘾疹、四弯风等皮肤病均与先天禀赋不耐有密切关系。

二、邪正盛衰

皮肤性病与其他疾病一样，自始至终都存在着邪正斗争的基本矛盾，它不但决定着疾病"邪气盛则实"、"精气夺则虚"的特性，而且还直接影响着疾病的预后和转归。皮肤性病的发病与整个机体状态有密切关系。人体正气旺盛，抗病能力强，不容易发生皮肤病，即使发病也易愈；反之则皮肤易病，或病程较长、迁延难愈。另外，在皮肤性病发生过程中，邪正盛衰的变化受治疗用药的影响较大，如化脓性皮肤病、红斑皮炎类皮肤病，若过服寒凉药物，常使正气受伤，气血凝滞而邪聚不散，病程迁延，日久难愈。

三、气血失和

气血失和是指气血生化不及或运行障碍而致其功能丧失的病理变化。当致病因素造成局部气血失和后会出现多种病理变化，常见的有①气血凝滞，表现为疼痛，皮肤色暗、紫红、青紫，或肌肤甲错、肥厚、结节、肿块、瘢痕等，如蛇串疮、皮痹等；②气血亏虚，血虚肌肤失养表现为皮肤瘙痒、干燥、肥厚、粗糙、脱屑，如风瘙痒、慢性湿疮等；气虚气不摄血，血溢脉外，表现为皮肤青紫，如葡萄疫等。

人体气血的盛衰与皮肤病的发生、发展、预后有着密切的关系。气血盛者，即使外感六淫，内伤七情也不一定发病，发病者病情变化较少，病情易愈；气血亏虚者，每遇外感六淫，内伤七情，易于发病，病后病情变化，病程迁延，不易治愈。

四、经络失常

经络失常是皮肤性病的发病机理之一，如冲任二脉失调，不仅影响着女性月经和生育，还可以引发皮肤疾病，如月经疹。同时，身体经络局部虚弱，也易造成皮肤性病的发病，如头皮外伤血肿后，常可导致油风的发生等，所谓"最虚之处，便是容邪之地"。

患处部位所属经络，与皮肤性病的发生、发展也有着重要的联系，如鹅掌风生于手掌，手心为手少阴心包经所属，该经为多气少血之经，故鹅掌风常难治。

经络也是病邪传导的通路；它具有运行气血、联络人体内外各组织器官的作用，故体表的病邪可由外传里，内传脏腑；脏腑内在病变亦可由里达表，均是通过经络的传导而形成的。由此可见，经络与皮肤性病的发生、传变有着密切的联系。

五、脏腑失调

人体是一个完整统一的有机体，皮肤性病虽然绝大多数发于体表，但与脏腑有着密切的联系。脏腑失调是皮肤性病的重要病理机制，其中以肝肾不足最为多见。肝藏血，开窍于目，在体为筋，其华在爪，其色属青；肾藏精，为先天之本，为生殖发育之源，开窍于耳，其荣在发，其色黑。肝血虚，爪甲失养，则指（趾）甲肥厚干燥变脆；肝虚血燥，筋气失荣，则生疣目；肝经火郁血滞，可致血痣。肾经不充，发失其养，则毛发干枯易脱；肾虚，本色上泛，则面生黧黑斑。因肝肾不足所生的皮肤病，其大多呈慢性过程，其皮损有干燥、肥厚、粗糙、脱屑，或伴毛发枯槁、脱发、色素沉着、指（趾）甲受损，或伴生疣目、血痣等；且其皮肤病的发生、发展常同患者的生长、发育、妊娠、月经等有关。常伴有全身症状，如兼见头晕目眩、耳鸣、面部烘热、腰膝酸软、失眠多梦、遗精、舌红少津、苔少或光剥、脉弦细等则为肝肾阴虚；如兼见面色淡白、畏寒怕冷、四肢不温、腰膝酸软、头昏耳鸣、阳痿、舌苔白、舌体胖、边有齿痕、脉沉细等则为肾阳不足。

由脏腑气血功能失调所产生的内风、内寒、内湿、内燥、内火等五种病理反应，称为"内生五邪"。它们也常数邪相合，或与外邪相并，引起皮肤的病理变化。此外，脏腑失调还可引起气血失常、痰湿内生，形成皮肤的病理变化。

在生理状态下，皮肤和各脏腑互相配合。在病理状态下，皮肤和脏腑又相互影响，脏腑失调能引起皮肤的病理变化；皮肤的病理变化，反过来也能引起脏腑失调，甚至导致脏器的损害。如药毒可见火毒内盛、内攻脏腑的证候。

总之，从皮肤性病的发生、发展、变化的过程来看，它与气血、脏腑、经络、禀赋、邪正的关系是极其密切的。但概括而言，脱离不了阴阳的平衡失调，因为阴阳平衡失调是疾病发生发展的根本原因，气血、脏腑、经络均是寓于阴阳之中，气为阳，血为阴；腑属阳，脏属阴；经络之中有阳经、阴经之分，它们之间相互依存、相互制约、相互转化。由于各种致病因素破坏了这种关系，造成了阴阳的平衡失调，就能导致疾病的发生。因此，皮肤性病的临床证象尽管千变万化，总是能以阴阳来分析疾病的基本性质，属阴证或阳证，为阴虚或阳虚。在"审证求因"过程中抓住八纲辨证中的总纲，才不致有误。

第五章

皮 肤 性 病 的 辨 证

辨证论治是中医理论核心之一，是中医诊断和治疗疾病的主要手段。辨证论治分辨证和论治两个阶段。所谓辨证，就是将四诊（望、闻、问、切）所收集的资料、症状和体征，通过分析、综合，辨清疾病的病因、性质、部位和邪正之间的关系，概括、判断为某种证；论治，则是根据辨证的结果，确定相应的治疗方法。辨证是确定治疗方法的前提和依据。

中医的辨证方法，有八纲辨证、脏腑辨证、气血津液辨证、六经辨证、卫气营血辨证、三焦辨证、症状辨证等。现根据皮肤性病的特点分别叙述。

一、八纲辨证

八纲，即阴阳、表里、寒热、虚实。八纲辨证是中医辨证最基本的方法，是其他辨证方法的基础。通过四诊所得到的资料，根据人体正气的盈亏、病邪的盛衰、疾病的深浅等情况，综合分析为八种证候，就是八纲辨证。一切疾病的辨证都离不开这八纲，皮肤性病也不例外。

（一）辨表证、里证

表里是指病邪侵犯人体的深浅而言。一般病邪侵犯体表而病位浅者属表；病邪入于脏腑而病位深者属里。

1. 表证 表证除外感病初起外，由六淫从外侵袭机体引起的皮肤性病亦常具有表证特征，如起病急、病程短、病位浅等。临床上常伴有恶风、畏寒、发热、无汗或有汗、头身酸痛、苔薄白、脉浮等，如风寒或风热外侵所致的荨麻疹等。治疗表证，宜用辛温或辛凉解表法。

2. 里证 里证可因表证不解，内传入里，侵犯脏腑而成；亦可因外邪直接侵犯脏腑而发病。例如疖、痈未经及时医治，热毒传入营血而引起的脓毒血症，其全身症状可表现为壮热、口渴、神昏、谵语、尿赤、便结、舌苔黄、脉弦数等。

（二）辨寒证、热证

一般而言，寒证是感受寒邪或机体功能衰退所表现的证候；热证是感受热邪或机体功能亢盛的证候。

1. 寒证 寒证，临床可见恶寒喜暖、口淡不渴、面色苍白、手足厥冷、小便清长、大便溏薄，舌苔淡白滑，脉迟或沉；皮损表现为皮肤色淡白或青紫，温度偏低，或有疼痛，得暖则缓，冬季多发等特点，如冻疮、脱疽等病。

2. 热证 热证，多见发热喜凉、口渴引饮、面红目赤、小便短赤、大便燥结或便溏，心烦神扰，甚或神昏谵语，舌红苔黄而燥，脉数而滑；其皮损表现为皮肤色泽鲜红，灼热或有脓疱以及瘀斑等，如丹毒、皮肤紫癜等。

寒证和热证的临床治疗原则分别为"寒者热之"和"热者寒之"。

（三）辨虚证、实证

虚实是指正气强弱和病邪盛衰的状况。一般来说，久病正气不足为虚证；新病邪气亢盛为实证，即"邪气盛则实，精气夺则虚"。

1. 虚证 虚证，由于有阴虚、阳虚、气虚、血虚的不同，而证候表现亦各具特点。一般常见的症状有精神萎靡、身倦无力、四肢不温或五心烦热、形体消瘦、口干咽燥、自汗盗汗以及大便溏泄、小便频数不禁，舌质淡、舌面光净无苔，脉细数或沉迟而无力等。常见于皮肤病的晚期以及系统性皮肤病，如红蝴蝶疮，皮痹等。

2. 实证 实证，包括气滞、血瘀、痰凝、虫积等，故临床表现亦多种多样。一般常见的症状有气粗、精神烦躁、胸胁脘腹胀满、疼痛拒按、大便秘结、小便不通或淋漓涩痛、舌苔厚腻、脉实有力等，常见于丹毒、蛇串疮等。

临床上，虚实夹杂证更是常见，如红蝴蝶疮、肌痹、皮痹、久治不愈的蛇窜疮后遗神经痛等，往往既有实证之皮疹发红、肿胀、疼痛、溃疡等症状，又有久治不愈、反复发作、肢体厥冷、舌胖淡、脉沉细无力等虚证症状。

治疗上，实证宜攻，虚证宜补，而虚实夹杂者，当攻补兼施。

（四）辨阴证、阳证

阴阳是八纲辨证的总纲。表里、寒热、虚实六种证候均可概括在阴阳总纲中。表、热、实证属阳证，里、寒、虚证属阴证。明代医家张景岳云："凡诊脉施治，必先审阴阳，乃为医道之纲领"。中医皮肤疾病的阴阳辨证辨别要点如下。

1. 发病缓急 急性发作的属阳；慢性发作的属阴。

2. 病程长短 病程短的属阳；病程长或反复发作的属阴。

3. 皮肤颜色 色泽鲜红的属阳；苍白、紫黯或皮色不变的属阴。

4. 皮肤温度 灼热的属阳；凉或不热的属阴。

5. 全身症状 面色偏红、发热、心烦、躁动不安、语声粗浊、呼吸气粗、喘促痰鸣、口干喜饮、大便秘结、小便短赤、舌质红、苔黄、脉浮数洪大或滑实有力者属阳；面色黯淡、形寒肢冷、精神不振、倦怠无力、语声低怯、小便清长、舌淡胖嫩、脉沉迟或细弱者属阴。

二、脏腑辨证

脏腑辨证是指以中医脏象学说为基础，依据脏腑表现于外的生理、病理现象进行辨证的方法。内脏与皮肤的关系极为密切，《类经》云："藏居于内，形居于外，故曰藏象。"

（一）心与小肠病辨证

1. 心火炽盛证 心火炽盛为心病之实证。证见心中烦热、躁扰不眠、夜多噩梦、面红目赤、口苦而干、口舌糜烂肿痛、小便赤热、舌质红、脉数；皮损多呈鲜红、面积广泛、局部灼热肿胀或伴有化脓性皮疹及皮肤出血等。病情发展迅速，严重时可伴高热、谵妄等，如系统性红蝴蝶疮、瘑皮疮等。

2. 心阳虚弱证 心悸乏力、自汗且活动或劳累后加重、舌淡苔白、脉细或大而无力；皮损可表现为白色或指（趾）端青紫或有肿块及条索状硬结等。

3. 心阴不足证 心悸而烦、失眠多梦、头昏健忘、面唇苍白，有时兼见低热、盗汗、五心烦热、口干颧红、舌红少津、脉细数或细弱；心阴不足导致心火偏亢，可致口腔黏膜及舌部糜烂溃疡。

4. 小肠实热证 心与小肠相表里，因心热下移于小肠，表现为口舌生疮、心烦口渴、小便赤涩、茎中刺痛、尿血等小肠里热炽盛的证候，如口疮、狐惑、猫眼疮等。

（二）肺与大肠病辨证

1. 风热犯肺证 口干咽燥、咳嗽、恶风、怕冷、发热、舌红苔黄、脉浮数；皮肤性病多见于面部，尤以鼻部为主，表现为毛细血管扩张、红斑、丘疹、脓疱及毛囊炎等，如痤疮、酒齄鼻等。

2. 肺气虚弱证 气短懒言、语声低怯、全身乏力、畏寒喜暖、舌淡苔白、脉濡细；皮损一般呈浅色或正常皮色，常因受冷受风后诱发，亦可有面目及下肢浮肿、动则汗出等症。

3. 肺阴不足证 咳嗽、午后潮热、五心烦热、口干颧红、身体消瘦、尿黄便干、舌红少津、脉细数等；皮损表现为皮肤干燥、粗糙、脱屑、丘疹、汗少、毛发枯槁等。

4. 大肠湿热证 发热、腹胀痛、大便稀薄、热臭、色黄或酱色、肛门灼热、小便短赤、苔黄腻、脉滑数。

5. 肠热瘀阻证 腹胀、右侧小腹疼痛、拒按、喜右侧屈膝卧、大便不通或腹泻、小便黄、苔黄或腻，脉数。

6. 大肠闭结证 腹部胀满、疼痛拒按、呕吐不食、苔厚腻、脉弦有力。

（三）肝与胆病辨证

1. 肝气郁结证 胸胁胀痛、胸闷不舒、善太息、神情沉默、不欲饮食或见口苦喜呕、头晕目眩、舌苔白滑、脉弦。女性则可伴月经不调、痛经或经前乳房胀痛。皮损多呈结节或肿块、自觉疼痛或胀痛感，且皮肤病的发生、发展常与精神抑郁或性情急躁有关。

2. 肝经湿热证 胸胁满闷疼痛、口苦而腻不欲饮、胸胁作胀、不思饮食、小便短赤或黄、妇女带下色黄腥臭、舌苔黄腻、脉弦数；皮损表现为红斑、灼热、肿胀，其上可有水疱、糜烂、渗液，如肾囊风、蛇串疮等。

3. 肝血虚损证 头晕目眩、视物模糊、面色萎黄、经常肢体麻木、关节不利、妇女经少或经绝；皮肤干燥脱屑或粗糙肥厚、抓痕结痂、爪甲易脆而裂、毛发干枯脱落等，如风瘙痒、油风等。

肝胆相表里,肝胆多同病,常见肝胆湿热证。

(四)脾与胃病辨证

1. 脾蕴湿热证　口苦、不思饮食、厌恶油腻、脘腹胀满、体倦身重或伴发烧、尿少而黄、大便干结或溏薄、舌苔黄腻、脉濡数;皮肤可发黄色、鲜明如橘皮。此外,在皮肤黏膜部亦可表现为红斑、水疱、糜烂等损害,如唇部热疮。

2. 寒湿困脾证　脘腹胀满、头身困重、口不渴、小便不利、便溏稀薄、妇女带下、苔白腻或厚、脉濡缓。可见于某些慢性迁延性皮肤病。

3. 虫积伤脾证　腹中阵痛、腹部膨大、面黄或有白斑、身体消瘦、苔白或腻、脉濡或弦,如肠寄生虫所致的瘾疹。

4. 脾虚不运证　面色苍白或萎黄、疲乏无力、肢体浮胀、食欲减退、小便不利、大便溏薄、舌质淡嫩、苔白、脉缓,皮损可见水疱、糜烂、渗液、肿胀、皮肤肌肉萎缩,如湿疮、皮痹等。

5. 脾不统血证　吐血、尿血、便血、崩漏、皮肤紫癜等出血症状,伴面色无华、饮食减少、倦怠无力、心悸气短、头晕目眩等症,如葡萄疫等。

6. 胃火炽盛证　胃脘灼热疼痛、进食加重、口渴喜冷饮、呕吐吞酸,因胃火上熏则见口臭、牙龈肿痛、舌红苔黄、脉滑数。此类皮肤病多位于面、口部,如口疮、唇风、热疮、酒齄鼻等。

7. 食积胃脘证　胃脘胀痛、不思饮食、嗳腐吞酸、恶心呕吐、大便不畅或稀薄、苔厚腻、脉滑。

8. 胃寒饮停证　胃脘隐痛,受寒加重,得温则减,呕吐清水、饮食减少、舌淡苔薄、脉沉细。皮肤损害以水疱、肿块为主,水疱疱液清亮、周围无红晕;肿块质地坚实、表面光滑。

9. 胃阴不足证　胃脘灼痛、咽干口渴、干呕作呃、大便干燥、舌红少苔、脉细数,常见于红皮病、药毒等皮肤病后期。

10. 胃气虚弱证　胃脘隐隐作痛、进食则轻、嗳气作呕、食欲不振、大便稀薄、舌淡苔白、脉濡细。

(五)肾与膀胱病辨证

1. 肾阳不足证　精神萎靡、形寒肢冷、耳鸣耳聋、腰膝酸软、早泄阳痿、小便清长、大便溏薄。皮肤色泽呈灰黑色。

2. 肾阴不足证　头晕目眩、咽干唇燥、面烘耳鸣、五心烦热、失眠梦扰、腰膝酸痛、盗汗遗精、尿黄便干、舌红、脉细数,常见于红蝴蝶疮等病,亦可因水亏火盛,肾色外露而见面色黧黑,如黄褐斑等。

3. 膀胱湿热证　尿频、尿急、尿痛,或见小便浑浊不清,或见血尿、砂石尿,或小便点滴不畅,甚则小便不通,小腹胀满而痛或腰痛,苔黄腻、脉数。

4. 膀胱虚寒证 形寒肢冷、精神不振、排尿困难或小便失禁、舌淡苔白、脉细弱。

三、气血辨证

《素问·调经论》："人之所有者，血与气耳。"气血为人体生命活动的基础。气血沿人体经脉循行不息，灌注全身。皮肤病的发生与否，与人体的气血盛衰有着密切的关系。《医宗必读》："气血者，人之赖以生者也。气血充盈则百邪外御，病安从来?"气血盛者，即使外感六淫邪毒、内伤七情，也不一定发病；反之则易发病。

血的生成和运行，有赖于气的作用，而气的生成和作用的发挥，亦有赖于血的滋养，所谓"气为血帅"，"血为气母"，就是说明二者之间相互依存、相互为用的关系。因此，在病理上，二者亦互相影响，交互为病，如气滞可导致血瘀，血瘀亦可导致气滞；气虚可引起血虚，血虚亦可引起气虚等等。

（一）气的辨证

1. 辨气滞 气滞是指人体某一部分或某一脏腑发生功能障碍的病理改变，常由情志不舒、饮食不节、外邪侵袭或劳倦等因素而引起。其症状因气滞部位而不一，如气滞胸胁则胸胁痛；气滞胃脘则胃脘痛；气滞于肠则腹痛等等。疼痛特点为胀痛，时轻时重，因气性流窜，故无定处。气滞所致的皮肤症状可见疼痛、肿胀及斑块为主，亦可见小丘疹、结节、肿块或囊肿等，皮色一般常呈常色或淡白。

2. 辨气虚 气虚是指全身或某一内脏出现机能衰退的病理现象。因各脏生理机能不同，所以气虚证候又有各自不同的特点，如肺气虚、脾气虚、肾气虚等（详见脏腑辨证）。一般而言，气虚可表现为呼吸气短，语声低微，疲倦乏力，自汗，饮食不振，舌淡苔少，脉虚无力。多见于病程较久的慢性皮肤病，皮肤呈正常肤色或浅淡，红肿不著，多为平坦或低于皮面或呈萎缩瘢痕，分布稀疏散在；一般不痒或有酸、麻木感。

（二）血的辨证

1. 辨血热 因血分蕴热或热邪侵犯营血所致。全身症状可见发热、心烦、口渴、尿黄、便结、舌质红绛、苔黄、脉数。皮肤表现为鲜红色斑、灼热、肿胀或疼痛、范围广泛、病程多为急性，如丹毒。若热毒炽盛，迫血妄行则可出现各种出血证，皮肤可见紫癜。

2. 辨血瘀 血瘀是指人体某部位或脏腑因外伤或气滞寒凝等原因致使血行不畅或停滞不行所发生的病变。其临床特点主要为局部肿胀、疼痛如针刺、拒按、固定不移，可伴面色晦暗、口唇色紫、舌部有瘀斑或瘀点、舌下经脉曲张、口干欲漱水而不欲咽等。皮损可为瘀斑、紫癜、结节、瘢痕、肿块或粗糙，如瓜藤缠、锯痕疮等。

3. 辨血虚 可因失血过多或脾胃虚弱，生化不足所致。一般表现为面色无华或萎黄、唇色淡白、头晕眼花、心悸失眠、手足发麻、舌淡、脉细无力等。皮肤自觉发麻或微痒，皮损色淡而不鲜、时隐时现，如风瘙痒以及毛发、爪甲的疾病。

4. 辨血燥 可因血虚或外邪侵入、郁久化热、灼伤津血所引起。临床上表现为口干、唇裂、目涩、舌燥、甲枯、脉细涩等。皮损可见皮肤干燥、粗糙、皲裂、鳞屑增多、毛发干枯不荣或脱落，如蛇皮癣、白疕等。

四、经络辨证

经络是人体组织结构的重要组成部分。它"内属脏腑，外络肢节"，是气血、津液的运行通道。依据皮肤病变部位，联系经络的循行分布，可推究经络归属的脏腑，从而指导临床治疗用药或针灸选穴。因此，经络辨证在皮肤病辨证中具有一定的实践意义。现按病位归经属脏介绍如下。

1. 头部　正中属督脉，两旁属膀胱经，如秃疮系该二经湿热生虫所致。

2. 面部　面颊部属胃经，如肺胃风热所致的面部虫斑；眼睑部属脾经，如脾湿肺热交蒸而生的肌痹；鼻部属肺经，如肺经血热所致的肺风粉刺、酒齄鼻；耳部前后属胆经，如肝胆湿热引起的旋耳疮；口腔与舌部属心脾二经，如心脾炽热引起的口疮；唇部属脾经，如脾热上蒸所致的唇风。

3. 颈项部　颈部正中属任脉；项部正中属督脉。

4. 胸胁部　胸胁部属肝胆经，如肝胆湿火蕴结发为蛇串疮；乳房属胃经，乳头属肝经，如肝郁气滞所致的乳疬。

5. 腋部　腋部属脾经，如脾经湿热可致狐臭。

6. 腹部　腹部中部属任脉。

7. 背部　背部中部属督脉，两旁属膀胱经。

8. 阴部　阴部属肝经，如肝经湿热可致肾囊风。

9. 四肢　臂、肘外侧属肺经，臂、肘内侧属心经；上肢背侧属手三阳经，掌侧属手三阴经；下肢外侧属足三阳经，下肢内侧属足三阴经；手心属心包经，足心属肾经。

五、症状辨证

主要是以皮肤性病的临床症状为依据，通过观察皮肤性病的主观症状和他觉症状，综合其他各方面因素，来分析其发病原因和病机。由于皮肤性病的症状大多表现在皮肤黏膜表面，故皮肤性病的诊断非常重视症状辨证。皮肤性病的临床症状有主观症状和他觉症状之分，所以症状辨证从这两个方面分而论述。

（一）辨主观症状

1. 辨瘙痒　瘙痒可由多种因素引起，但着重在风邪的辨证。一般急性皮肤性病的瘙痒多由外风所致，故其症状有流窜不定、泛发而起病迅速的特点，可分为风寒、风热、风湿热三种。风寒所致瘙痒，遇寒加重而皮疹色白，兼畏寒、脉浮紧等；风热所致的瘙痒，皮疹色红，遇热加重，可有恶风、口渴、脉浮数等；风湿热所致的瘙痒，抓破后有渗液，或起水疱，或起苔藓等。此外，营血有热所致的瘙痒，皮损色红灼热，见丘疹、红斑、风团、瘙痒剧烈，抓破出血，并有心烦不安、舌红绛、脉细数等。

慢性皮肤性病的瘙痒原因很复杂，寒、湿、痰、瘀、虫淫、血虚风燥等因素均可致瘙痒。寒证瘙痒除因寒邪外袭外，尚可由脾肾阳虚生内寒而致瘙痒，兼见形寒肢冷、腹胀、大便溏稀、腰膝酸痛等症状，皮疹色红发热症状不明显，或呈寒性结节、溃疡等；湿热所致瘙痒可表现为慢性湿疮，少量流滋或出现水疱；瘀血所致瘙痒可见紫斑、色素沉着等；瘀血夹湿所致瘙痒剧烈，皮损结节坚硬，顽固难愈；痰邪所致瘙痒则常呈结节；血虚风燥所致瘙痒常有血痂或糠秕状脱屑、皮肤干裂、苔藓样变等；虫淫所致瘙痒，痒如虫行或蚁走，阵阵奇痒难忍，且多具传染性。

2. 辨疼痛 皮肤性病有疼痛症状者不多，一般多由寒邪、热邪或痰凝血瘀，阻滞经络不通所致，即所谓"痛则不通，通则不痛"。寒邪所致的疼痛表现为皮色青紫，遇寒加重，得热则缓，如脱疽；热邪所致疼痛为皮色红、灼热，遇热加重，得冷则轻，如丹毒；痰凝血瘀疼痛可有痰核结节或瘀斑、青紫，疼痛位置多固定不移，如瓜藤缠。此外，有些较重的皮肤性病后期或年老体弱、气血虚衰的蛇串疮患者，虽皮肤损害已愈，但后遗疼痛仍较剧烈，属虚证兼气滞血瘀疼痛。

3. 辨麻木 一般认为麻木由血虚或湿痰瘀血阻络，导致经脉失养，或气滞血瘀，经络不通所致。麻木感常见于一些特殊的皮肤性病，如麻风；有的慢性皮肤性病后期也偶见麻木的症状。

4. 灼热感 灼热感为热邪蕴结或火邪炽盛，炙灼肌肤的自觉感受，常见于急性皮肤性病。

5. 蚁走感 蚁走感与瘙痒感颇为近似，但程度较轻，由虫淫为患或气血失和所致。

（二）他觉症状

皮肤性病的他觉症状，以表现在患部的皮肤损害最具诊断意义。皮肤损害也称皮疹，是可以看到或可以触摸到的皮肤及黏膜病变。这些病变常有一定的形态，它们都是由一些基本损害所构成。因此掌握这些基本损害的特点，对于皮肤性病的诊断、辨证治疗都很重要。

原发性损害是皮肤性病在其病变过程中，直接发生及初次出现的皮损，有斑疹、丘疹、疱疹、脓疱、结节、风团等；而继发性损害则是原发性皮损经过搔抓、感染、治疗处理和在损害修复过程中演变而成，有鳞屑、糜烂、溃疡、痂、抓痕、皲裂、苔藓样变、瘢痕、皮肤萎缩、色素沉着等。

1. 斑疹 斑疹为皮肤颜色的局限性改变，不隆起，也不凹陷，面积大而成片的称斑片。

（1）红斑：压之褪色者多为血热；红斑压之不褪色者除血热外，尚兼血瘀；皮疹稀散者为热轻，密集者为热盛，红而带紫为热毒炽盛。红斑常见于丹毒、药毒等皮肤病。

（2）紫斑：色呈紫红色或紫黑。紫色可因寒邪外束，以至气滞血瘀而引起，如冻疮；也可因湿热阻于经络，气血郁滞而成，如瓜藤缠。此外，由于血分热盛，迫血外溢脉络，积于皮下而形成紫癜，如败血症。

（3）色素沉着斑：多因肝肾不足、气血瘀滞所致，如黄褐斑。

（4）色素减退斑：多因气血凝滞或血虚风邪所致，最常见如白癜风。

2. 丘疹 丘疹为高出皮面的实性小粒，直径一般小于0.5cm。丘疹数目不一，有的散在分布，有的互相融合而成扁平隆起的片状损害称斑块。介于斑疹与丘疹之间，稍隆起的皮损称斑丘疹。丘疹顶部有较小水疱或脓疱时，称丘疱疹或丘脓疱疹。常见于湿疮、漆疮、牛皮癣等。急性红色丘疹属风热、血热；慢性丘疹属气滞血瘀、脾虚湿蕴或血虚风燥；丘疱疹和丘脓疱疹多属湿热或热毒。

3. 疱疹 疱疹为皮肤内有腔隙、含有液体、高出皮面的损害。小者如针尖或米粒大的称小疱，直径大于 0.5cm 者称大疱，疱内含有血样液体者称血疱。疱疹常发生在红斑之上，疱壁一般较薄易破，破后形成糜烂，干燥后结痂脱屑。常见于湿疮、膏药风、虫咬伤、天疱疮等。红色小疱属湿热；大疱为湿热或湿毒；深在疱疹属脾虚蕴湿或寒湿不化。

4. 脓疱 疱内含有脓液，其色呈浑浊或为黄色，周围常有红晕，疱破后形成糜烂，溢出脓液，结成脓痂。常见于黄水疮，多由湿热或热毒炽盛所致。

5. 风团 风团为皮肤上的局限性水肿隆起，常骤然发生，迅速消退，消退后不留痕迹，发作时伴有剧痒，常见于瘾疹。风团一般属风邪引起，红色风团属风热；白色者属风寒；大片红色风团，或风团色深红、紫红者，属血热；此外，血虚所致的风团皮色较淡。

6. 结节 结节为大小不一、境界清楚的实质性损害，质地较硬，深在皮下或高出皮面。结节色紫红、按之疼痛者属气血凝滞，如瓜藤缠；皮色不变者为气滞、寒湿或痰核结聚，如瘰疬性皮肤结核等。

7. 鳞屑 鳞屑为表皮角质层的脱落，大小、厚薄不一，小的呈糠秕状，大的为数厘米或更大的片状。急性病后见之，多为余热未清；慢性病见之，多为血虚风燥，皮肤失养所致；油腻性鳞屑为湿热蕴结所致。

8. 糜烂 糜烂为局限性的表皮缺损，系疱疹、脓疱的破裂，痂皮的脱落等露出的红色湿润面，多属湿热为患。糜烂损害较浅，愈合较快，且不留瘢痕。

9. 溃疡 溃疡是指皮肤或黏膜深层真皮或皮下组织的局限性缺损。溃疡大小不一，疡面有脓液、浆液或血液，基底可有坏死组织，多为热盛肉腐而成，常见于疮疖、外伤染毒等溃烂后形成，愈后留有瘢痕。若溃疡边缘苍白、疮面浅平、脓汁稀薄者为寒湿，如结核性溃疡；若溃疡经久不敛、肉色灰暗则属气血两虚。

10. 痂 皮肤损害处的渗液、滋水、渗血或脓液与脱落组织及药物等混合干燥后即形成痂。脓痂为热毒未清；血痂为血热络伤，血溢所结；滋痂为湿热所致。

11. 抓痕 由搔抓将表皮抓破、擦伤而形成的线状损害，表面易结成血痂，多伴有皮肤瘙痒，中医辨证多由风盛和内热所致。

12. 皲裂 皲裂为皮肤上线形坼裂，多由血虚风燥所致。常见于手足皲裂、鹅掌风等。

13. 苔藓样变 苔藓样变为皮肤增厚、粗糙、皮纹加宽、增深、干燥、局限性边界清楚的大片或小片损害。常为一些慢性瘙痒性皮肤病的主要表现，多由血虚风燥所致。亦可因气血瘀滞，肌肤失养而成。

14. 瘢痕 瘢痕是皮肤缺损后由结缔组织代替而形成的损害，多由瘀血凝结不化所致。

15. 萎缩 萎缩系皮肤变薄，多与气血不运有关。

第六章

皮肤性病的防治

第一节 皮肤性病的预防

"预防为主"是我国卫生工作方针之一。积极做好预防工作，可以减少皮肤病的发生，控制传染性皮肤性病的流行，以提高人民的健康水平，主要做好以下几点。

1. 讲究卫生 养成勤洗澡、勤换衣、勤理发、勤修剪指甲等卫生习惯，保持皮肤清洁，以减少各种传染性皮肤性病的发生。

2. 加强宣教 对常见皮肤性病的防治知识进行广泛地宣传教育，提高人民群众对皮肤性病的认识水平，以减少皮肤性病的发生。如由磺胺类药等引起的药毒，除发给病人药物禁忌卡外，还需嘱患者在今后禁用这类药物。同时，做好性传播疾病的宣传工作，一旦染上性传播疾病，要及时到正规医院明确诊断，男、女双方同时正规治疗。

3. 预防和隔离 对各种传染性皮肤性病，如水痘、黄水疮、麻风等患者，应做好预防和隔离工作，并积极治疗，切断传染源，防止广泛流行性传播。

4. 饮食宜忌 某些患者因食鱼腥、虾蚧等引起瘾疹，发病期间患者应忌食辛辣、酒类等食品；结核性皮肤病则宜多食富含营养的食物，增强全身抵抗力，促进疾病早日痊愈。

5. 加强职业性皮肤病的防护 改善生产设备和操作过程，加强劳动保护。并根据不同工种配备不同的防护用具，减少和防止职业性皮肤病的发生。

6. 洁身自爱 加强自身修养，提高对不良社会风气的抵制能力，做到洁身自爱。

第二节 皮肤性病的中医论治方法

中医学对皮肤性病的治疗积累了丰富的经验。除了药物内治和外治法外，还有针灸疗法、热敷疗法等。

一、内治法

整体观念和辨证论治是中医理论体系的核心，在治疗疾病时必须重视局部与全身的关系。皮肤性病虽然大多表现在体表，但往往是内脏病变在皮肤黏膜上的反映，所以内治疗法在皮肤性病的治疗中占有很重要的地位。

1. 疏风清热法　用于风热证，如风热所致的瘾疹、风热疹等。方选消风散、银翘散、桑菊饮加减。常用药物如银花、连翘、桑叶、菊花、薄荷、牛蒡子、蝉蜕、黄芩、生地、栀子等。

2. 疏风散寒法　用于风寒证，如风寒所致的瘾疹、风瘙痒等。方选麻黄汤、桂枝麻黄各半汤加减。常用药物如麻黄、桂枝、羌活、荆芥、防风、白芷、生姜等。

3. 祛风潜镇法　用于风邪久羁证（顽癣类皮肤病）和血虚肝旺证（疣类皮肤病或皮肤病引起的神经痛）。方选天麻钩藤饮加减。常用药物如乌梢蛇、蝉蜕、僵蚕、全蝎及牡蛎、珍珠母、磁石、石决明、钩藤、白芍等。

4. 清热解毒法　用于实热证，如毛囊炎、疖、丹毒等。方选五味消毒饮、黄连解毒汤加减。常用药物如金银花、蒲公英、连翘、黄连、黄芩、栀子、黄柏、板蓝根等。

5. 清热凉血法　用于血热证，如白疕进行期、红皮病、葡萄疫等。方选犀角地黄汤、凉血地黄汤、化斑解毒汤加减。常用药物如犀角（水牛角代）、生地、丹皮、玄参、赤芍、紫草、槐花等。

6. 清热利湿法　用于湿热证和暑湿证，如急性湿疮、蛇串疮等。方选龙胆泻肝汤、茵陈蒿汤、萆薢渗湿汤加减。常用药物如茵陈、车前草、山栀、黄柏、生薏苡仁、滑石、土茯苓等。

7. 健脾化湿法　用于脾湿证，如湿疮、大疱性皮肤病等。方选除湿胃苓汤加减。常用药物如苍术、厚朴、陈皮、茯苓、白术、生薏苡仁、藿香、佩兰等。

8. 滋阴除湿法　用于渗利伤阴证，如湿疮等。方选滋阴除湿汤加减。常用药物如生地、当归、玄参、茯苓、泽泻、黄柏等。

9. 养血润燥法　用于血虚风燥证，如牛皮癣、慢性湿疮、白疕等。方选当归饮子、四物汤、养血润肤饮加减。常用药物如熟地、当归、川芎、白芍、何首乌、女贞子、小胡麻等。

10. 凉血润燥法　用于血热风燥证，如风热疮、面游风等。方选凉血消风散加减。常用药物如生地、丹皮、当归、丹参、槐花、白茅根、紫草、生石膏等。

11. 生津润燥法　用于热灼津伤证，如红皮病、药毒后期等。方选增液汤加减。常用药物如生地、玄参、麦冬、天冬、当归、石斛、何首乌等。

12. 疏肝理气法　用于肝郁证，如黄褐斑、牛皮癣等。方选逍遥散加减。常用药物如柴胡、白芍、枳壳、香附、郁金、金铃子等。

13. 活血化瘀法　用于血瘀证，如酒齄鼻、锯痕疮、白疕等。方选桃红四物汤、血府逐瘀汤加减。常用药物如桃仁、红花、鸡血藤、丹参、赤芍、三棱、莪术、水蛭、全蝎等。

14. 温阳通络法　用于寒邪阻络证，如猫眼疮、瓜藤缠、皮痹等。方选当归四逆汤、阳和汤加减。常用药物如桂枝、细辛、炮姜、制川乌、羌活、独活、红花、鸡血藤、牛膝等。

15. 益气固表法　用于表虚卫气不固证，如瘾疹等。方选玉屏风散加减。常用药物如黄芪、白术、防风、党参等。

16. 滋肾养阴法　用于肾阴不足证和阴虚火旺证，如红蝴蝶疮、黄褐斑等。方选六味地黄丸、大补阴丸、知柏地黄丸加减。常用药物如生地、熟地、何首乌、知母、黄柏、女贞子、旱莲草、龟板、鳖甲、玄参等。

17. 温补肾阳法　用于肾阳虚证，如皮痹、系统性红蝴蝶疮、天疱疮等长期大量使用激素治疗后的患者。方选金匮肾气丸、右归丸加减。常用药物如附子、肉桂、仙茅、仙灵脾、菟丝子、巴戟天、枸杞子等。

二、外治法

皮肤性病的病变部位多在皮肤或黏膜，采用各种外治法可以减轻患者的自觉症状，并使皮损迅速消退，有些皮肤性病单用外治法即可达到治疗目的。因此，外治法在皮肤性病的治疗中占有重要地位。皮肤性病外治分为药物外治法和非药物外治法。

（一）药物外治法

1. 外用药物的剂型

（1）溶液：系将单味中药或中药复方加水煎至一定浓度，滤药渣所得的溶液。可用于湿敷或熏洗。具有清洁、止痒、消肿、收敛、清热解毒作用。溶液剂用于湿敷是治疗皮肤性病常用的方法，适用于急性皮肤性病，渗出较多或脓性分泌物多的皮损，或浅表溃疡，或伴轻度痂皮性损害。常用药物如苦参、黄柏、马齿苋、生地榆、野菊花、甘草、地肤子等煎出液。使用时将5~6层消毒纱布置于药液中浸透，稍拧至不滴水为度，敷于患处，一般每1~2小时换1次即可；如渗液不多，可4~5小时换1次。

（2）粉剂（又名散剂）：系由单味或复方中药研成极细粉末的制剂。具有保护、吸收、蒸发、干燥、止痒的作用。适用于无渗液的急性或亚急性的皮肤性病。常用药物如青黛散、六一散、九一丹、滑石粉、止痒扑粉等。用法为每日3~5次扑患处。

（3）洗剂（又名水粉剂）：系将一定量的中药粉末与水相混合而成的药剂。具有清凉止痒、保护、干燥、消斑解毒的作用。适应证同粉剂。常用药物如三黄洗剂、炉甘石洗剂、颠倒散洗剂、痤疮洗剂等。如止痒可加1%薄荷脑、樟脑、冰片等；杀菌可加10%九一丹或5%~10%硫黄。小儿面部皮损广泛及冬天最好不用薄荷脑、樟脑等。由于粉剂久置后一些不溶于水的药粉沉淀于水底，故使用时需要振荡摇匀。

（4）酊剂：是将药物浸泡于75%酒精（或白酒）中，密封7~30天后滤过而成的酒浸剂。具有收敛散风、杀虫、止痒的作用。适用于脚湿气、鹅掌风、圆癣、阴虱、牛皮癣、面游风、脱发、白癜风、冻疮等。常用药物如复方土槿皮酊、百部酊、白屑风酊、红灵酒、30%补骨脂酊等。用法为用棉棒蘸药液，直接外涂皮损区，每日1~3次。凡急性炎症性皮肤病破皮糜烂者以及头面、会阴部皮肤薄嫩处禁用，用后易引起皮肤烧灼及剧痛。

（5）醋剂：系将单味或复方中药放置于醋液中密封浸泡后而成的醋溶液。具有祛风杀虫、解毒止痒等作用。适用于鹅掌风、脚湿气等。如一号癣药水、二号癣药水、鹅掌风浸泡液等。用法为浸泡患处，每次30分钟，每日1次；亦可外搽患处。有皮肤糜烂者禁用。

（6）油剂：包括将中药浸在植物油中熬炸去渣而成的油剂或植物油、药油与药粉调和成糊状的油调剂。油剂具有润泽保护、解毒收敛、止痒生肌的作用，适用于亚急性皮肤性病中有糜烂、渗出、鳞屑、脓疱、溃疡的皮损。常用药物如蛋黄油、紫草油、青黛散油等，常用的植物油有麻油、菜籽油、花生油、茶油等，以麻油最佳，有清凉润肤之功。用法为每日外搽2～3次。

（7）软膏：是将药物研成细末，用凡士林、羊毛脂、猪脂或蜂蜜、蜂蜡等作为基质调成的均匀、细腻、半固体状的剂型。具有保护、润滑、杀菌、止痒、去痂的作用。适用于一切慢性皮肤性病或具有结痂、皲裂、苔藓样变等皮损。常用药物如青黛膏、疯油膏、硫黄软膏等。用法为每日外搽2～3次，或涂于纱布上敷贴于患部再加包扎。去痂时宜涂得厚些；用于皲裂、苔藓样变皮损时，加用热敷疗法效果更好。凡滋水较多、糜烂较重的皮损，不宜外涂或敷贴软膏。

2. 外用药的使用原则　皮肤病的外用药物使用原则是要根据皮肤损害的表现来选择适当的剂型和药物。

（1）要根据病情阶段用药：①皮肤炎症在急性阶段，若仅有红斑、丘疹、水疱而无渗液，宜用洗剂、粉剂；若有大量渗液或明显红肿，则用溶液湿敷为宜。②皮肤炎症在亚急性阶段，渗出与糜烂很少，红肿减轻，有鳞屑和结痂，则用油剂为宜。③皮肤炎症在慢性阶段，有浸润肥厚、角化过度时，则用软膏为主。

（2）根据皮损用药：治斑选用洗剂、软膏；丘疹选用洗剂；水疱选用洗剂、粉剂；结节选用软膏；风团选用洗剂；痂选用油剂、软膏；抓痕选用洗剂；鳞屑选用油剂、软膏；糜烂且渗液多者用溶液湿敷，渗液少者用洗剂；皲裂选用软膏；苔藓样变选用软膏等。

（3）注意控制感染：有感染时，应先用清热解毒、抗感染制剂控制感染，然后再针对原来皮损选用药物。

（4）药物使用方法：①用药宜先温和后强烈，先用性质比较温和的药物，尤其是儿童或女性患者不宜采用刺激性强、浓度高的药物；面部、阴部皮肤慎用刺激性强的药物；②用药浓度宜先低后浓，先用低浓度制剂，根据病情需要再提高浓度；一般急性皮肤病用药宜温和，顽固性慢性皮损可用刺激性较强和浓度较高的药物。

（5）随时注意药物过敏反应：一旦出现过敏现象，应立即停用，并给予及时处理。

（6）外用软膏时需注意：外涂软膏在第二次涂药时，需用棉花蘸上各种植物油或石蜡油轻轻揩去上一次所涂的药膏，然后再涂药膏，切不可用汽油或肥皂、热水擦洗。

（二）非药物外治法

1. 针刺疗法　体针与耳针有止痒、止痛、镇静、安眠、消炎、促进毛发生长、调节血管舒缩、内分泌紊乱等作用。

（1）常用穴位：体针上肢取曲池、列缺、合谷；下肢取血海、阴陵泉、三阴交；躯干取肺俞、心俞、脾俞、膈俞。耳针取肺、皮质下、神门、肾上腺、交感等穴，或取病变相应的部位。

（2）手法：体针可提插重刺激，留针15～20分钟，每日1次；耳针可捻转后留针20分钟，每日1次。适用于湿疮、瘾疹、牛皮癣等。梅花针轻叩击15～20分钟，2日1次，适用于油风、局限性牛皮癣等。

2. 艾灸疗法　将艾卷点燃后，放在穴位上熏烤，或在皮损部位熏烤产生温热感而起到活血通络、祛风散寒、消炎止痒的作用。一般适用于寒证和苔藓样变的慢性皮肤病，如牛皮癣、慢性湿疮、紫癜风等。

3. 热敷疗法 先在病变部位涂药后，再加热敷，通过热力的作用，使局部气血流畅，腠理开疏，药物渗入，从而达到活血祛风以减轻或消除痒感、活血化瘀以消除皮肤肥厚等治疗目的的一种方法。常用于鹅掌风、慢性湿疮、牛皮癣等皮肤干燥、瘙痒之症。禁用于急性皮肤病。

用法：依据病情，选择相应的药膏，如鹅掌风、牛皮癣用疯油膏，慢性湿疮用青黛膏等。操作时先将药膏涂于患部，须均匀极薄，然后用电吹风烘（或热敷）患部，每日 1 次，每次 20 分钟，烘后即可将药膏擦去。

各 论

第七章 | 病毒性皮肤病

第一节 热 疮

热疮是发热后或高热过程中在皮肤黏膜交界处所发生的急性疱疹性皮肤病。以皮肤黏膜交界处，簇集性水疱，自觉灼痒、紧张为临床特征。男女老幼皆可患病，但以成年人多见。本病相当于西医的单纯疱疹。

一、病因病机

1. 风热毒邪外感 外感风热毒邪，客于肺胃二经，热气蕴蒸肌肤而发本病。

2. 肝胆湿热 由肝胆湿热下注，阻于阴部而成。

3. 阴虚内热 因热邪伤津，阴虚内热致反复发作。

若先天不足，外感热毒，热毒炽盛，毒入营血，内攻脏腑将出现危重症候。

二、临床表现

多发生于热病之后或高热过程中。

皮损好发于皮肤黏膜交界处，如口角、唇缘、鼻孔周围和生殖器等处（见彩图 7 - 1A，彩图 7 - 1B）。发病以前，局部往往先有烧灼、瘙痒或紧张感。数小时后局部出现红斑，在红斑的基础上发生针头大小簇集成群的水疱，内含透明浆液，亦可变为脓疱，数日后疱破糜烂，轻度渗出，逐渐干燥，结淡黄或淡褐色痂，痂脱而愈，留有轻微色素沉着。发于生殖器者可因摩擦而引起糜烂或染毒，自觉局部疼痛，可伴有臖核肿痛及红丝疔，或继发淋证、精浊，孕妇则易引起早产、流产及新生儿热疮等。

自觉局部灼痒、紧张。重者可有发热、不适等全身症状。

病程一般约 1～2 周左右，可以自愈，但易于复发。

三、实验室检查

一般无特异性，合并感染者，可有外周血白细胞总数及嗜中性粒细胞升高。

四、诊断依据

1. 多见于成年人。
2. 好发于皮肤黏膜交界处，特别以口唇、鼻孔周围多见。
3. 皮损初起为红斑，在红斑基础上迅速出现簇集性小水疱，破后糜烂、渗液、结痂，愈后遗留色素沉着。
4. 自觉灼热刺痛和瘙痒，可伴局部臀核肿痛。

五、鉴别诊断

1. **蛇串疮** 皮损沿身体一侧分布，不超过正中线，为成群的水疱，呈带状排列，自觉刺痛。
2. **黄水疮** 好发于儿童，常见于夏秋季节，好发于颜面、四肢等暴露部位，皮损以脓疱、脓痂为主，呈散在分布，自觉瘙痒。

六、治疗

1. 内治法

（1）辨证施治

①肺胃热盛证

主症：密集成群的小疱，灼热刺痒；轻度周身不适，心烦郁闷，大便干，小便黄，舌红，苔黄，脉浮数。

治法：疏风清热解毒。

方药：辛夷清肺饮酌加枇杷叶、升麻、大青叶等。

②阴虚内热证

主症：反复发作，口干唇燥，午后微热；舌红，苔薄黄，脉细数。

治法：养阴清热。

方药：六味地黄汤加板蓝根、紫草、生薏仁等。

（2）中成药

①板蓝根冲剂15g，每日2次，适用于口唇鼻周热疮。

②龙胆泻肝丸10g，每日3次，适用于阴部热疮。

③洁尔阴洗液外洗、湿敷或坐浴，适用于阴部热疮。

2. 外治法

（1）水疱未破，可用三黄洗剂外搽，每日2~3次。

（2）皮损以丘疱疹为主，糜烂、渗出偏重者，以马齿苋洗剂外洗或湿敷，每次10~15分钟，每日2~3次。

（3）皮损以糜烂、结痂为主或即愈时，以紫金锭磨水，或黄连膏、青（紫）草膏等外搽，每日2次。

七、预防与护理

1. 忌食肥甘厚味、辛辣、鱼腥动风之品。
2. 局部保持清洁、干燥，防止继发感染。
3. 对反复发作者应除去诱发因素。

八、西医治要

1. 病因病理　西医认为本病由单纯疱疹病毒（HSV）导致。人是单纯疱疹惟一的自然宿主。病毒经皮肤黏膜破损处进入机体，可潜居于局部感觉神经节。由于 HSV 在体内不产生永久免疫力，故每当机体抵抗力减弱时，体内潜伏的 HSV 即活跃而发病。

2. 治疗　治疗以抗病毒、缩短病程、防止继发感染和并发症，及减少复发为原则。

（1）全身治疗：抗病毒可选用阿昔洛韦、万乃洛韦等。免疫调节可选用左旋咪唑，丙种球蛋白、转移因子口服液、干扰素等。有继发细菌感染时可酌情使用抗生素治疗。

（2）局部治疗：未溃破者可用酞丁胺搽剂、0.1%阿昔洛韦眼药水、喷昔洛韦乳膏等抗病毒药外涂患处。有糜烂渗液或有继发感染者，可用莫匹罗星、红霉素等抗生素软膏。

第二节　蛇串疮

蛇串疮是一种皮肤上出现成簇水疱，沿身体一侧呈带状分布的急性疱疹性皮肤病。因皮损分布状如蛇行，故名蛇串疮；由于大多数患者皮损缠腰而发，故又名缠腰火丹；另有医家根据本病的特征及皮损称之为火带疮、蜘蛛疮、蛇丹等。本病以簇集性水疱，沿身体一侧呈带状分布，伴神经痛为临床特征。发于任何年龄，但以中老年人为多。一年四季皆可发病，但以春秋季较多见。常突然发生，自觉症状明显，愈后极少复发。相当于西医的带状疱疹。

一、病因病机

本病总因湿热火毒蕴蒸肌肤而成。

1. 情志内伤　忧思恼怒，肝气郁结，郁久化火，肝火外炎，熏蒸肌肤而发。

2. 饮食不节　嗜食肥甘厚味，脾失健运，水湿内停，停久化热，湿热内蕴，外犯肌肤，复感邪毒而发。

热毒蕴于血分则发红斑；湿热壅阻肌肤则起水疱；湿热阻滞经络，不通则痛。老年体弱患者，常因血虚肝旺，湿热毒盛，气滞血瘀，而致病后疼痛剧烈且持续时间较长。

二、临床表现

一般先有轻度发热，倦怠，食欲不振，以及患部皮肤灼热感或神经痛等前驱症状。

1. 皮肤症状　皮损好发于胸背（见彩图7-2）、腰腹（见彩图7-3）、颜面、颈部，也可见于四肢、阴部及眼、鼻、口等处。发病时初为不规则红斑，继而出现多数成簇的粟米至绿豆大小的丘疱疹，迅速变为水疱，聚集一处或数处，排列成带状，不超过正中线，疱群之间皮肤正常，疱壁紧张发亮，四周绕以红晕，约经7~8天后，疱液变为混浊，或部分破溃、糜烂、渗液，最后干燥结痂，续经数日，痂皮脱落而愈。另有少数病人，未见典型水疱，仅出现红斑、丘疹，或大疱、血疱；部分老年人或营养不良者，皮损可发生坏死，愈后留下瘢痕；岩瘤患者或年老体弱者可在局部发疹后数日内，全身出现类似水痘样皮损，常伴高热，可并发肺、脑等损害，病情严重者，可导致死亡。另外，在病灶附近，常伴有臀核肿痛。

2. 神经症状　疼痛为本病的特征之一。疼痛出现的时间多在皮损发生之前，少数为疼痛和皮损同时出现，或在皮损出现之后。疼痛的程度可因年龄、发病部位、损害轻重不同而有所差异，一般儿童患者没有疼痛或疼痛轻微；年龄愈大疼痛愈重；颜面部较其他部位疼痛剧烈；皮损表现为出血或坏死者，往往疼痛明显。部分老年体弱患者在皮损完全消失后，患部仍遗留有疼痛感觉，常持续数月或数年之久。

3. 其他症状　本病有时可发生在眼部，表现为角膜水疱、溃疡，愈后可因瘢痕而影响视力，严重时可引起全眼球炎、脑炎，甚至死亡。本病有时亦可发生在耳部，表现为外耳道或鼓膜疱疹，患侧面瘫及轻重不等的耳鸣、耳聋等症状。

4. 病程　本病病程，儿童及青年人一般为2~3周；老年人约3~4周。愈后很少复发。

三、实验室检查

一般无特异性，合并感染者，可有外周血白细胞总数及嗜中性粒细胞升高。

四、诊断依据

1. 多在春秋季发病，以成年患者为多。
2. 皮损出现前，常先有皮肤刺痛或灼热感，可伴有周身轻度不适、发热。
3. 皮损多为绿豆大小的水疱，簇集成群，疱壁较紧张，常单侧分布，排列成带状；严重者皮损可表现为出血性或坏疽性；皮损发于头面部者，病情往往较重。
4. 自觉疼痛明显，可见有难以忍受的疼痛，或皮损消退后仍遗有疼痛。

五、鉴别诊断

1. 热疮　多发生于皮肤黏膜交界处，皮损为针头至绿豆大小的水疱，常为一群，自觉局部灼热紧张感，病程一周左右，愈后易于复发。

2. 漆疮、膏药风　发病前有明确接触史，皮损发生在接触部位，与神经分布无关，自觉局部灼热瘙痒。

六、治疗

1. 内治法
①肝胆湿热证

主症：皮肤潮红，疱壁紧张，灼热刺痛；伴口苦咽干，急躁易怒，大便干，小便黄；舌红，苔薄黄或黄腻，脉弦滑数。

治法：清热利湿解毒。

方药：龙胆泻肝汤酌加板蓝根、茵陈等。

②脾虚湿蕴证

主症：皮损颜色较淡，疱壁松弛，破后糜烂、渗出，疼痛轻；口不渴，纳差或食后腹胀，大便时溏；舌淡，苔白或白腻，脉沉缓或滑。

治法：健脾利湿解毒。

方药：除湿胃苓汤酌加滑石、防风、灯心草、白花蛇舌草等。

③气滞血瘀证

主症：患部皮损大部分消退，但疼痛不止或隐痛绵绵；伴心烦，夜寐不宁，或咳嗽动则加重；舌质暗紫，苔白，脉细涩。

治法：活血行气止痛。

方药：桃红四物汤酌加地龙、延胡索等。

（2）中成药

①六神丸 10 粒，内服，每日 3 次。适用于皮损初起，局部潮红灼热者。

②龙胆泻肝丸 10g，内服，每日 3 次。适用于水疱较多，疼痛剧烈者。

③双黄连粉针剂 60ml 加入生理盐水 500ml 中缓慢静滴，每日 1 次。适用于皮损泛发，发热等全身症状明显者。

2. 外治法

（1）水疱未破，以青黛膏、清凉乳剂、三黄洗剂、双柏散等外用，每日 3 次。

（2）水疱破后，用四黄膏或青黛膏外涂，每日 3 次；有坏死者，用九一丹换药，每日 1 次。

（3）遗留神经痛者，选用黑色拔膏棍贴之，并加以包扎，每 2~3 日 1 次。

（4）若水疱不破，可用三棱针或消毒针头挑破，使疱液流出，以减轻胀痛。

3. 其他疗法

（1）体针：取内关、足三里、曲池、合谷、三阴交，针刺后采用提插捻转，留针 20~30 分钟，一般每日 1 次。

（2）耳针：于肝区、神门取穴，每日 1 次，直至疼痛消失为止。

（3）头皮针：取感觉区、运动区，左病取右，右病取左，皮疹在脐以上，针刺下 3/5；皮疹在脐以下，针刺上 2/5，针刺得气后留针 30~45 分钟，其间捻转 5~10 次，每日 1 次，10 次为 1 疗程。

（4）穴位注射法：邻近取穴，皮疹在脐以上区域取内关、曲池；皮疹在脐以下区域取足三里、三阴交。循经取穴，主穴肝俞、胆俞、太冲；配穴风门、肺俞、环跳、足三里。采用 50% 当归注射液，维生素 B_{12}、醋酸强的松龙悬液，任选一种，针刺得气后，每穴分别推注 0.5ml，每日 1 次，5 次为 1 疗程。

七、预防与护理

1. 加强营养，增强体质。
2. 忌食辛辣、鱼腥发物，饮食宜清淡，多食蔬菜、水果。
3. 保持局部清洁、干燥，忌用刺激性强的外用药物。

八、西医治要

1. 病因病理　西医认为，本病由水痘－带状疱疹病毒所致。初次感染病毒后表现为水痘或呈隐性感染，随后病毒沿感觉神经，到达脊髓后根神经节的神经元中潜伏下来，当在机体免疫力低下等诱发因素的作用下，引起病毒再次活动，被激活的病毒大量繁殖，从而导致神经节的炎症及坏死，产生神经痛，同时病毒沿周围神经移行到皮肤，在皮肤上产生节段性水疱。

2. 治疗　治疗以抗病毒、消炎、止痛、营养神经、防止继发感染为原则。

（1）全身治疗：酌情选用消炎痛、阿司匹林、安乃近、阿米替林等止痛药，阿昔洛韦、伐昔洛韦、泛昔洛韦等抗病毒药及维生素 B 等。老年患者及发生于耳部、三叉神经分布区病情严重者，如无严重禁忌症可早期酌情给予糖皮质激素治疗。

（2）局部治疗：可选用硫酸锌溶液、醋酸铝溶液湿敷，硼酸软膏、氧化锌软膏、喷昔洛韦软膏、疱疹净软膏等外涂，神经痛可于油膏或泥膏中加达罗宁或苯唑卡因止痛。可外涂阿昔洛韦霜、疱疹净溶液。

第三节　疣　目

疣目又称"枯筋箭"、"千日疮"，是人类乳头瘤病毒所引起的一种常见的病毒性赘生物。以独立的坚实丘疹，表面有粗糙角化物，无自觉症状为临床特征。多见于儿童及青年人。相当于西医的寻常疣。

一、病因病机

1. 肝经血燥　肝经血燥，血不养筋，筋气不荣复感风热邪毒，凝聚肌肤所致。
2. 外感毒邪　皮肤外伤染毒，或为搔抓导致毒行而发。

二、临床表现

皮损可以发生在皮肤的任何部位，但以手足背（见彩图7-4）、手指、足缘或甲廓等处常见，亦可见于头面部。一般无自觉症状，偶有压痛。

初起为孤立的粟粒至绿豆大小半球状角质性丘疹，数周或数月后，逐渐增大至豌豆大或更大，皮色灰褐、黄褐或正常，表面呈乳头瘤状增生（见彩图7-5），粗糙不平，或有裂隙，触之坚硬，周围无炎症。摩擦或撞击时易出血。初起时多为单个，可因自身接种而增多至数个或更多。

本病病程缓慢，有自限性，可自愈，愈后不留痕迹。本病尚有以下特殊类型：①丝状疣，为单个细软的丝状突起，长约1cm，正常皮色或棕灰色，好发于眼睑、颈、颊等处，一般无自觉症状；②指状疣，为在同一个柔软的疣基础上发生的一簇指状角质性突起，可互相合拢，形如菊花心，好发于头皮、趾间，经久不消。

三、实验室检查

组织病理 光镜下示角化过度、角化不全，颗粒层有空泡样细胞，并含有核内嗜碱性包含体，棘层肥厚和乳头瘤样增生。增生上部有层叠角化不全细胞，核呈深嗜碱性，电镜下可见核内病毒颗粒。

四、诊断依据

1. 多见于儿童及青少年。
2. 好发于手背、手指、足、甲缘等处。
3. 皮损针头至豌豆大小，半圆形或多角形丘疹，表面角化粗糙，质地坚硬，呈灰褐色或正常皮色，顶端可呈乳头样增生。
4. 大多无自觉症状，偶有压痛，撞击或摩擦时易出血。

五、鉴别诊断

1. **疣状痣** 幼年开始发病，疣状角化皮疹呈线状排列，多与神经分布一致。
2. **鼠乳** 皮损为半球状隆起，表面呈蜡样光泽，中央有脐状凹陷，可查见软疣小体。
3. **疣状鸭唑疮** 不规则的疣状斑块，四周绕以红晕，表面裂隙，压之则有少量脓汁外溢，结核菌素试验常为阳性。

六、治疗

1. 内治法
（1）风热血燥证
主症：病程短，结节如豆，坚硬粗糙，色黄或红；舌红，苔薄黄，脉弦数。
治法：疏风散热，凉血润燥。
方药：银翘散酌加板蓝根、钩藤、防风、紫草、当归等。
（2）湿热血瘀证
主症：病程较长，结节疏松，色灰或褐；舌暗红，苔薄白，脉细。
治法：清热祛湿，活血化瘀。
方药：清肌渗湿汤酌加生石决明、生苡仁等。
2. 外治法
（1）药物外洗：选用香木水洗剂，或木贼草、香附、生牡蛎各30g，蜂房10g，每日1剂，水煎擦洗患处，每次20～30分钟。
（2）药物点涂：可选用千金散、鸭蛋子油、斑蝥膏、水晶膏等，外点疣体上，但注意保护周围健康皮肤，2~3 日外点 1 次，直至疣体完全脱落。

（3）结扎疗法：对头大蒂小的疣或丝状疣，可用丝线或头发丝结扎，逐渐收紧，可使疣体脱落。

（4）椎疣法：在疣体根部，用棉棒或刮匙（刮匙头部用棉花包裹），与皮肤呈 30°，向前均匀用力推之。若疣体立即推除，表面压迫止血，并用纱布加压包扎；若残留少许疣体，经过 1 个月后再推 1 次。

3. 其他疗法

（1）体针：用针尖从疣顶部到基底部，四周再用针刺以加强刺激，针后挤出少量血液，3~4 天疣体便可脱落。

（2）艾灸：数目少者，可用艾柱在疣上灸之，每日 1 次，至疣体脱落。

（3）耳针：取肺、皮质腺、内分泌相应区域。针刺后留针 15~30 分钟，每日 1 次，10 次为 1 疗程。

（4）穴位注射：循经取外关、曲池、足三里、三阴交，病左取右，病右取左，上下肢各取 1 穴，交替应用，每穴在针刺得气后各推注板蓝根注射液 1~1.5ml，3~5 天 1 次，7 次为 1 疗程。

七、预防与护理

避免对皮损摩擦和撞击，以防出血和继发感染。

八、西医治要

1. 病因病理　西医认为该病是由人类乳头瘤病毒 HPV_1、HPV_2、HPV_3、HPV_4、HPV_5、HPV_7 型引起，主要是通过直接接触传染，亦可通过污染物间接传播和自身接种，而外伤、摩擦是常见的诱因。本病由于其特殊的临床表现和发病部位，一般不难诊断。

2. 治疗　治疗以局部治疗为主，全身治疗为辅的原则，常采用聚肌胞、胸腺肽、卡介苗核蛋白等药物肌肉注射治疗，局部治疗多用 5 - 氟尿嘧啶、肽丁胺软膏、10% 水杨酸软膏、复方水杨酸火棉胶、10% 甲醛溶液外搽。数目少者，可用二氧化碳激光、高频电烧灼、液氮冷冻等物理治疗方法，注意尽量少损及真皮层，并避免术后继发感染。

第四节　扁　瘊

扁瘊是人类乳头瘤病毒所引起的一种常见的病毒性赘生物。以好发于面部、手背，针头至粟粒大小的扁平丘疹为临床特征。任何年龄均可发病，但以青少年，尤其是青春期前后的女性为多。相当于西医的扁平疣。

一、病因病机

1. 湿浊内蕴　脾失健运，湿浊内蕴，复感外邪，凝聚肌肤所致。

2. 风邪侵袭　风邪侵袭，热客于肌表，风毒久留，郁久化热，气血凝滞而发。

3. 肝火妄动　肝火妄动，气血不和，阻于腠理而生。

二、临床表现

本病好发于颜面、手背及前臂等处。

皮损为针头至粟粒大小扁平隆起丘疹，圆形、椭圆形或不规则形，表面光滑，境界清楚，质硬，淡褐色或正常皮色，散在分布或密集成群，偶可沿抓痕呈条状分布。数目不定，从数个至数十个或更多。（见彩图 7－6）

一般无自觉症状，偶感微痒。

病程缓慢，有时突然自行消失，但亦可持续多年不愈，愈后不留瘢痕。

三、实验室检查

组织病理　表皮角化过度，角质层呈网栏状，颗粒层和棘层轻度肥厚，棘细胞上层及颗粒层内可见多数空泡化细胞，其胞体大，核位于中央，基层内含大量黑色素。

四、诊断依据

1. 多见于青少年，尤以青春期女性为多。

2. 好发于颜面、手背及前臂等处。

3. 皮损为针头到粟粒大小扁平丘疹，圆形或椭圆形，表面光滑，质硬，淡褐色或正常皮色，数目较多，常密集，偶可沿抓痕呈条状排列。

4. 一般无自觉症状，偶有微痒。

五、鉴别诊断

1. 汗管瘤　为针头至豆大的柔软性丘疹，好发于眼睑附近，也常发生在颈、前胸及腹部等处，对称分布，正常皮色，常密集而不融合。

2. 粟丘疹　为针头至粟粒大小的丘疹，白色或黄白色，常发生于眼睑、颊部或额部，无自觉症状，既不消退，也不扩大。

3. 紫癜风　为多角形扁平丘疹，呈紫蓝色，有剧痒，有特异性病理改变。

4. 雀斑　有家族史，几代人在同样部位出现同样皮损，以女性为多，皮损与日光照射有关，夏季明显，冬季不显，为棕色或黑褐色斑疹，不高出皮面。

六、治疗

1. 内治法

（1）热毒蕴结证

主症：突然发病，皮疹淡红，数目较多；伴口干不欲饮，身热，大便不畅，尿黄；舌质红，苔白或腻，脉滑数。

治法：疏风清热，解毒散结。

方药：桑菊消疣汤酌加板蓝根、夏枯草等。

（2）热蕴络瘀证

主症：病程较长，皮疹黄褐或暗红，可有烦热；舌暗红，苔薄白，脉沉缓。

治法：清热解毒，化瘀通络。

方药：清肝解郁汤酌加苡仁、三棱、莪术等。

2. 外治法

（1）皮损较少，顽固难消时，选用鸦胆子油或鸦胆子肉包于纱布内，拭擦皮损，每日1~2次。

（2）各类皮损均可用鲜鸡内金，或干鸡内金用水浸泡变软后擦皮损，每日1~2次。

3. 其他疗法

（1）体针：取列缺、合谷、足三里，施泻法，针刺得气后留针30分钟，每日1次，10次为1疗程。

（2）耳针：取肝、皮质腺、肺，针后留15分钟，每2日1次，10次为1疗程。

（3）穴位注射法：取血海、风池、大骨空，每次选1~2穴，采用10%川芎注射液，针刺得气后，每穴各注射1~1.5ml，每2日1次，7次为1疗程。

七、预防与护理

1. 避免搔抓，以防自身传染、扩散。
2. 忌食辛辣、鱼腥发物。

八、西医治要

1. 病因病理　西医认为该病是由人类乳头瘤病毒 HPV_3、HPV_5、HPV_8、HPV_9、HPV_{10}、HPV_{11} 型引起的表皮新生物。好发于颜面、手背及前臂，表现为针头到粟粒大，浅褐色或正常肤色的扁平丘疹。

2. 治疗　治疗以抗病毒为原则。

（1）全身治疗：可选用聚肌胞注射液、胸腺肽注射液、卡介苗蛋白、板蓝根注射液及转移因子等肌肉或皮下注射，或口服左旋咪唑、氧化镁或乌洛托品等。

（2）局部治疗：多用肽丁胺、5-氟尿嘧啶软膏或0.1%维A酸酯软膏外涂。

（3）物理治疗：采用二氧化碳激光烧灼、高频电或液氮冷冻等物理疗法。

第五节　水　痘

水痘是一种外感时邪风毒所致的急性、传染性较强的发疹性疾病。以皮肤、黏膜分批出现水疱，伴轻度全身症状为临床特征。一年四季均可发生，但冬春季多见。任何年龄都可发病，但以2~10岁儿童最多。西医亦称为水痘。

一、病因病机

本病以外感时邪风毒为主。外感时邪，湿毒内蕴，外发于肌肤所致。

二、临床表现

潜伏期一般 14～17 天。起病较急，有发热、头痛、咽痛、四肢酸痛，或恶心、呕吐、腹痛等前驱症状。

皮疹呈向心性分布，首先发生于躯干，逐渐延及头面和四肢。躯干较多（见彩图 7-7），面部和四肢较少，掌跖更少。初起为针头大小的斑疹，后迅速变成丘疹，数小时后即变成绿豆大小水疱，呈椭圆形，周围绕以红晕，中央凹陷如脐状。水疱初呈清澈的水珠状，疱壁薄易破。经 2～3 天干燥结痂，以后痂脱而愈，不留瘢痕。在发病 3～5 天内，皮损陆续分批发生，故可同时见到丘疹、水疱、结痂等不同时期皮损。黏膜损害主要见于口腔，尤其是腭部，表现为疱疹。偶尔在结合膜、肛门黏膜也会出现疱疹。

自觉局部瘙痒。轻者皮疹稀少，全身症状轻微；重者皮疹密布，全身症状较重，病程亦长。

病程 2～3 周，预后较好，终生免疫。少数病人皮疹可为大疱、坏死、出血。部分患者并发肺炎、肝炎、脑炎等。

三、实验室检查

血常规 白细胞总数或嗜中性粒细胞可下降，淋巴细胞可升高。

四、诊断依据

1. 好发于冬春季节，多见于 2～10 岁的儿童。
2. 皮疹呈向心性分布，好发于躯干、面部，四肢较少，口腔黏膜常有损害。
3. 典型损害为散在的绿豆大小水疱，周围绕以红晕，中央凹陷如脐状。疱壁薄，易破形成糜烂结痂。皮损常陆续分批出现，故可同时见到丘疹、水疱、结痂等不同时期皮损。
4. 自觉局部瘙痒，伴程度不同的发热、全身不适等全身症状。

五、鉴别诊断

1. 黄水疮 好发于夏秋季节，常见于暴露部位，皮疹以脓疱、脓痂为主，易向周围蔓延。

2. 蛇串疮 多见于成年人，皮疹沿身体一侧呈带状分布，很少超过正中线，表现为簇集性水疱，自觉灼热刺痛。

3. 天痘 有与天痘（天花）病人接触史，儿童、成人均可发病，皮疹初为深在性坚实丘疹，后变为水疱或脓疱，中央有明显脐窝，全身反应严重。

六、治疗

1. 内治法

（1）辨证施治

①邪在卫气证

主症：痘点稀疏，疱浆清澈，周围红晕；发热恶寒，头痛，流清涕，微咳，食纳不佳；舌苔薄白或微腻，脉浮数。

治法：辛凉解毒，祛风渗湿。

方药：银翘散酌加滑石、苡仁、白通草等。

②邪犯营血证

主症：痘点粗大而密集，盘根红晕，颜面紫黯，疱浆混浊；壮热烦渴，面赤唇红，小便短赤；舌红，苔黄厚，脉数。

治法：清气凉血解毒。

方药：清瘟败毒饮酌加板蓝根、桔梗等。

（2）中成药

①板蓝根冲剂6g，每日2次。

②抗病毒口服液10ml，每日2次。

2. 外治法

（1）以水疱为主者，用三黄洗剂外搽。

（2）水疱将破，渗出、糜烂较重，选用马齿苋水洗剂，煎汁湿敷。

（3）糜烂化脓者，选用青黛散、植物油调糊外涂，或选用青黛膏外擦，每日3次。

（4）口腔黏膜损害者，选用青吹口散，外涂，每日3~4次。

七、预防与护理

1. 水痘的传染性很强，发现水痘患者应立即隔离治疗至脱痂为止。

2. 忌食辛辣、鱼腥之品。

3. 避免搔抓，以防抓破感染。

4. 衣被要注意清洁消毒。

八、西医治要

1. 病因病理　西医认为水痘与带状疱疹同由水痘-带状疱疹病毒（VZV）引起，人是VZV的惟一宿主，表皮细胞是该病毒的主要靶细胞。水痘传染性很强，主要通过飞沫经呼吸道传染，接触被病毒污染的尘土、被服、用具等也可能传染。

2. 治疗　治疗以对症处理、抗病毒治疗和预防继发感染为原则。

（1）全身治疗：以对症治疗为主，抗病毒药如病毒唑、阿昔洛韦、泛昔洛韦等。高热时，可选用退热药。瘙痒显著时给予抗组胺药。继发细菌感染，可酌情予以抗生素治疗。重症病人可肌肉注射干扰素。

（2）局部治疗：外用1%～2%阿昔洛韦软膏、1%喷昔洛韦软膏，水疱破裂或有继发感染者可用利凡诺溶液及莫匹罗星、红霉素等抗生素软膏。

第六节 风 疹

风疹是一种小儿常见的发疹性传染病。因皮疹细小如沙，故称之为风疹。以红色斑丘疹，枕后、颈、耳后的臖核肿大，伴低热等轻微全身症状为临床特征。好发于较大儿童和青年，以冬春两季发病率最高，常可形成流行性发作。相当于西医的风疹。

一、病因病机

本病因感染风热时邪，邪毒由口鼻而入，郁于肺卫，蕴于肌肤，与卫气相搏而发疹。

二、临床表现

潜伏期一般14～21天，平均18天。儿童出疹前常没有或仅有轻微的前驱症状，青年或成年人可伴有发热、头痛、倦怠、眼结膜充血、咽痛等类似感冒的症状，在软腭和咽部附近可见玫瑰色或出血性黏膜斑丘疹，针头大或稍大，多数病人在出疹前1～2天有耳后和枕部臖核肿大。

皮损可最先见于颜面、颈部及颅顶，一天内可以遍布全身。有时手腕、胸、眉及至腿部可首先出现皮疹，但不发于手掌和足跖。

皮疹通常为淡红色斑疹、斑丘疹或丘疹，压之褪色，形态大小不一，散在或融合成片。皮疹经2～3天之后即开始消退，不留痕迹，少数患者可有色素沉着并脱屑。皮疹消失，全身症状亦随之消失。

自觉不痒或有微痒。

本病病程约1周，一般预后良好。但妊娠4个月内患风疹，有可能发生流产、死胎及婴儿畸形。部分患者可出现风疹综合征，关节炎、扁桃体炎、中耳炎、支气管炎及支气管肺炎、出血性肾小球肾炎、心肌炎、脑膜炎及紫癜等并发症。

三、实验室检查

血常规 发病初期，白细胞总数降低，淋巴细胞和中性粒细胞均减少，出疹约5天后淋巴细胞增多。多数病人在发病后第1周内可有浆细胞增加。

四、诊断依据

1. 本病好发于冬春季节，多见儿童和青年；可有接触风疹患者的病史；皮损出现前常有发热、头痛、咽痛、倦怠等前驱症状。

2. 皮损可泛发全身。

3. 皮损多为淡红色斑疹或斑丘疹，压之褪色，形态大小不一，散在或融合成片；耳后及枕骨下臀核肿大。部分可出现口腔黏膜疹，为玫瑰色斑疹或出血点。

4. 自觉不痒或微痒。

五、鉴别诊断

1. 麻疹　发热，咳嗽，流涕，目赤畏光，出疹时壮热，疹出齐后发热渐退；麻疹先见于耳后、面部，逐渐分布全身，约3天左右出齐，麻疹呈玫瑰色，可互相融合，有麻疹黏膜斑。

2. 烂喉丹痧　发热，咽痛及充血，可有渗出物。出疹时，壮热不退，疹退热降，皮疹先见于颈、胸、腋下，3～4天遍及全身，呈红色点状，密集成片，颜面部潮红而无皮疹。口唇周围有苍白圈，杨梅舌，皮肤皱褶处呈线状疹。

六、治疗

1. 内治法

（1）辨证论治

①邪郁肺卫证

主症：皮疹色淡红，先起于头面，继而发于躯干，皮疹分布均匀，稀疏细小，2～3日消退，有轻度瘙痒，耳后及枕部臀核肿大；伴发热恶风，咳嗽流涕，目赤嚏涕，胃纳欠佳；舌苔薄黄，脉浮数，指纹色紫现于风关。

治法：疏风清热。

方药：银翘散酌加绿豆衣、大青叶等。

②邪热炽盛证

主症：皮疹色鲜明或紫黯，成片融合，扪之碍手，瘙痒明显，消退延缓；伴高热口渴，心神不宁，神倦懒动，小便黄短，纳呆食少，或伴胸腹闷胀，大便干结，口唇干裂；舌质红，苔黄燥或黄厚，脉洪数，指纹紫，在风关或上通气关。

治法：凉血解毒。

方药：透疹凉解汤酌加紫草、板蓝根等。

（2）中成药

①抗病毒口服液10ml，每日3次。

②板蓝根冲剂15g，冲服，每日2次。

③双黄连注射液，按60mg/（kg·d）计算，加入葡萄糖液中静脉滴注。适用于皮损及全身症状重者。

2. 外治法

（1）伴有皮肤瘙痒，酌情外扑清凉粉，每日1～2次。

（2）三黄洗剂外搽皮损，每日2～3次。

（3）炉甘石洗剂外搽皮疹，每日2～3次。

3. 针刺疗法

（1）体针：取合谷、血海、曲池穴，用泻法不留针，每日1次。

（2）耳针：肺、肝、肾上腺，毫针浅刺，可留针。

七、预防与护理

1. 隔离患者，皮疹出后应隔离5天。
2. 被患者呼吸道分泌物污染的房间、衣被等，需以通风、日晒等措施进行消毒。
3. 孕妇接触风疹患儿后，应做人工流产，并在两年内不得怀孕。
4. 发热期间，病人多卧床休息，吃易消化食物。

八、西医治要

1. 病因病理　西医认为本病是感染风疹病毒所致，风疹病毒的抗原抗体复合物引起真皮上层毛细血管炎症而产生皮疹。病人及亚临床感染者是本病的传染源，从出疹前5天至出疹后5天均有传染性，尤其是前驱期传染性最强。病原体通过口、鼻、眼部分泌物直接传染，或通过呼吸道飞沫传染，也可通过胎盘传给胎儿。

2. 治疗　目前尚无有效的抗病毒药物，主要是给予退热、止痒及止咳等对症处理，发热者应卧床休息，给易消化饮食。对确诊有风疹病毒感染的早期孕妇，一般应终止妊娠。

第八章

细菌性皮肤病

第一节　黄　水　疮

黄水疮是一种常见的化脓性、传染性皮肤病。因其脓疱破后滋流黄水而得名，又名"滴脓疮"、"香瓣疮"、"天疱疮"。以脓疱、脓痂、自觉瘙痒为临床特征。多发于夏秋季节，以儿童多见，可在托儿所、幼儿园及小学校中流行，互相传染。相当于西医的脓疱疮。

一、病因病机

1. 暑湿交蒸　夏秋之交，气候炎热，暑湿交蒸，热毒外侵，暑湿热邪客于肺经，不得疏泄，发为本病。

2. 脾胃虚弱　脾胃虚弱，运化失职，湿邪内蕴，又感风热湿毒，或原患痱之类皮肤疾患，复因搔抓或擦破，皮肤破损染毒而成。

小儿因皮肤娇嫩，汗多肤开，肝常有余，脾常不足，更易感受暑湿，发生本病，互相传染。

二、临床表现

本病多见于夏秋季节，好发于儿童。

皮损常发于暴露部位，如颜面、口周、鼻孔周围及四肢等，重者则可蔓延全身。

皮损为丘疹、水疱、脓疱等病理改变。皮损初为红斑或水疱，约黄豆、豌豆大小，约经1~2天后，水疱变为脓疱，界限分明，四周有轻度红晕，疱壁极薄，内含透明液体，逐渐变混浊。脓疱较大者，疱壁由紧张渐变弛缓，由于体位关系，疱内脓液沉积为脓清及脓渣两层，形成半月状坠积状脓疱，此为特征性皮损。疱壁破后，露出湿润而潮红的糜烂面，滋流黄水，干燥后结成脓痂，痂皮逐渐脱落而愈，愈后不留瘢痕。脓液流溢他处又常引起新的脓疱发生。（见彩图8-1）

自觉有不同程度的瘙痒。重症者可伴有邻近臀核肿大，或发热、恶寒等全身症状。

本病一般1周左右结痂而愈，少数可延至数月。重者易产生并发症，如败血症、肺炎、急性肾炎等，甚至危及生命。

三、实验室检查

1. 血常规　可有白细胞总数和嗜中性粒细胞升高。

2. 脓培养　可有细菌生长，多为金黄色葡萄球菌或链球菌。

四、诊断依据

1. 多见于夏秋季节，好发于儿童。

2. 皮疹好发于颜面、口周、鼻孔周围及四肢等暴露部位，易接触传染，有自身接种性的特点。

3. 皮损为成群或散在分布的黄豆大小之脓疱。初起为红斑或水疱，数日后变为脓疱，疱壁薄，周围绕以红晕，有半月形积脓现象，易破溃、破后糜烂结蜜黄色脓痂。

4. 自觉程度不同的瘙痒，可伴有附近臖核肿大。

五、鉴别诊断

1. 水痘　多发于冬春季节，基本皮损为向心性分布的绿豆大小的水疱，疱体透明，中央有脐窝，成批出现，化脓与结痂现象较轻，发病前常有发热、全身不适等症状。

2. 脓窝疮　常因湿疮、疥疮、虫咬皮炎等继发感染而得，脓疱壁厚，破后凹陷成窝，结成厚痂。

六、治疗

1. 内治法

（1）辨证施治

①暑湿热蕴证

主症：脓疱密集，色黄周围有红晕，糜烂面鲜红；多伴有口干，便干，小便黄；舌红，苔黄腻，脉濡滑数。

治法：清暑利湿。

方药：清暑汤酌加青蒿、佩兰、荷叶等。

②脾虚湿蕴证

主症：脓疱稀疏，色淡白或淡黄，疱周红晕明显，脓疱破后糜烂面淡红不鲜；常伴有面色白或萎黄，胃纳欠佳，大便溏；舌质淡，苔薄白，脉濡缓。

治法：健脾渗湿。

方药：参苓白术散酌加玄参、银花、连翘等。

（2）中成药

①新癀片3片，每日3次（饭后服），儿童酌减。

②黄连解毒丸6g，口服，每日2次。

2. 外治法

（1）早期水疱未破时，可用三黄洗剂外搽，每日4~5次，或颠倒散洗剂外搽，每日4~5次。

（2）渗液或溃破时，可外用青蛤散或青黛散，麻油调敷，每日2~3次；湿重用三黄丹麻油调敷；渗出液多时用虎杖60g或五倍子、千里光各30g，煎水湿敷；糜烂结痂者，可用蕲艾30g（烧灰存性），枯矾1.5g，共为细末麻油调敷，亦可用柿蒂散或新三妙散干扑或麻油调敷。

（3）新起脓疱可用消毒针尖逐个挑破，立即以棉球将脓吸干，不让脓液向四周皮肤流出，再用三黄洗剂外涂。

七、预防与护理

1. 在夏秋季节每日应勤洗澡，保持皮肤清洁，勤剪指甲，勤换衣。
2. 在幼儿园、托儿所、学校发现患儿时，应立即隔离治疗，以免引起流行。
3. 患病后应避免搔抓，有脓汁应立刻蘸干，以免流至他处又发新的皮损。
4. 适当调理患儿起居、饮食，增强体质。

八、西医治要

1. 病因病理　西医认为本病主要由凝固酶阳性的金黄色葡萄球菌所致，其次为乙型溶血性链球菌，少数为凝固酶阴性的白色葡萄球菌。葡萄球菌与链球菌混合感染者亦不少见。外界环境异常，如温度较高、出汗较多和皮肤有浸渍现象时，细菌在皮肤上容易繁殖。当机体免疫功能下降或患瘙痒性皮肤病，导致皮肤某一部位抵抗力降低，皮肤的屏障作用可被破坏，从而易招致致病菌侵入而发生本病。

2. 治疗　治疗以杀菌、消炎，保护局部，防止感染为原则。

（1）全身治疗：根据病情轻重选用抗生素，对重症病人，最好做脓液培养加药物敏感试验，以选用高效的抗生素。

（2）局部治疗：可选用0.1%依沙吖啶、1:2000黄连素液或1:5000高锰酸钾液清洗患部，然后可外用10%鱼石脂软膏、莫匹罗星软膏、红霉素软膏；疱壁未破可选用1%樟脑或10%硫黄炉甘石洗剂，一般3~5日内可干燥脱落；较大的脓疱需用无菌针刺破疱壁，棉球吸干疱液后外涂抗生素软膏。

第二节　脓窝疮

脓窝疮是由β型溶血性链球菌所致的一种溃疡性脓疱疮。好发于小腿。本病常见于营养较差及久病体弱者，多继发于外伤、虫咬、疥疮、瘙痒性皮肤病等之后。相当于西医的深脓疱疮。

一、病因病机

1. 毒邪外侵　因虫咬或患湿疮、疥疮、痱子等瘙痒性皮肤病，多经搔抓，破伤染毒所致。

2. 湿热内生　多由肺、肝二经湿热交感，蕴蒸肌肤而成。

二、临床表现

可发生于身体的任何部位，以小腿部多见。

皮损开始为炎性红斑或小结节，在此基础上形成水疱或脓疱，数日内结成暗褐色厚痂，渐渐变干发硬，紧附在患部。皮损形状不规则，可呈圆形或卵圆形，界限很清楚，周围有红晕，大小不等，皮损数目不定，可以自身传染。以后逐渐变大，呈蛎壳状，不易去掉，去痂后为碟形小溃疡，数周后痊愈，留有瘢痕。周围有轻度色素沉着。附近臀核可肿大。

自觉疼痛，一般无全身症状，病重者可伴有发热及全身不适等症状。

病程不定，可反复发作。可伴发急性肾炎、败血症、肺炎而死亡。

三、实验室检查

血常规 可见白细胞总数升高。

四、诊断依据

1. 发生于任何部位，以小腿部多见。
2. 开始为炎性红斑或小结节，在此基础上形成水疱或脓疱，数日内结痂，去痂后为碟形小溃疡，附近臀核可肿大。
3. 自觉疼痛，一般无全身症状。

五、鉴别诊断

1. **黄水疮** 主要表现为浅表的脓疱和脓痂，愈后无溃疡，好发于暴露部位。
2. **皮肤变应性血管炎** 皮损呈多种形态，有丘疹、红斑、紫癜、结节、溃疡等，病理检查为真皮浅层细小血管的血管炎。

六、治疗

1. 内治法

（1）辨证施治

①风热夹湿证

主症：初起局部瘙痒较甚，搔抓后红斑、丘疹，继之脓疱，焮热红肿，痒痛相兼，脓疱难溃，或溃后湿烂成窝；伴有口渴少饮，便溏溲黄；苔薄黄，脉滑数。

治法：疏风清热，利湿解毒。

方药：消风散合银花解毒汤加减。

②热毒蕴蒸证

主症：局部脓疱高肿不溃，或破后脓液稠厚，疮周皮肤红肿焮热，啄痛较甚；伴恶寒发热，口苦咽干引饮，大便秘结，小便短赤；舌质红，苔黄厚，脉弦数。

治法：清热解毒，佐以利湿。

方药：黄连解毒汤合草薢渗湿汤加减。

（2）中成药

①新癀片3片，每日3次，儿童酌减。

②黄连解毒丸6g，每日2次，儿童酌减。

2. 外治法

（1）皮损初起，选用三黄洗剂外涂，每日2次。

（2）无糜烂、脓疱未破者，选用土茯苓、公英、地丁、千里光、苦参、黄柏、明矾（后下），煎水外洗或湿敷，每日1次。

（3）有糜烂者，上药外洗后，再以青黛膏外涂，每日2~3次。

七、预防与护理

1. 注意清洁，讲究卫生。改善营养，增强机体抵抗力。

2. 治疗各种诱发本病的慢性疾病及瘙痒性皮肤病。

八、西医治要

1. 病因病理　西医认为本病由β型溶血性链球菌感染所致，此外，皮损处常能培养出凝固酶阳性的葡萄球菌，常认为是继发感染所致。

2. 治疗　治疗以抗感染为主。

（1）全身治疗：可选用抗生素，如青霉素、红霉素、四环素、先锋霉素Ⅴ号、氟嗪酸及磺胺类药等。

（2）局部疗法：先用1∶5000高锰酸钾溶液或1∶1000雷佛奴尔溶液浸洗或湿敷去痂，再用抗菌素软膏，如复方新霉素软膏、莫匹罗星软膏以及红霉素软膏等外涂。如溃疡较深者，每日可用1∶2000黄连素或庆大霉素生理盐水纱布换药，清除脓液，促进新鲜肉芽生长。

（3）物理治疗：可选用紫外线、红外线、超短波激光等照射，以促进溃疡愈合。

第三节　疖

疖是发生在皮肤浅表形小而根浅的急性化脓性疾病。以色红，灼热，疼痛，突起根浅，肿势局限，范围在3cm左右，出脓即愈为临床特征。男女老少皆可患病。相当于西医的疖与疖病。

一、病因病机

本病多因夏秋季节，气候炎热，或日光暴晒，感受暑毒；或因天气闷热，汗泄不畅，使热不能外泄，暑湿热毒蕴蒸肌肤，引起痱子，复因搔抓，染毒而发；亦有因饮食膏粱厚味，煎煿辛辣之品，致肠胃积热；或患消渴、肾病致阴虚内热，染毒而发。

二、临床表现

好发于头面、颈、臂及臀部，偶可发生于四肢。

皮疹初起时为毛囊性炎性丘疹，渐增大后形成红色硬性结节，表面皮肤紧张，触之质坚，有压痛。数日后结节中央坏死变软，触之有波动感，顶部出现黄白色脓栓，去除脓栓，排出血性脓液和坏死组织，以后炎症逐渐消退，结疤而愈。一般为单发，少数为多发。

自觉灼痛和压痛。严重者有发热、头痛不适等全身症状，附近臖核肿大。

病程一般在 1~2 周左右，也有患者此愈彼起，经年不愈。面部疖肿，尤其位于鼻翼两旁和上唇者应避免挤压，因为此处血管及淋巴管丰富，并直接与海绵窦相通，若过度挤压，可使细菌沿血运进入海绵窦，形成含菌血栓，引起颅内感染，危及生命。

三、实验室检查

1. 血常规 白细胞总数、嗜中性粒细胞可正常或稍有增高。

2. 脓培养 一般可检测出金黄色葡萄球菌、表皮葡萄球菌生长。

3. 空腹血糖 反复发作，经久不愈者应检测血糖，以确诊是否患有"消渴病"。

四、诊断依据

1. 疖好发于头面、颈、臂及臀部，偶可发生于四肢。

2. 皮疹初起时为毛囊性炎性丘疹，渐增大后形成红色硬性结节，范围在 3cm 左右，结节中心化脓，形成脓栓，脓栓脱去后可排出血性脓液和坏死组织。

3. 局部皮肤红肿热痛。可伴有发热、头痛不适等全身症状。

五、鉴别诊断

1. 痈 数目单个，肿势范围较大，局部顶高色赤，表皮紧张光亮，常伴有明显的全身症状。

2. 颜面疔疮 初起有粟粒样脓头，但根脚较深，肿势散漫，出脓日期较晚而有脓栓，全身症状明显。

3. 有头疽 红肿范围多超过 9~10cm 以上，有多个粟米状脓头，溃后状如蜂窝，全身症状明显，病程较长。

4. 肺风粉刺 初起为坚实丘疹，可挤出白色粉渣样物质，反复挤压形成大小不等的结节。

六、治疗

1. 内治法

（1）辨证施治

①热毒蕴结证

主症：常见于气实火盛的患者。轻者疖肿只有 1~2 个，多者可散发全身，或簇集一处，或此愈彼起；可伴有发热、口渴、溲赤、便秘；苔黄，脉数。

治法：清热解毒。

方药：仙方活命饮酌加夏枯草、生黄芪。

②暑湿浸淫证

主症：发于夏秋季节，以儿童及产妇多见；可伴有发热、口渴、便秘、溲赤等；苔薄腻，脉滑数。

治法：清暑解毒利湿。

方药：清暑汤酌加青蒿、佩兰、黄连等。

③体虚毒恋证

主症：常见于体质虚弱或有某些慢性病患者，由阴虚内热染毒所致。疖肿常此愈彼起，不断发生，或散发全身各处，疖肿较大，易变成有头疽；常伴口渴唇燥；舌红，苔薄，脉细数。

治法：益气扶正解毒。

方药：四妙散酌加玄参、生地、当归、连翘等。

（2）中成药

①三黄片 3 片，每日 3 次。

②清血解毒合剂 30ml，每日 3 次。

2. 外治法

（1）初期小者用千捶膏盖贴或三黄洗剂外搽；大者用金黄膏或玉露散，以金银花露或菊花露调成糊状外敷；遍体发疮，破流脓水成片者，用青黛散麻油调敷。

（2）脓成则切开排脓，掺九一丹、太乙膏盖贴，深者可用药线引流。若有袋脓或相互窜通成空壳者，宜用十字形切开；若有出血，可用绷带缚扎以压迫止血。

（3）脓尽改用生肌散收口，可配合垫棉法。若有死骨者，待松动时可用镊子钳出。

七、预防与护理

1. 注意个人卫生，经常保持皮肤清洁，勤洗澡，勤换衣，勤剪指甲。

2. 预防痱子，患痱子后应积极治疗，避免搔抓。高温作业者，应做好防暑降温工作。

3. 忌食辛辣、鱼腥发物及肥甘厚腻之品。

4. 患本病后，忌挤压、碰撞、搔抓。

5. 及时防治消渴病。

八、西医治要

1. 病因病理　西医认为本病主要为金黄色葡萄球菌感染，其次为白色葡萄球菌，皮肤擦伤、糜烂等均有利于细菌侵入及繁殖，皮脂溢出也可为其诱因。此外，贫血、慢性肾炎、营养不良、糖尿病、长期使用糖皮质激素以及免疫缺陷者，更易发病。若多个疖肿反复发作，经久不愈者则为疖病。

2. 治疗　治疗以杀菌、消炎，保护局部为原则。

（1）全身治疗：根据病情可酌情选用抗生素，如口服磺胺甲基异噁唑、交沙霉素、肌肉注射或静脉滴注青霉素，亦可口服青霉素 V 钾片。对反复发作经久不愈的疖病可用调节免疫功能的药物，如注射转移因子、丙种球蛋白。

（2）局部治疗：早期可用热敷或 20% 鱼石脂软膏外涂，如已化脓，应切开排脓引流，且忌早期挤捏和切开。

【附 1】　　　　　　　　　坐 板 疮

坐板疮是一种以臀部反复发生疖肿为特征的皮肤病。因其发生部位多在臀部所坐之处而得名。以红肿热痛，迅速成脓，脓出即愈，反复发生为临床特征。一年四季均可发病，多见于成年男性。相当于西医的臀部毛囊炎。

一、病因病机

1. 湿邪侵袭　本病多因湿热内蕴，郁久化毒，凝滞肌肉；或久居湿地，坐卧湿地，外感湿热毒邪而成。

2. 外伤染毒　皮肤破伤，外染毒邪，郁于肌肤，发于腠理而成。

脾为生血之源，臀是至阴之所，脾经血少，以致脓毒蕴结，皮肤窜空，而缠绵难愈。经脉瘀滞，则肿块坚硬，此愈彼起。

二、临床表现

好发于臀部，男性多见。

初起时为粟粒大毛囊性炎性丘疹，逐渐形成小脓疱，大多分批出现，互不融合，脓疱破裂或拔去毛发后可排出少量脓血。

自觉痒痛。重者可有发热畏寒，口干便秘等症状。

病程 1 周左右，脓疱约经 5~7 天可吸收结痂而愈。但多有复发倾向，常持续数周乃至数月之久，愈后多不留瘢痕。

三、实验室检查

血常规　一般在正常范围，急性感染时白细胞总数及嗜中性粒细胞升高。

四、诊断依据

1. 好发于成年男性，多发生在臀部。
2. 皮损以毛囊为中心的小结，迅速红肿化脓，脓出即愈。
3. 自觉痛痒不适，一般无全身症状，病情严重者有发热畏寒，口干便结等症。
4. 反复发生，此愈彼起，或愈后易复发。

五、治疗

1. 内治法

（1）辨证施治

①湿热蕴结证

主症：结块红肿，痛痒相兼，破后流脓水，愈而复起，缠绵不断；可伴有胸闷纳呆，口干不渴；舌质红，苔黄腻，脉濡数。

治法：清热利湿解毒。

方药：五神汤酌加败酱草、归尾、赤芍、苡米；湿偏重者，可选用除湿解毒汤。

②脾虚毒结证

主症：结节肿硬，二三相连，难以成脓，或脓成溃破，脓汁稀薄，或皮肤窜空，形成瘘管；可伴有体倦乏力，不思饮食，面色不华；舌质淡，苔薄，脉细无力。

治法：健脾祛湿，解毒化瘀。

方药：健脾除湿汤合四妙散，佐以梅花点舌丹。

（2）中成药

①龙胆泻肝颗粒 6g，冲服，每日 2 次。适用于湿热蕴结伴口苦，烦躁者。

②三黄片 3 片，每日 3 次。

③二妙丸 6g，每日 2 次。

④清血解毒合剂 30ml，每日 3 次。

2. 外治法

（1）早期可用金黄散外敷。

（2）皮下窜空，有脓腔形成、脓液潴留者，宜切开排脓，用提脓丹、五五丹药线等引流，外盖黄连膏。

（3）有瘘管形成者，可用红升丹药捻插入瘘口内，外盖黄连膏，必要时选用手术扩创。

六、预防与护理

1. 忌食辛辣、鱼腥发物及肥甘厚腻之品。

2. 注意防治消渴病。

3. 保持皮肤清洁，勤洗澡、勤换衣。

4. 尽量少用或不用油膏制剂敷贴患部。

七、西医治要

1. 病因病理 西医认为本病主要致病菌为金黄色葡萄球菌，其次为白色葡萄球菌，其他还有链球菌、霉菌等。毛囊口创伤或摩擦、潮湿多汗、不清洁、外伤、虫咬、化学品的局部刺激等，均可诱发本病。

2. 治疗 治疗以抗菌消炎为原则。

（1）全身治疗：可根据病情适当选用抗生素口服或肌注。

（2）局部治疗：可选取用 2.5% 碘酊、莫匹罗星软膏、环丙沙星软膏等。

【附2】 发 际 疮

发际疮是发于项后发际间的化脓性皮肤病。因其好发于项后发际处而得名。以项后发际处起丘疹，色红坚实，并迅速化脓为临床特征。多见于成年人。相当于西医的项后部的毛囊炎。

一、病因病机

1. 外感毒邪 内郁湿热，外受风、毒之邪，风热上壅或风湿热相互搏结而成。

2. 久病体虚 若正虚邪实，正不胜邪则迁延日久，瘀滞不散，此愈彼起，反复发作。

二、临床表现

皮损好发于项后发际处。

皮损初起可为丘疹，形如黍粟，或如豆粒，色红坚实，其顶有脓点，约经数日，白色脓头干涸结成黄色脓痂或搔破流津水或脓液，结痂后痂脱而愈。

自觉疼痒，灼热，可有发热不适等全身症状。

初起时为一个或多个皮损，逐渐增多，时破时敛，或此愈彼起，反复发作，日久难愈。如脓液向深处或周围发展，即可演变成疖病。

三、实验室检查

1. 血常规 一般无明显改变，重者可有白细胞总数和嗜中性粒细胞升高。

2. 血糖 反复发作，缠绵不愈者应检测血糖，以排除"消渴病"。

四、诊断依据

1. 好发于发际处，以成年人多见。

2. 皮损以毛囊为中心，初起为炎性丘疹，迅速形成脓疱，疱破结痂愈合，可成批出现，此愈彼起，缠绵难愈。

3. 自觉先痒后痛或痛痒相兼，一般无全身症状。

五、治疗

1. 内治法

（1）辨证施治

①热毒夹风证

主症：起病骤然，颈项发际处见散在或密集焮红之粟疮，顶见黄色脓点，中央可有毛发穿过，疼痛颇剧，亦有浸淫散开，色焮红，渗流滋水；舌质红，苔黄，脉滑数。

治法：清热解毒，佐以祛风。

方药：普济消毒饮酌加野菊花、公英等。

②正虚邪恋证

主症：疮面色淡不红，间有脓头，微感疼痛，常反复发作，经年不愈；面色白，心悸，夜难入寐；舌质淡红，脉细弱。

治法：益气托毒和营。

方药：托里消毒饮酌加紫花地丁、蚤休等。

（2）中成药

①三黄片3片，每日3次。

②六神丸8粒，每日3次。

③清血解毒合剂30ml，每日3次。

2. 外治法

（1）初起用金黄散调蜜或水外敷，或用新癀片调水外敷，或颠倒散洗剂，或3%碘酊外涂，每日3~4次。

（2）有脓点时，可用提脓丹点盖黄连膏，或用手法祛除脓点，盖黄连膏掺拔毒生肌散，疮愈可继续用安庆膏外贴。

3. 其他疗法

（1）针刺及放血疗法：常用身柱、灵台、合谷、委中（放血）。

（2）耳针：取枕、神门、肾上腺穴，针刺后留针30~60分钟，每天1次。

六、预防与护理

1. 节制饮食，避免摄食辛辣厚味，过食肥甘。

2. 积极治疗慢性疾病，如消渴病、失眠症、消化不良等。

3. 衣着应柔软、透气、吸汗；头脂旺者，应多洗澡，去除油垢，同时配合适当的治疗。

4. 换药时应让药物紧贴疮面。

5. 局部忌挤压，以免演变成疖病。

七、西医治要

1. 病因病理　西医认为本病系由金黄色葡萄球菌侵犯毛囊引起毛囊及毛囊周围的化脓性炎症。糖尿病、肾炎、贫血及瘙痒性皮肤病等患者易于发生，皮肤不洁、搔抓、摩擦、高温潮湿、多汗，常为这类疾病的诱因。

2. 治疗　治疗以抗菌、消炎为原则。

（1）全身治疗：酌情选用抗生素。对顽固性反复发作的患者，可注射丙种球蛋白，或注射自家菌苗、多价葡萄球菌菌苗。

（2）局部治疗：可外搽2%碘酊或硫黄洗剂等。抗生素软膏可选用新霉素软膏、红霉素软膏及莫匹罗星软膏等。

第四节　痈

痈是一种发生在皮肉之间的急性化脓性疾病。痈者，壅也，是指气血为毒邪壅塞而不通。以发病迅速，初起焮肿，色赤疼痛（少数初起皮色不变），肿胀范围多在 6～9cm，易肿、易脓、易溃（溃脓黄稠）、易敛，一般不损伤筋骨，也不造成陷证为临床特征。本病有内痈与外痈之分，内痈生于脏腑，外痈发于体表，本节仅论述外痈。由于发病部位不同，本病有许多名称，如生于颈部的叫颈痈，生于腋下的叫腋痈，生于脐部的叫脐痈，生于腹壁的叫腹壁痈，生于胯腹部的叫胯腹痈，生于臀部的叫臀痈，生于委中穴的叫委中毒，生于阴囊及睾丸的叫囊痈、子痈等。相当于西医的急性化脓性淋巴结炎、急性化脓性蜂窝织炎、急性脓肿等感染性疾病。

一、病因病机

本病总因气机运行失常，血液流通不畅，邪热阻于皮肉之间，聚而成形，发为痈。

1. 外感六淫邪毒　六淫之邪郁于皮肉之间，毒邪壅滞，使营卫不和，经络阻塞，气血凝滞，热盛肉腐，肉腐成脓而发。

2. 饮食不节　过食膏粱厚味，脾胃功能失调，传化失职，积滞生湿生痰，聚而化热化火，停留肌肤，相互结聚而成痈。

3. 外伤　外来伤害，皮肉受损，毒邪入侵，局部经脉阻塞，气血运行不畅而成痈。

根据病因性质和特点，发于头面部者，多挟风邪；发于中部者，多挟郁火；发于下部者，多挟湿邪。

二、临床表现

根据疾病的发展过程，一般可分为初起、成脓、溃后三个阶段。

1. 初起　初起在患处皮肉间突然肿胀不适，光软无头，迅速结块，皮色焮红，灼热疼痛，边界不清，日后逐渐扩大，高肿坚硬。轻者无全身症状，重者可伴有恶寒发热、头痛等全身症状。（见彩图 8-2）

2. 成脓　一般7天左右成脓，即使体质较差，不能托毒外出成脓，也不超过2周。当化脓时局部肿势高突，疼痛加剧，痛如鸡啄，按之中软应指，为脓已成。本期多伴有发热持续不退、苔黄、脉数等全身症状。

3. 溃后　自溃或切开排脓，脓出黄白稠厚，或夹有紫色血块，微臭。排脓流通畅者，局部肿消痛减，全身症状消失，逐步收口而愈。若溃后脓出不畅，则疮口四周肿硬不消，疮面新肉不生，愈合缓慢。若溃后脓流清稀，为体虚不能滋生，无力托毒外出，新肉不生，影响收口愈合。

三、实验室检查

1. 血常规　白细胞总数、嗜中性粒细胞升高。

2. 脓培养　常可培养出致病菌。一般为链球菌，或金黄色葡萄球菌，或表皮葡萄球菌等。

四、诊断依据

1. 多见于成年人。
2. 可发生于身体的不同部位。
3. 局部红肿热痛，病情发展迅速，易肿、易脓、易溃、易敛，附近臀核肿大。
4. 自觉灼热疼痛，可伴有发热恶寒、头痛等全身症状。
5. 外周血象检查可有白细胞总数、嗜中性粒细胞升高。

五、鉴别诊断

1. 丹毒　皮损呈片状红斑，界限清楚，扩展较快，在不断扩展的同时，中央部分色泽减退，不化脓。

2. 有头疽　初起有粟粒样脓点，侵犯部位深，病情重，病程相对长，可发生三陷证。

六、治疗

1. 内治法

（1）辨证施治

①热毒蕴结证（初起）

主症：局部红肿热痛，皮色焮红，边界不清，逐渐扩大，红肿高突；可伴有发热恶寒、头痛、纳差、口渴等症状；舌红苔黄腻，脉弦滑或洪数。

治法：清热解毒，佐以行瘀活血。

方药：仙方活命饮酌加黄连、野菊花、紫花地丁等。

②热胜肉腐证（成脓期）

主症：疮形高突，疼痛加剧，痛如鸡啄，按之中软应指，有波动感；可伴有壮热、口渴、便秘、溲赤等症状；舌红，苔黄腻，脉弦滑数。

治法：益气托毒。

方药：透脓散酌加金银花、公英、云苓、山药、党参等。

③毒去正复或正虚毒恋证（溃后）

主症：一般脓出黄稠，引流通畅则肿消痛减，全身症状随之消失，疮口渐渐愈合；或脓水清稀，引流不畅，疮底色淡，疮口愈合缓慢；舌淡，苔薄白，脉细。

治法：补益气血，促进新生。

方药：八珍汤酌加黄芪、山药、银花等。

（2）中成药

①三黄片 4 片，每日 3 次。

②新癀片 3 片，每日 3 次（饭后服用）。

③牛黄解毒丸 1 丸，每日 2 次。

2. 外治法

（1）初期，宜清热消肿，外敷金黄膏或玉露膏，或外搽三黄洗剂。

（2）溃脓期，若脓成引流不畅，可循经切开排脓，并用九一丹或八二丹捻药线引流，外盖金黄膏或红油膏。

（3）溃后，脓腐已尽，宜生肌收敛，外用生肌白玉膏掺生肌散。若疮口呈袋形，有蓄脓之象，可先用垫棉法加压包扎，若疮口过小，脓腔过大者可用扩创术。

七、预防与护理

1. 高热时应卧床休息，多饮开水。

2. 患在上肢者用三角巾悬吊，患在下肢者宜抬高患肢，并减少活动。

3. 外敷药物时应紧贴患部，箍围药应注意湿度，掺药粉需撒布均匀，同时要保持疮口周围皮肤清洁，以防发生疮缘湿疮。

4. 少食肥甘、煎炸之品，饮食宜清淡，易消化，并保证营养物质的供给，保持大便通畅。

5. 防止外伤，患痱子、疖肿后应积极治疗，避免搔抓，以免继发本病。

八、西医治要

1. 病因病理　西医认为本病是由凝固酶阳性的金黄色葡萄球菌或链球菌或二者混合感染引起的皮肤化脓性疾病，由多个相邻的毛囊和皮脂腺的急性化脓性感染，或由多个疖肿融合而成。

2. 治疗　治疗以抗菌、消炎为原则。

（1）全身治疗：给予抗生素治疗，如青霉素、先锋霉素Ⅵ、环丙沙星等。

（2）局部治疗：局部可用 50% 硫酸镁湿敷或鱼石脂软膏外敷，晚期可以切开引流。

第五节　丹　毒

丹毒是皮肤突然片状发红，色如涂丹的急性感染疾病。以水肿性红斑、灼热疼痛、伴发热恶寒等症状为临床特征。本病根据发病部位的不同而有不同名称，发于头面者称之为"抱头火丹"、"大头瘟"，发于胸腹者称之为"内发火丹"，发于下肢者称之为"流火"，发于小儿者称之为"赤游风"。全年均可发病，但常见于春秋两季。西医也称之为丹毒。

一、病因病机

1. 热毒搏结　血分有热，血热内蕴，外受火毒，热毒搏结，郁于肌肤而发。

2. 外邪入侵　皮肤黏膜破损毒邪乘隙侵入而成。

3. 湿邪郁蒸　湿邪郁蒸血分而反复发作，缠绵难愈。

凡发于头面者挟有风热，发于胸腹者挟有肝火，发于下肢者挟有湿热，发于新生儿则多由胎热火毒所致。

二、临床表现

潜伏期 2~5 天。发病急，常先有恶寒发热、头痛、恶心等前驱症状。

皮损常见于小腿、面部、头皮和婴儿腹部等处。

皮疹为鲜红色水肿性斑片，境界清楚，表面紧张发亮，有灼热感，迅速向四周扩大成片。有时皮损中心区出现大、小水疱。常伴邻近臖核肿大。皮疹消退时，局部可留有轻度色素沉着和脱屑。严重时患部可发生血疱和大疱，称为血疱或大疱性丹毒。症状极度严重时患部迅速发生坏疽，称为坏疽性丹毒，此种情况多见于新生儿，易引起败血症而使病人短期内死亡。如皮损于同一部位反复发作者，称复发性丹毒，久者可引起慢性淋巴水肿，发生于小腿的称象皮腿。（见彩图 8-3，彩图 8-4）

自觉灼热疼痛。可伴有发热恶寒、头痛、恶心等全身症状。

本病多呈急性经过，一般预后良好。全身症状和皮损一般在 4~5 天达高峰，若不积极治疗，尤其是婴儿、年老体弱及病人，常可发生肾炎、皮下脓肿及败血症等并发症。

三、实验室检查

血常规　白细胞总数、嗜中性粒细胞明显升高。

四、诊断依据

1. 有皮肤、黏膜破损或脚癣等病史。
2. 皮损好发于小腿或颜面。
3. 皮疹表现为略高出皮面的水肿性鲜红色斑，表面紧张发亮，境界清楚，有时可有水疱或大疱。
4. 自觉灼热疼痛，触痛明显，可伴有发热恶寒、头痛、恶心等全身症状。
5. 白细胞总数、嗜中性粒细胞明显升高。

五、鉴别诊断

1. 膏药风、漆疮　有原发性刺激物或致敏物接触史，皮疹密集且多局限在接触部位，痒而不痛，多无发热恶寒等全身症状。

2. 类丹毒　常发生于手部，与职业有关，范围小，来势慢，无明显全身症状。

3. 痈　炎症浸润较深，皮色紫红，中央隆起红肿显著而边缘炎症较轻，境界不清，可软化破溃，愈后有瘢痕。

4. 癣菌疹　皮损呈红斑样，但水肿不著，常双侧发生，无压痛，无全身症状，癣病症状减轻或治愈后，症状亦随之消退。

六、治疗

1. 内治法

（1）辨证施治

①风热毒蕴证

主症：发于头面部，恶寒发热，皮肤焮红灼热，肿胀疼痛，甚则发生水疱，眼睑肿胀难睁；舌淡红，苔薄黄，脉浮数。

治法：散风清热解毒。

方药：普济消毒饮加减。

②湿热毒蕴证

主症：发于下肢，除发热等症状外，局部以红赤肿胀、灼热疼痛为主，亦可发生水疱、紫斑，甚至结毒化脓或皮肤坏死，反复发作，可形成大脚风（象皮腿）；苔黄腻，脉洪数。

治法：清热利湿解毒。

方药：萆薢渗湿汤合五神汤加减。

③毒邪内攻证

主症：红斑迅速发展蔓延，如燎原之势扩散；壮热神昏，烦躁谵语，呼吸急促，头痛剧烈，恶心呕吐，便结溲赤；舌红绛，苔黄，脉洪数。

治法：凉血解毒，清营开窍。

方药：清瘟败毒饮或清营汤酌加板蓝根、大青叶、紫草。

（2）中成药

①板蓝根冲剂9g，每日3次。适用于抱头火丹初起、轻症。

②龙胆泻肝丸9g，每日3次。适用于内发丹毒。

③二妙丸9g，每日3次。适用于下肢丹毒急性期后，或反复发作，全身症状不明显者。

④小金丸2丸，每日2~3次。适用于反复发作的下肢丹毒及伴有大脚风（象皮腿）者。

⑤安宫牛黄丸、至宝丹、紫雪丹、牛黄清心丸，任选一种配合汤药服用。适用于毒邪内攻，症见神昏谵语者。

2. 外治法

（1）初期红肿甚者，可外用玉露散、鲜银花露调敷；红肿减退，或起水疱，或肿胀日久不退可用金黄散或冲和散调敷，或用金黄膏、冲和膏外敷。

（2）若皮肤坏死，有积脓者则应切开引流，并发象皮腿则行手术治疗。

3. 其他疗法

下肢复发性丹毒，患部消毒后，用七星针或三棱针叩刺患部皮肤，放血泄毒，亦可配合拔火罐，常能减少复发。抱头火丹及赤游丹禁用。

七、预防与护理

1. 若有皮肤黏膜破损，应及时治疗，以免感染。

2. 卧床休息，多饮开水，床边隔离。流火患者应抬高患肢30°~40°。

3. 下肢复发性丹毒，必须彻底治疗脚湿气，以减少复发。

4. 多食蔬菜、水果，忌食助热生火食品，如辛辣、油腻之发物。

八、西医治要

1. 病因病理　西医认为本病的病原菌为乙型溶血性链球菌。病原菌大多经过皮肤黏膜的细微损伤处侵入浅表淋巴网引起感染。足癣、小腿溃疡、外伤、鼻部炎症、抠鼻、掏耳等是丹毒的诱因。

2. 治疗　治疗以抗菌消炎为原则。

（1）全身治疗：首选青霉素，对青霉素过敏者可酌情选用喹诺酮类、大环内酯类、磺胺类或四环素类抗生素。一般疗程 10～14 天，需待皮损消退、全身症状消失后 2～3 天方可停药。

（2）局部治疗：局部可用 0.1% 利凡诺或 50% 硫酸镁湿敷。外用抗生素软膏如莫匹罗星、红霉素软膏等。

（3）物理治疗：可采用紫外线、红外线等治疗。

第六节　麻　风

麻风是一种感受风邪疠毒而致肌肤麻木的慢性传染性皮肤病。"麻"指肌肤麻木不仁，"风"指疠风侵袭。本病又称"大风"、"疠风"、"癞病"等。其特点是病程较长，症状变化多，临床表现呈多种类型，除主要累及皮肤与周围神经外，瘤型麻风可累及深部组织和内脏器官。本病西医也称之为麻风。

一、病因病机

总因体虚感受山岚瘴疠之风邪，或经常接触病人及其污染之厕所、床、被、衣服、用具等，感染疠气，袭入血脉，客于经络，留而不去，与血气相干，致营卫不和，淫邪散溢而发。

二、临床表现

感染后潜伏期平均约 2～5 年，最短的仅 3 个月，长者可达 10 年以上。

临床依据 1973 年第 10 届国际麻风会议将其分为以下五类。

1. 结核样型（TT）　本型患者对麻风杆菌的免疫力强，麻风杆菌被局限于皮肤和周围神经，损害常较局限，量少，一般只有 1～2 处皮疹。典型表现为大的红色斑片，或由成簇丘疹形成的片状或环状损害，境界清楚，表面粗糙，毳毛脱落，可附有鳞屑。损害常发生于面部、肩部、臀部、四肢伸侧等易受摩擦的部位。周围神经在早期即受累，浅表神经粗大而硬，触觉障碍，晚期可发生勾手、垂足和兔眼等。常规检查麻风杆菌阴性。（见彩图 8-5）

2. 界线类偏结核样型（BT）　皮疹数目比结核样型多，好发于面部、躯干和四肢，分布较广但不对称。皮损为边界清楚的斑疹或斑块，色红或淡黄，有的斑块中央出现无浸润区，表面干燥，有鳞屑。感觉障碍明显，多数浅神经有损害。常规检查麻风杆菌阴性至弱阳性。

3. 中间界线类（BB） 皮损为多形性和多色性，有斑疹、斑块、结节及浸润性损害等，呈橘黄、棕黄色、红色、棕褐色等。损害数目较多，分布广泛，不对称。周围神经干较硬、粗大，感觉障碍较结核型轻，比瘤型重，感觉障碍出现较迟，有轻度麻木。常规检查麻风杆菌阳性。（见彩图8－6）

4. 界线类偏瘤型（BL） 损害多，有斑疹、斑块、浸润、丘疹和结节等皮损，形态大多似瘤型麻风，呈淡红色或棕褐色，有的中央有"空白区"，内缘清楚，边缘模糊，不太光亮，分布广泛，有对称倾向。晚期可形成"狮面"，伴眉毛、睫毛脱落，内脏也可侵犯。神经受损数目较多，粗大均匀，倾向对称。常规检查麻风杆菌强阳性。

5. 瘤型（LL） 本型的特点是患者对麻风杆菌的抵抗力很低，麻风杆菌侵入体内后大量繁殖，并经淋巴管或血液播散全身，故发展较快，且受累组织器官范围较广，皮损数目多而对称，有斑疹、浸润块、结节及弥漫性损害，可有"狮面"，边缘不清，表面油亮光滑，呈红色、红黄色、棕黄色，眉毛脱落，神经干粗大，较软，有明显的感觉障碍和闭汗。中晚期出现肌萎缩、畸形和残废。淋巴结、器官及内脏严重受损。常规检查麻风杆菌强阳性。

此外未定类麻风没有列入五级分类，属麻风的早期表现，演变为何型麻风取决于机体的免疫力强弱。

三、实验室检查

1. 麻风杆菌检查 主要从皮损和黏膜上取材，显微镜检查，阳性涂片细菌密度按以下标准分六级记录。

0　200个油镜视野未检出麻风菌（至少100视野）。

1＋　100个油镜视野内查见1~10条菌。

2＋　10个油镜视野内查见1~10条菌。

3＋　平均每个油镜视野查见1~10条菌（至少50个视野）。

4＋　平均每个油镜视野查见10~100条菌（至少50个视野）。

5＋　平均每个油镜视野查见100~1000条菌（至少50个视野）。

6＋　平均每个油镜视野内的菌数在1000条菌以上，并有大量菌团（至少50个视野）。

2. 麻风菌素试验 是一种测定机体对麻风杆菌迟发性细胞免疫反应的方法。可有助于对患者抵抗力及预后的估计，并有助于分型。目前通常采用粗制麻风菌素作为反应原。

3. 组胺试验 用1:1000磷酸组胺水溶液0.05~0.1ml，分别皮内注射于健康皮肤和皮损处，20秒后，正常皮肤处先出现直径约10mm的红斑（称原发性红斑），再经30~40秒，在原红斑的周围出现直径30~40mm的红斑，边缘弥散不清（称第二红斑），以后在注射的红斑处出现风团。出现第二红斑即为异常，表明神经轴突反射功能丧失，提示末梢神经受损。

4. 毛果芸香碱出汗试验 在皮损及其周围正常皮肤分别涂上碘酊，待干燥后，在两处分别皮内注射 1:1000 的毛果芸香碱 0.1ml，立即散上薄层淀粉，3~5 分钟后，如皮损处无蓝色点出现，或蓝色点少于正常皮肤，则提示局部出汗功能障碍。

5. 立毛肌功能试验 分别在正常皮肤及皮损处皮内注射 1:10 万苦味酸菾碱各 0.1ml，如神经末梢正常，则立毛肌收缩出现鸡皮现象，如无则表示神经末梢受累。

四、诊断依据

1. 有皮损并伴有浅感觉障碍及闭汗，或仅有一区麻木。
2. 周围神经干粗大、变硬。
3. 皮损或组织切片内找到麻风杆菌。
4. 组织病理学显示特殊性改变。
以上有两条或两条以上符合者，则可诊断。

五、鉴别诊断

1. 圆癣 皮肤损害虽可呈环形，但感觉正常且有痒感，神经不粗大，皮损真菌检查阳性。

2. 紫白癜风 应与早期瘤型麻风的胸背部的白斑鉴别，本病多见于胸背部，皮损冬轻夏重，自觉瘙痒，皮屑检查马拉色菌阳性。

六、治疗

1. 内治法

（1）辨证施治

①实证

主症：病程短，患者体质壮实，损害包括结核样型、大部分未定类和小部分中间界线类；病变局限于皮毛，而不内侵脏腑；皮损为红斑、紫红斑或浅色斑，毳毛脱落，皮疹较少，界限清楚，不对称，麻木闭汗；舌紫或边有紫斑，脉涩。

治法：祛风利湿，温通经络，活血解毒。

方药：万灵丹加减。

②虚证

主症：病程长，患者体质虚弱，病情时轻时重，损害包括瘤型、小部分未定类和大部分中间界限类；病变不限于皮肤，可内侵脏腑，斑疹、斑块较多，广泛对称，界限不清，色泛灰黄，常有须眉脱落；舌淡红，脉细弱。

治法：扶正祛邪，滋营解毒。

方药：补气泻荣汤加减。

③虚实夹杂证

主症：斑疹境界部分清楚，部分不清，斑疹多紫色，手足紫绀，刺痛不移，或面紫湿肿；舌紫，脉涩。

治法：养血活血，化瘀通络。

方药：扫风丸或苦参散。

（2）中成药

①万应丹、神应消风散、磨风丸，第1天服万应丹1粒，温酒送下，第2~4天服神应消风散，每天6g，早晨空腹温酒送下；第5~6天服磨风丸9g，每天2次，温酒送下，连续循环应用，至痊愈止。

②一号扫风丸，每次6g，每日2次，3天后如无呕吐、恶心等反应，可每次加1.5g，第8天后，每日3次，不再增加剂量。

③蝮蛇酒，每次10~15ml，每日1~2次。

④苍耳草膏，每次1匙，每日3次。

⑤何首乌酒，按患者酒量大小时时饮之，以醺醺然作汗为度，避风，适应于体虚者。

⑥雷公藤总苷片1~1.5mg/（kg·d），分2~3次口服，亦可选用昆明山海棠片。

2. 外治法

（1）足底溃疡选用冬青膏外敷，每天1次。

（2）苦参汤洗涤溃疡处，并用狼毒制成糊剂涂于患处；或用七三丹、红油膏外敷，腐脱新生后改用生肌散、红油膏外敷。

（3）二味拔毒散：先将生姜捣烂，用纱布包裹，涂搽神经痛部位的皮肤，待局部皮肤充血潮红，患者觉有灼热，再将浓茶煎开冲调二味拔毒散为糊状，摊于5~6层纱布上，敷于患部，加以包扎。

3. 针刺疗法

（1）口眼㖞斜者，取颊车、地仓、攒竹、阳谷、四白。

（2）手指拳曲，状如鸡爪者，取阳谷、合谷、中渚、阳池、腕骨。

（3）肘间刺痛者，取极泉、小海、支正、养老。

（4）下肢刺痛者，取委中、承山、扶阳、昆仑、阳陵泉、中封、风市、绝骨。

方法：施泻法，1~2天针刺1次，留针30分钟，其间捻转5~6次。

七、预防与护理

1. 对重症型患者，必须实行隔离治疗。

2. 在流行地区，普遍进行卡介苗接种，增加易感人群对麻风的抵抗力。

3. 加强宣教工作，逐步消除群众对麻风患者的恐惧、厌恶及仇视等情绪，早期发现患者，及早防治。

4. 患者应加强营养，建立合理生活制度，禁止饮酒（治疗药酒例外），适当参加劳动，忌房事。并注意保持居室空气新鲜和阳光充足。

八、西医治要

1. 病因病理　西医认为本病由麻风分枝杆菌感染引起，是一种慢性传染病。主要侵犯皮肤和周围神经。本病的传染性与其他传染病一样，必须具备传染源、传染途径和易感者这三个基本环节。目前认为人类是麻风杆菌唯一的宿主和传染源；主要通过直接接触传染，间接传染比较少；感染麻风杆菌后是否发病，以及发病后的过程与表现，主要取决于被感染者的免疫力。对麻风杆菌有强免疫力的人虽被感染可不发病或发病后未经治疗而自愈，或即使发病，亦属结核样型，不具传染性。对麻风杆菌缺乏免疫力的人被感染后表现为瘤型，传染性强，病情重。免疫力介于两者之间的发病后表现为界线类麻风。

2. 治疗　治疗以早期、及时、足量、规则治疗为原则。

（1）联合化疗（采用 WHO 推荐的化疗方案）

①多菌型麻风：（成人）MB 方案为利福平（RFP）600mg，氯苯吩嗪（B663）300mg，氨苯砜 100mg，每月 1 次监服；另氨苯砜 100mg，氯苯吩嗪 50mg，每日 1 次自服，疗期 24 个月。（10～14 岁）利福平 450mg，氯苯吩嗪 200mg，氨苯砜 50mg，每月 1 次监服；另氯苯吩嗪 50mg，氨苯砜 50mg，每日 1 次自服，疗期 24 个月。（5～9 岁）利福平 300mg，氯苯吩嗪 100mg，氨苯砜 25mg，每月 1 次监服；另氯苯吩嗪 50mg，氨苯砜 25mg，每日 1 次自服，疗期 24 个月。（5 岁以下）利福平 150mg，氯苯吩嗪 50mg，氨苯砜 25mg，每月 1 次监服；另氯苯吩嗪 50mg，氨苯砜 25mg，隔日自服，疗期 24 个月。

②少菌型麻风：所谓单皮损少菌型麻风即只有一块皮损，伴有感觉障碍，无周围神经受累，皮肤涂片查菌阴性。（成人）TB 方案为利福平 600mg，氨苯砜 100mg，每月 1 次监服；另氨苯砜 100mg，每日 1 次自服，疗期 6 个月。（10～14 岁）利福平 450mg，氨苯砜 50mg，每月 1 次监服；另氨苯砜 50mg 每日自服，疗期 6 个月。（5～9 岁）利福平 300mg，氨苯砜 25mg，每月 1 次监服；另氨苯砜 25mg 每日 1 次自服，疗期 6 个月。（5 岁以下）利福平 150mg，氨苯砜 25mg，每月 1 次监服；另氨苯砜 25mg，每日 1 次自服，疗期 6 个月。

（2）免疫疗法：①静脉内注射周围血淋巴细胞；②静脉内注射特异性转移因子；③在双侧三角肌区及背上部真皮内注射热灭活的麻风杆菌，需反复注射 3 次以上，每次间隙 2～3 月。

第七节　鸭啗疮

鸭啗疮是一种多发于面部的慢性皮肤病，又称"鸦啗疮"、"梅核丹"等。其特点是出现淡红带紫的小结节，不痛不痒。一部分逐渐趋向好转，一部分又继续新生，不予适当治疗，常经年累月不愈，溃后如鸭啗之形，形成萎缩性瘢痕，瘢痕上又生新结节。多发于儿童和青年。相当于西医的皮肤结核病。

一、病因病机

总因素体虚弱，肺肾阴虚而致。素体虚弱，肺肾阴虚，水亏火旺，阴虚则生内热，内热化火，炼津成痰，痰热交阻或痰瘀互结，外感毒邪，阻滞经脉，结块而生。

二、临床表现

临床主要分为以下几种类型。

1. 寻常狼疮　多见于儿童及青年。好发于面部，尤以鼻和颊部为常见，其次为臀部和四肢，亦可累及黏膜。

基本皮损为针头至黄豆大结节，质软，呈苹果酱色或褐色，可向外周扩展，或相互融合成片，边缘清楚，可自行吸收或溃烂，愈合后形成萎缩性瘢痕。在瘢痕上又可出现新的结节。(见彩图 8 - 7)

局部无痒痛感。

在面部可导致眼、鼻及唇部残毁性破坏。部分病人伴内脏结核。病程为慢性、进行性，可数年至十余年不愈。在长期狼疮病变处可并发皮肤癌。结核菌素试验为强阳性反应。

2. 疣状鸭咯疮　多见于成年男性。好发于手指及手背，其次是足和臀部。

初发为单一的疣状小结节，逐渐增殖、扩展，呈环状或线形。中心增生时呈疣状或乳头瘤样，边界明显，外周有红晕。表面可有裂隙，压之有脓液排出，其中可找到结核杆菌。中心消退时形成萎缩性瘢痕。

结核菌素试验为弱阳性反应。

3. 瘰疬性鸭咯疮　多见于儿童，好发于颈侧，其次为腋下、腹股沟及上胸部等处。

初起为皮下结节，质硬，可自由活动，以后结节增大，并与其皮肤粘连，呈红色，继而变紫、变软、穿破、溃烂或形成瘘管。溃疡边缘呈潜行性，愈后产生不规则的瘢痕。邻近发生的结节经过同样过程，并且相互连接呈带状分布。

结核菌素试验常为阳性。

4. 溃疡性鸭咯疮　好发于口腔、外生殖器及肛门等身体自然开口部位，故又称为腔口结核性溃疡。

初起为红色水肿性小结节，很快破溃形成溃疡，呈圆形或不规则形。边缘呈潜行性，基底为高低不平的苍白肉芽组织，有脓性分泌物，可查到结核杆菌。

溃疡慢性，有自发痛和触痛。间有发热等全身症状。

结核菌素试验常为弱阳性或阴性反应。

5. 丘疹坏死性鸭咯疮　多见于青年，皮损疏散分布在四肢伸面，有群集倾向，尤以关节部位为多。

皮损为位于真皮深处的坚实结节，黄豆大小或更大，以后突出皮面，呈青红色或紫色。中央可发生小脓疱，坏死、干涸后表面覆有黏着性褐色厚痂，去除痂皮后中央呈凹陷性小溃疡，可逐渐自愈，留有萎缩性瘢痕及色素沉着。

病程慢性，常成批发生，尤以春秋季为甚。结核菌素试验为强阳性。

三、实验室检查

1. 结核菌素试验　旧结核菌素试验阳性反应，说明曾有过结核菌感染或已建立免疫；若呈强阳性反应往往说明体内存在活动性结核病灶；皮损处脓液（干酪样物）直接涂片进行抗酸染色或培养可以找到结核菌协助诊断。

2. X 线等影像学及痰液检查　有助于发现肺部和其他脏器的结核感染。

3. 组织病理　以真皮内结核样肉芽肿性结节为特点，结节中心为上皮样细胞及朗格汉斯巨细胞组成的结节，周围绕以致密的淋巴细胞浸润，中央可见程度不等的干酪样坏死，也可无坏死。寻常狼疮型表皮萎缩变薄，疣状型表皮呈乳头瘤样或假上皮瘤样增生，丘疹坏死型表皮常发生坏死溃疡。

四、诊断依据

根据皮肤结核病的共性、各类临床特点表现及实验室检查即可诊断。

五、鉴别诊断

1. 寻常狼疮与以下疾病相鉴别

（1）红蝴蝶疮：颜色鲜红，表面附着有黏着性薄鳞屑，毛囊口扩张，内含角质栓，无狼疮结节。

（2）结节病：结节病的结节较狼疮结节坚实，有浸润感，一般不发生溃疡。结核菌素实验阳性。

（3）结节性梅毒：梅毒性结节发展较快，可呈匍行状排列，质硬如软膏，铜红色，常破溃，溃疡呈凿孔状，愈后结瘢痕，梅毒血清反应阳性。

（4）结核样型麻风：结节较狼疮结节稍硬，患处感觉障碍为其特点。有周围神经粗大及肢体麻木畸形。可出现营养性溃疡。

2. 疣状鸭嗒疮与以下疾病相鉴别

（1）疣目：为非炎性疣赘，无粟粒脓疡，周围无炎性浸润，有自限性，愈后不形成瘢痕。

（2）疣状紫白癜风：主要发于下肢伸侧，病灶干燥，无粟粒脓疡及瘢痕形成，剧烈瘙痒，颜色紫红或褐黄。

（3）疣状痣：皮损可排列成条状，自幼发病，随年龄而增长，无炎性反应。

（4）着色真菌病：好发于小腿及足部，炎症较著，有外伤史。分泌物中易查到着色真菌的孢子。

3. 瘰疬性鸭嗒疮与以下疾病相鉴别

（1）放线菌病：患部坚硬，为一片大而深的浸润块破溃后流出带有硫黄色颗粒的脓液，真菌培养阳性。

（2）化脓性汗腺炎：为腋窝部红色、疼痛性结节，破溃后形成瘘管。

（3）孢子丝菌病：为孤立的结节或溃疡，沿淋巴管成串状排列，脓液培养为孢子丝菌。

4. 溃疡性鸭嗒疮与以下疾病相鉴别

（1）三期梅毒溃疡：边缘有堤状隆起及暗红色浸润，形状整齐，多呈肾形，质坚硬，梅毒血清反应常为阳性。

（2）急性女阴溃疡：急性炎症较显著，可自愈，但易复发，溃疡呈漏斗状，常并发结节性红斑及滤泡状口腔炎，分泌物中可查到粗大杆菌。

（3）基底细胞癌：溃疡基底部有许多珍珠样小结节，边缘卷起，触之较硬，有典型组织病理学改变。

5. 丘疹坏死性鸭啗疮与以下疾病相鉴别

（1）毛囊炎：皮损为炎症性毛囊性脓疱，无中心坏死，病理改变为毛囊上部有以嗜中性粒细胞为主的急性炎症浸润。

（2）痘疮样肺风粉刺：为沿前额发际发生的无痛性毛囊性丘疹及脓疱，无深在性浸润，为一种毛囊炎性损害，常有中央坏死，愈后留有凹陷性瘢痕。

六、治疗

1. 内治法

（1）辨证施治

①阴虚痰热证

主症：病变初期，皮疹为浅红色小结节，无明显紫色，或作半透明状，较柔软，探针微用力即可刺入，部分小结节表面有黄色脓点，有的破溃，患处皮毛干燥、枯槁、脱屑；伴低热、盗汗、颧红、口干、咽燥或五心烦热，部分病人出现无力、消瘦、纳呆、动则气短、汗出等证；舌红，苔薄，脉弦细数。

治法：养阴清肺，解毒除痰。

方药：大补阴丸或六味地黄汤加减。

②痰瘀互结证

主症：病程较长，皮疹反复发作，皮损为紫红色小结节，较硬，用玻璃片压迫检查，可见到淡黄色或褐色的半透明斑点状颗粒的狼疮结节；伴头晕、耳鸣、腰酸、夜寐不安等；舌淡紫，脉细涩。

治法：除痰养阴，化瘀散结。

方药：海藻玉壶汤加减。

③阳虚肾亏证

主症：皮肤狼疮合并骨或关节结核病，或伴腰膝酸软；舌质淡胖，脉沉细或沉迟。

治法：温阳消散。

方药：阳和汤加减。

（2）中成药

①内消瘰疬丸 10g，每日 3 次。

②散结灵 10g，每日 3 次。

③夏枯草膏 10g，每日 3 次。

2. 外治法

（1）皮损未破溃，可选用蛇蜕膏、黑布膏等外敷患处。

（2）形成溃疡时用油膏掺七三丹敷贴。

（3）形成潜行疮口时，作扩创术，术后再用上药敷贴。

七、预防与护理

1. 加强卫生宣传教育，积极参加体育锻炼，增强体质，注意营养。

2. 早期发现结核病灶，及时治疗。

八、西医治要

1. 病因病理　西医认为本病是由结核杆菌直接侵犯皮肤或者由其他脏器结核灶内的结核杆菌经血行或淋巴系统播散到皮肤所致的损害。

2. 治疗　治疗以抗结核治疗为主。

（1）全身抗结核治疗：以早期、足量、规范及联合用药为原则，为保证疗效，防止耐药，疗程至少在半年以上。常用药有异烟肼、异烟腙、链霉素、对氨水杨酸钠（PAS – Na）、乙胺丁醇、利福平等。一般主张最初治疗时最好选疗效好、病人易耐受的三种药物，如异烟肼（异烟腙）、利福平、乙胺丁醇，或用链霉素代替乙胺丁醇，联合治疗 1 ~ 3 个月后改用两种药物如异烟肼（腙）加利福平或乙胺丁醇，再维持 5 ~ 9 个月，最后剩异烟肼（腙）单药维持。注意链霉素使用勿超过 3 个月。

（2）局部治疗：对寻常狼疮和疣状皮肤结核可外用 15% 对氨水杨酸钠或 5% 异烟肼软膏。

（3）手术治疗：可用外科手术清除瘘管加速痊愈。

第九章

真菌性皮肤病

第一节　白秃疮

白秃疮是生于头皮、毛发的浅部真菌病，又称"癞头"、"癞头疮"等。以头皮灰白色鳞屑斑片，毛发易折断，发根松动，病发基部有白色外套为临床特征。多发于卫生条件较差的农村儿童，尤以男孩为多，青春期后可自愈。具有较强的传染性。本病相当于西医所指的白癣。

一、病因病机

1. 外感邪毒　腠理疏松，湿热虫毒侵袭；或密切接触白秃疮患者、剃发相传均可致虫淫毒染而发病。

2. 湿热内蕴　脾胃湿热内蕴，蕴积生虫，熏蒸于头，发为本病。

二、临床表现

好发于头顶部，但也可发于额顶部或枕部。

初始丘疹色红，灰白色鳞屑成斑片，中间有毛发穿过，逐渐增多而大，小者如豆，大者如钱，渐侵及毛发他处，毛发干枯无泽，毛根松动，易折易拔，病发距头皮 3～5mm 处自行断落，参差不齐，发根部有一白色套状物称菌鞘是本病的特征。（见彩图 9-1）

一般无自觉症状，少数可有轻度瘙痒。

病程缠绵，迁延多年，即使不治疗，到青春期后亦可自愈。不继发感染者，新发再生，不留瘢痕。发生继发感染者，发生水疱肿胀、化脓等现象，则在化脓处遗留瘢痕，该处头发永不再生。

三、实验室检查

1. 真菌直接镜检　取头皮鳞屑或病发白鞘刮片，镜下可见发外密集成堆的圆形小孢子。

2. 滤过紫外线灯检查（Wood 灯检查）　在 Wood 灯下病发呈亮绿色荧光。

四、诊断依据

1. 好发于儿童，男孩尤多。

2. 好发于头皮部。

3. 头皮初起红色丘疹，渐成斑片，被覆灰白色鳞屑，毛发干枯无泽，发根松动，易折易拔，近发根处折断，参差不齐，病发干外围白色菌鞘。

4. 一般无自觉症状，少数可有轻度瘙痒。

5. 病发、鳞屑刮片，镜下可见有菌丝、孢子；Wood 灯下病发呈亮绿色荧光。

五、鉴别诊断

1. 白屑风　头皮散在大小不等的鲜红或黄红色鳞屑斑，白屑堆叠纷扬，或油腻皮屑，结痂，毛发油腻，脱发而不断发，伴剧痒，中青年多见，除头皮之外，亦发于颜面。

2. 头部白疕　头部皮损境界清楚，边缘暗红，厚积银白色鳞屑斑片，刮去鳞屑，可见薄膜现象及筛状出血，束状发，不断不脱，成年人多见。

3. 石棉状癣　头皮灰白色皮屑叠积，状如石棉瓦片，较难脱落，少见断发及秃发。

4. 油风　突发片状或全头脱发，病变处光泽无鳞屑。

六、治疗

1. 内治法　本病一般不需要内治。局部症状明显者，予以辨证论治。

（1）血虚风燥证

主症：皮损呈灰白色斑片，瘙痒，毛发干枯，易于折断，面色晦黄；舌淡红，苔薄白，脉濡细。

治法：养血润燥，杀虫止痒。

方药：四物消风饮酌加土茯苓、苦参、白鲜皮等。

（2）湿热毒聚证

主症：皮损呈红斑，肿胀，丘疹脓疱，结黄色痂；多有发热，不适；舌红，苔薄黄，脉滑数。

治法：清热解毒，利湿杀虫。

方药：茵陈煎剂酌加川楝子、蚤休等。

2. 外治法　可采取拔发疗法。其方法为剪发后每日以 0.5% 明矾水或热肥皂水洗头，然后在病灶敷药（可选用雄黄膏、硫黄软膏、一扫光、肥油膏、秃疮膏），敷药宜厚，用薄膜盖上，包扎或戴帽固定。每日如上法换药 1 次。敷药 1 周头发较松动时，即用镊子将病发连根拔除（争取在 3 天内拔完），分批进行。注意拔发后继续薄涂原用药膏，每日 1 次，连续 2~3 周。

七、预防与护理

1. 广泛深入地宣传普及癣病的防治知识，争取早发现、早治疗。

2. 做好隔离消毒工作，日常生活用品一人一套，切忌与患者共用枕巾、梳子、帽子等生活用品，患者衣物、用具要煮沸消毒，未彻底治愈的患者不宜参加集体活动。

3. 加强公共设施、场所的管理，尤其是理发店、旅社、宾馆等处要定期消毒，保持卫生。

4. 积极治疗宠物（猫、狗）癣病。

八、西医治要

1. 病因病理　西医认为本病是一种以真菌侵犯头皮和头发而引起的浅部真菌病，主要因小孢子菌感染所致。直接或间接接触患者或患病的动物是主要传染途径。头癣传染性强，应予以重视，早期发现，早期治疗，避免传播扩散。

2. 治疗　治疗以抗真菌为主，以综合治疗方案为最佳，即服、搽、洗、剃、消五字方案。

（1）服药：仍以灰黄霉素为首选。其他抗真菌药如酮康唑、伊曲康唑等亦可酌情采用，疗程结束后复查真菌，以确定是否应继续服药。

（2）搽药：5%～10%硫黄软膏或其他抗真菌外用制剂，搽遍整个头皮，每日2次，连续2个月。

（3）洗头：用热水或硫黄皂洗头，每日1次，连续2个月。

（4）剃头：应尽可能把头发全部剪除，这对治疗的成败与否甚为重要。每周1次，共8次。

（5）消毒：患者使用的毛巾、帽子、枕套、床单、被套、梳子等应经常煮沸消毒，以免再感染。

第二节　肥　疮

肥疮是发于头发和头皮的浅部真菌病，又称"秃疮"、"癞痢头"、"黄癞痢"等。以毛干周围互相融合的蜡黄、松脆、碟状、鼠臭味的黄癣痂，易成瘢痕，永久秃发，剧烈瘙痒为其临床特征。该病过去在我国卫生条件较差的农村、山区流行较广，现在经大力防治，发病率已明显降低。本病相当于西医的黄癣。

一、病因病机

本病多因腠理不固，感受风邪湿毒，蕴蒸上攻头皮，凝聚不散，以致气血不畅，皮肤干枯而成；或油手抓头，或枕头寝具不洁，或理发工具不干净，接触传染而发。

二、临床表现

本病多在儿童期发病，初发时头皮上可见黄红色斑点，继而出现小脓疱，干枯后即变成黄痂，随着皮损的扩大而黄癣痂相互融合、变厚，中心凹陷，且有一至数根毛发穿过，边缘稍高，与头皮分离，中心黏着，如碟状。黄癣痂为肥疮的特征性损害，由密集的菌丝和上皮碎屑组成，易合并细菌感染，闻之有鼠臭味，捏之如豆渣，极易粉碎。如剥去痂皮，其下为鲜红湿润的糜烂面。头发干枯不泽，散在脱落。日久痂处皮肤萎缩，毛囊破坏，遗留永久性

秃发。有继发感染时可伴发热、局部淋巴结肿大。（见彩图 9 - 2）

患者自觉剧痒。

病程缠绵，多儿童发病，持续到成年。

三、实验室检查

1. 真菌直接镜检　黄癣痂内镜下可见鹿角状菌丝；病发可见发内沿长轴排列的菌丝和关节孢子。

2. 真菌培养　取病发直接培养，有黄癣菌菌落生长。

3. 滤过紫外线灯检查（Wood 灯检查）　在 Wood 灯下病发呈暗绿色荧光。

四、诊断依据

1. 好发于儿童，多有头癣患者接触史，有较强传染性。

2. 典型皮损为碟形黄色癣痂，中央有毛发穿过，痂皮剥去后基底潮红糜烂，头发干燥不荣，散在脱落。

3. 有特殊的鼠臭味。

4. 自觉剧痒。

5. 镜检可见菌丝和关节孢子，真菌培养有黄癣菌菌落生长，Wood 灯检查病发呈暗绿色荧光。

五、鉴别诊断

1. 头部白疕　皮损境界清楚，表面被覆多层银白色鳞屑，刮除鳞屑露出蜡样光泽薄膜，去除薄膜有筛状出血，束状发，很少脱发，不生瘢痕。

2. 头部湿疮　有红斑、丘疹、丘疱疹、水疱、流滋、糜烂、结痂等多形皮疹，自觉瘙痒，愈后无瘢痕，无脱发。

六、治疗

1. 内治法　本病以外治为主。局部症状明显者，予以辨证论治。

（1）风湿毒聚证

主症：黄痂污秽，毛发枯黄易落，瘙痒无休，走窜蔓延；舌红，苔薄，脉浮或滑。

治法：疏风利湿，解毒杀虫。

方药：消风散酌加土茯苓、苦参、白鲜皮等。

（2）湿热毒聚证

主症：黄痂黏着，头皮潮红，按之疼痛，糜烂溢脓；伴寒热头痛，口渴咽干；舌红，苔黄或腻，脉滑数。

治法：清热解毒，除湿杀虫。

方药：选用牛蒡解肌汤酌加土茯苓、苦参、白鲜皮等。

2. 外治法

同白秃疮。

七、预防与护理

同白秃疮。

八、西医治要

西医认为本病由许兰毛癣菌感染所致。治疗同白秃疮。

第三节 鹅掌风

鹅掌风是指发生于手部的浅部真菌病。以手掌皮肤水疱、脱屑或皲裂，自觉瘙痒，反复发作为临床特征。多见于成年人，男女老幼均可染病，春夏好发。本病相当于西医的手癣。

一、病因病机

多因外感湿热，毒蕴皮肤，或相互接触，或毒虫沾染而生。湿热毒虫，郁阻皮肤，久则脉络瘀阻，血不荣肤以致皮肤皲裂，形如鹅掌。

二、临床表现

以成年人为多见。男女老幼均可患病。

好发于手掌、指腹侧缘，单手患病，久则累及双手。

初起为掌心或指缝水疱或掌部皮肤角化脱屑、水疱，水疱多透明如晶，散在或簇集，水疱破后干涸，叠起白屑，中心向愈，四周继发水疱或丘疱疹，并可延及手背、腕部。若反复发作后，致手掌皮肤肥厚，枯槁干裂，疼痛，屈伸不利，宛如鹅掌。损害若侵及指甲，可使甲板被蛀蚀变形，甲板增厚或萎缩翘起，色灰白而成灰指甲。（见彩图9-3，彩图9-4）

病损常局限于一侧，亦可传染至另一侧。也可由脚湿气传染而来。易发复发作，病情一般夏重冬轻。

三、实验室检查

真菌检查 皮损鳞屑刮片镜检阳性。

四、诊断依据

1. 多发于成年男女。

2. 好发于手掌、指腹侧缘。

3. 皮疹表现为皮下散在或簇集的小水疱，疱壁破裂，叠起白皮，中心趋向愈合，四周续起水疱。

4. 自觉剧痒。

5. 皮损鳞屑刮片镜检可查出真菌。

五、鉴别诊断

1. 手部湿疮　常对称发生，皮损多形性，边界不清，瘙痒剧烈，可反复发作，真菌检查阴性。

2. 掌跖角化症　自幼发病，手掌及足底对称性淡黄色表皮增厚，干燥偏硬，皮肤皲裂，疼痛，无水疱等炎症反应，冬季加重。

3. 掌跖脓疱病　皮损为成批发生的水疱或脓疱，多对称发生于掌跖，尤其是手掌鱼际和足弓部位，一般不发生于趾间。

六、治疗

1. 内治法

（1）辨证施治：一般不需内服药。但皮损广泛或兼感染时可予以辨证施治。

①风湿蕴肤证

主症：手掌或指间水疱如晶，干涸脱屑，境界明显，渐次扩大，或指间潮红，湿烂；舌红，苔白或腻，脉滑。

治法：祛风除湿，清热杀虫。

方药：消风散酌加土茯苓、白鲜皮等。

②血虚风燥证

主症：手掌皮肤肥厚粗糙、干燥、龟裂，或水疱不显，干涸落屑；舌淡红，苔薄，脉细。

治法：养血祛风，润燥杀虫。

方药：当归饮子酌加桑枝或桂枝；痒甚加乌梢蛇、蛇床子；燥裂加僵蚕、何首乌。

（2）中成药

①防风通圣丸 10g，每日 2 次。

②二妙丸 6g，每日 2~3 次。

③龙胆泻肝丸 6g，每日 3 次。

2. 外治法　外治法是治疗该病的主要方法。其关键在于连续用药，直至痊愈，防止复发。

（1）皮损以水疱较多者，用鹅掌风癣药水、土槿皮酊或百部酊。

（2）皮损以糜烂、渗液为主的，可选用各种粉剂，如鹅掌风止痒粉；以渗水为重者，可用水剂作湿敷，如黄丁水洗剂等。

（3）皮损以皮厚及枯裂为主，可用醒皮汤外洗。

3. 其他疗法

（1）针刺疗法

①体针：取合谷、后溪、外关、中都、八邪、曲池、足三里、三阴交。常规消毒，进针

后行平补平泻法。每日或隔日 1 次，10 次为 1 疗程。

②七星针疗法：取阿是穴及邻近穴位。用 75% 酒精由内向外消毒患部，持七星针叩刺患处，使皮肤变软微出血，并尽可能使周围的小疱刺破，后用络合碘自内向外消毒，每 3 ~ 4 天 1 次，并嘱慎食鱼腥发物。

（2）灸法：主穴取手部皮损区，配合谷、曲池。操作时，将火柴划着，待其燃烧后，立即将其火拂灭，迅速压于皮损灸点上，待火柴冷却后移开，每个灸点灸 1 次。由外向内，灸完所选穴位，灸点间隔 5mm 并与配穴交替使用，每日 1 次，2 次后改为隔日 1 次，一般 10 次可愈。

七、预防与护理

1. 应注意个人与公共卫生。
2. 要积极治疗手足癣，以免接触传染他人。

八、西医治要

1. 病因病理 西医认为本病的主要致病菌是红色毛癣菌、须癣毛癣菌和絮状表皮癣菌。其中红色毛癣菌因其抵抗力强，不易控制，已成为我国当前手、足癣的主要致病菌。本病通过接触传播。

2. 治疗 治疗以抗真菌，止痒，防止感染为原则。

（1）全身治疗：可酌情服用各类抗真菌药物，如伊曲康唑、特比奈芬等。有继发感染时用抗生素治疗。

（2）局部治疗：可外用各种抗真菌霜剂，如 3% 克霉唑、2% 酮康唑、1% 联苯苄唑、1% 环利软膏等。如渗出明显者可用 3% 硼酸溶液或 1:8000 高锰酸钾湿敷。

第四节 脚 湿 气

脚湿气是指发于足部皮肤的浅部真菌病。因脚趾间或足底部生水疱、脱皮、糜烂、流汁而有特殊气味者，名为"脚湿气"，又称"脚气疮"、"烂脚丫"、"臭田螺"等。以趾间皮肤水疱、脱皮、糜烂、皲裂而有特殊臭味为临床特征。成人多见，男女老幼均可患病。夏季加重，冬日减轻。分为水疱、糜烂、脱屑三型。本病相当于西医的足癣。

一、病因病机

1. 外感湿邪 脚湿气多由久居湿地，水湿浸渍，外染湿毒，蕴积生虫，循经下注于足，郁结肌肤而发。

2. 接触传染 因接触病者浴盆、毛巾、鞋袜等用品，致使毒邪染着；或是足汗多，长期穿不透气的鞋等而成。

二、临床表现

临床分为水疱、糜烂、脱屑三型。

1. 水疱型　多发生在足弓及趾的两侧。

皮疹为成群或分散的深在性皮下水疱。疱壁厚，内容清澈，不易破裂。数天后干燥脱屑或融合成多房性水疱，撕去疱壁可显示蜂窝状基底及鲜红色糜烂面。自觉瘙痒。

2. 糜烂型　发生于趾缝间，尤以3、4趾缝间多见。

表现为趾间潮湿，皮肤浸渍发白。如将白皮除去后，基底呈鲜红色。剧烈瘙痒，往往搓至皮烂疼痛，渗流血水方止。此型易并发感染。

3. 脱屑型　多发生于趾间、足跟两侧及足底。

表现为角化过度，干燥，粗糙，脱屑，皲裂。常由水疱型发展而来，且老年患者居多。

水疱型和糜烂型常因抓破而继发感染，致小腿丹毒、红丝疔或足趾化脓，局部红肿，趾间糜烂，渗流腥臭滋水，胯下臀核肿痛，并可出现形寒发热、头痛骨楚等全身症状。

三、实验室检查

真菌检查　皮损鳞屑刮片镜检，可见菌丝和孢子。真菌培养阳性，并可鉴别菌种。

四、诊断依据

1. 多发于成年人，儿童少见，夏重冬轻。
2. 主要发生在趾缝，也可见于足底。
3. 皮损表现为皮下水疱，趾间浸渍糜烂（见彩图9－5），渗流滋水，角化过度，脱屑（见彩图9－6）。
4. 自觉瘙痒。
5. 皮损鳞屑刮片镜检可见菌丝和孢子，真菌培养阳性。

五、鉴别诊断

1. 湿疮　一般双侧同时起病，发展较快，时好时坏，手掌可有多处皮损且互不相连，边缘也常不明显，发作与季节关系不大，真菌镜检阴性。

2. 掌跖脓疱病　发生于掌跖部位，炎症基底上无菌性脓疱，对称分布，反复发作。

3. 汗疱疹　对称性深在性水疱，多见于夏季，精神紧张、抑郁可诱发加重本病，常伴有手足多汗等症状，真菌镜检阴性。

六、治疗

1. 内治法

（1）辨证施治：一般不需内服药，但皮损广泛或兼有感染时，可予以辨证施治。

①湿热下注证

主症：密集水疱，糜烂流水，浸淫成片，瘙痒疼痛或有发热；舌苔薄黄，脉滑数。

治法：清热利湿，解毒消肿。

方药：五神汤加生苡仁、黄柏、泽泻、丹皮、青皮等。

②血虚风燥证

主症：皮肤增厚，粗糙干裂，瘙痒不流水；舌红，苔薄，脉细。

治法：养血润燥，祛风杀虫。

方药：养血驱风汤或祛风地黄丸酌加鸡血藤、木瓜、乌梢蛇、夜交藤、僵蚕等。

（2）中成药：龙胆泻肝丸10g，每日2次。适用于湿热下注证。

2. 外治法

（1）皮损以水疱较多者，用鹅掌风癣药水、土槿皮酊或百部酊。

（2）皮损以糜烂、渗液为主的，可选用各种粉剂，如鹅掌风止痒粉；以渗水为重者，可用水剂湿敷，如黄丁水洗剂等。

（3）皮损以皮厚及枯裂为主者，可用醒皮汤外洗。

七、预防与护理

1. 注意保持足部的清洁干燥，治疗期间避免使用肥皂、洗衣粉、洗洁剂等碱性物质。

2. 夏季宜穿透气性好的凉鞋或布鞋，不穿胶鞋。

3. 洗足后及时擦干，并扑一些痱子粉或枯矾粉。

4. 家族或集体人员分开使用浴盆、毛巾、拖鞋等用具。

5. 患者用过的浴盆、浴巾、鞋袜等，宜沸水烫过或阳光暴晒后再用。

6. 积极预防和治疗并发症。

八、西医治要

1. 病因病理　西医认为本病为真菌感染所致。主要致病菌是红色毛癣菌、须癣毛癣菌和絮状表皮癣菌。

2. 治疗　治疗以抗真菌、止痒、防止感染为原则。

（1）全身治疗：可酌情服用各类抗真菌药物，如伊曲康唑、特比奈芬等。有继发感染时用抗生素治疗。

（2）局部治疗：可外用各种抗真菌霜剂，如3%克霉唑，2%酮康唑，1%联苯苄唑，1%环利软膏等。如渗出明显者可用3%硼酸溶液或1:8000高锰酸钾湿敷。

第五节　灰指（趾）甲

灰指（趾）甲是一种甲真菌病。以指（趾）甲枯厚灰白，状如虫蛀为临床特征。常由鹅掌风或脚湿气日久而来。少有单纯患灰指（趾）甲者。本病多发于成年人。本病相当于西医所指的甲癣。

一、病因病机

本病总由虫淫、湿阻，肝血不足，虫毒乘虚而入所致，或由鹅掌风或脚湿气日久不愈，湿毒内聚，蔓延甲板，或外感虫邪，湿阻脉络，血不荣甲，或肝血亏虚，爪甲失养，甲病发生。

二、临床表现

常单个起病，逐渐累及其他指（趾）甲。多有手足癣病史。

初起发病在指（趾）甲的远端，逐渐向甲根方向发展。甲板底层肥厚，失去光泽呈灰白、灰褐色或浊黄色。甲板易脆断，表面凹凸不平，甲板可与甲床分离，甲下堆积一些角化性鳞屑，或表现为甲沟炎、甲床炎，甲周围潮红肿胀，但无明显痛感。有时可见少量积液。（见彩图9-7，彩图9-8）

一般无明显自觉症状。但指（趾）甲过厚，也可有疼痛感。

本病初起时1~2个指（趾）甲，严重时累及所有指（趾）甲。病程缠绵。

三、实验室检查

真菌检查　刮取甲部碎屑或甲下粉末状角质，或磨取甲屑，镜下可找到孢子或菌丝。真菌培养阳性，可鉴别菌种。

四、诊断依据

1. 有鹅掌风或脚湿气病史。
2. 起初见1~2个指（趾）甲染病，严重时累及所有指（趾）甲。
3. 指（趾）甲失去光泽，逐渐增厚或萎缩，与甲床分离，或爪甲蛀空、残缺不全，或爪甲变形、甲板变脆、破损、凹凸不平。
4. 无明显自觉症状。
5. 甲屑等刮片镜检可见孢子或菌丝。

五、鉴别诊断

1. **脆甲症**　甲板菲薄，不韧不坚，易断易裂，与长期浸泡碱水有关。
2. **甲肥厚症**　甲板增厚，为外伤或某种皮肤病的并发症。
3. **甲变色症**　甲板上为点状、条状，或白、或黑、或绿、或黄的异色斑点，甚至全甲变色，可能与服用某些药物及外伤等有关。

六、治疗

1. **内治法**　一般不需内服药，但损害广泛或兼感染时，可予以辨证施治。
（1）血燥失养证
主症：甲板色泽不荣，增厚或翘起，或蛀蚀呈蜂窝状；舌淡，少苔，脉细。

治法：补血润燥，养肝杀虫。

方药：补肝汤酌加麦冬、山萸肉、黄芩、川楝子等。

（2）湿热蕴结证

主症：甲板色红，甲沟红肿，或有脓疱，瘙痒刺痛；舌红，苔薄腻，脉滑数。

治法：清热利湿，解毒杀虫。

方药：龙胆泻肝汤酌加野菊花、蒲公英、土茯苓等。

2. 外治法

（1）搽药法：用黄丹五倍子水，反复涂搽指（趾）甲面，每日3次；或选灰指甲癣药水一号、二号，先用刀片轻割病甲，后涂药水，每日2~3次，至新甲长出为止。

（2）浸泡法：灰指甲浸泡剂、鹅掌风软化剂，任选一种，每次浸泡30分钟，待甲壳软化，用刀割去污物，每日1次，反复进行，直至新甲长出。

七、预防与护理

1. 积极治疗鹅掌风或脚湿气，以防蔓延成灰指（趾）甲。

2. 灰指（趾）甲病顽固难治，治疗宜耐心，持久方可取效，一般需3~6个月。

八、西医治要

1. 病因病理 西医认为本病为皮肤癣菌、念珠菌等感染引起。

2. 治疗 以抗真菌、防止继发感染为治疗原则。

（1）全身治疗：酌情选用抗真菌药如酮康唑、伊曲康唑及氟康唑等口服。

（2）局部治疗：选用40%尿素软膏将病甲封包，使病甲脱落后再局部涂以抗真菌药。属此类药物的有联苯苄唑霜指甲药盒及帕特药盒等，此外还可用灰指甲药水等，但这些治疗均需患者耐心，直至新甲完全长出为止，同时治疗手足癣。

第六节　圆　癣

　　圆癣是一种发生在光滑皮肤浅层的浅部真菌病。圆癣之名出自隋《诸病源候论》，因其"作圆纹隐起，四畔赤，亦痒痛是也，其里亦生虫"而得名。亦有因其圆形如钱币状而称之为"金钱癣"、"铜钱癣"、"环癣"、"笔管癣"、"荷叶癣"等。以圆形或钱币状红斑，中央自愈倾向，逐渐向四周离心性扩展，形成边缘绕以炎性丘疹、水疱、痂皮、鳞屑的环形或融合成多环状，自觉剧痒为特征。本病无男女老幼差异，夏重冬轻。相当于西医的体癣。

一、病因病机

本病总由风湿热邪蕴郁肌肤，兼外感虫邪而致。

1. 风、湿、热、虫邪蕴郁肌肤而致。

2. 穿病者的衣物或接触患癣的猫、狗等动物，皆可感虫邪而发病。

二、临床表现

皮损好发于颜面、颈部、躯干、四肢等光滑皮肤，严重时皮损可泛发全身，泛发者多见于因病长期或大剂量运用糖皮质激素、免疫抑制剂的患者。

初起为瘙痒性淡红色丘疹、小水疱，因搔抓逐渐向四周扩大，形成边界清楚的圆形或钱币状红斑，被覆细薄鳞屑；以后病损中央倾向痊愈，遗留色素沉着，但四周有丘疹、丘疱疹、水疱、结痂等皮疹，久则形成环状、多环状或同心环状等多形性损害。（见彩图9-9）自觉剧痒。

本病夏季发作或加重，入冬痊愈或减轻，但在第二年夏季又易复发。病期缠绵，很少自愈。

三、实验室检查

真菌检查　活动性皮损处刮取鳞屑直接镜检可找到菌丝或孢子，或可培养出真菌菌落。

四、诊断依据

1. 多在夏季发病，夏重冬轻。
2. 皮疹多发于躯干、四肢、面颈等处。
3. 皮疹初起为群集的淡红色丘疹或丘疱疹，渐次增多，向外周扩展成圆形、半圆形或同心圆形红斑，上覆细薄鳞屑，边界清楚，中心向愈，周边隆起，有红色丘疹、丘疱疹聚集。
4. 自觉瘙痒。
5. 实验室检查：皮疹鳞屑可找到菌丝或孢子，真菌培养可培养出菌落。

五、鉴别诊断

1. **风热疮**　皮损多发于躯干部，为椭圆形红斑，上覆细小糠秕状鳞屑，长轴与皮纹方向平行；先有"母斑"，后有"子斑"，自觉微痒或不痒，春秋季多发，病程有自限性。
2. **白疕**　皮疹为基底潮红的斑丘疹，其上被覆较厚的银白鳞屑，刮除后露出淡红色薄膜，再刮可见点状出血，无水疱、丘疱疹等损害，冬重夏轻，病程较长，顽固难愈。
3. **慢性湿疮**　皮疹为褐红或褐色浸润斑片，明显肥厚粗糙，可伴有苔藓样变，表面附有糠秕状鳞屑，伴抓痕、结痂及色素沉着，阵发性剧痒，可有急性及亚急性湿疮发作史，皮损局限，多见于小腿、肘窝、阴囊、女阴等处，慢性经过，顽固难治。
4. **白屑风**　皮疹为散在性、大小不等的鲜红或黄红色鳞屑斑，上有粉末状或油腻性脱屑或痂皮，皮肤油腻发亮，伴瘙痒，好发于头部、颜面等皮脂腺丰富部位，病程慢性。
5. **刀癣**　皮疹呈棕色丘疹或斑疹，渐次扩大，形成多数同心环，上覆鳞屑，鳞屑一端附着，一端向中央游离，状如叠瓦，好发于臀部、躯干、四肢及面部，常年不愈，顽固难治。
6. **牛皮癣**　皮疹表现为圆形或多角形境界清楚的扁平丘疹，坚硬光泽，后融合成片，皮肤肥厚，皮沟加深，皮嵴隆起，呈苔藓化，阵发性剧痒，一般对称发生，好发于项部、颈侧、肘部、腘窝、尾骶等处皮肤。

7. 紫白癜风 皮疹多为豌豆至蚕豆大小，边界清晰的淡红或青紫色斑片，上有细小糠秕状鳞屑，刮之更明显，微微发亮，自觉稍有痒感，多见于颈侧、胸背、肩胛等处皮肤。

六、治疗

1. 内治法 本病以外治为主，局部症状明显者，予以辨证论治。

（1）风湿蕴肤证

主症：皮疹如钱币，渐次扩展，瘙痒无休；舌淡红，苔白腻，脉滑。

治法：疏风利湿，杀虫止痒。

方药：消风散酌加苦参、白鲜皮等。

（2）湿热毒聚证

主症：皮损呈花环红斑，伴有脓疱，轻微疼痛，糜烂结痂；或有低热不适；舌红，苔薄，脉数。

治法：清热利湿，解毒杀虫。

方药：龙胆泻肝汤酌加野菊花、土茯苓、苦参等。

2. 外治法

（1）以丘疹、水疱为主者，用癣药水一号、二号、三号，复方土槿皮酊，癣酒，土槿皮散，羊蹄根酒等任选一种外搽，每日2~3次。

（2）糜烂、渗出为主者，用青黛散、五倍散、花蕊石散、二黄一白散等任选一种外扑，每日2~3次，待皮损干燥再涂癣药水或癣药膏取效；若渗出较多时，可选用解毒止痒方外洗或湿敷。

（3）干燥脱屑或皮疹广泛时使用雄黄膏、硫黄膏、癣药膏一号、二号、三号等任选一种外搽，或用川槿散醋调外搽，每日2~3次；或先用解毒止痒方外洗，后搽癣药膏，每日2~3次；如水疱与脱屑同见时，选用癣药水与癣药膏交替外搽，或羊蹄根酒外搽，每日2~3次。

3. 其他疗法

（1）针刺法：依据癣所在区域、循经取穴的原则，分别取肩髃、曲泽、曲池、合谷、环跳、风市、阳辅、悬钟、血海、三阴交、委中、昆仑等穴，施用泻法，针刺得气后留针30分钟，每日1次。

（2）梅花针合并艾灸疗法：局部皮损区，施重刺激或针刺后加艾灸，有良好的止痒效果。

七、预防与护理

1. 应积极治疗同时所患的鹅掌风、脚湿气、白秃疮、肥疮等癣病。

2. 避免和其他患者，包括有癣病的动物密切接触，对贴身衣物应消毒，肥胖者应保持皮肤干爽。

3. 避免滥用皮质激素、免疫抑制剂等。

八、西医治要

1. 病因病理　西医认为本病主要通过接触传播，可由身体其他部位传染而发生体癣，也可由家庭内所养患病猫狗而传染，也有由于接触其他体癣患者及其生活用具而传染，病原菌主要为红色毛癣菌、石膏样毛癣菌、絮状表皮癣菌。

2. 治疗　以外用抗真菌制剂治疗为主，包括水杨酸酊、复方雷锁辛搽剂、10% 冰醋酸溶液、1%～2% 咪唑类霜剂或溶液、1% 特比萘芬软膏以及联苯苄唑霜等，每日 1～2 次，疗程在 2 周以上。全身泛发性体癣在外用药同时可内服伊曲康唑、特比萘芬、氟康唑等抗真菌制剂。

第七节　阴　癣

阴癣是发生于阴股部的皮肤浅层真菌病，是圆癣发于阴股部的特殊类型，故名阴癣、臊癣。以一侧或双侧阴股内侧钱币大小圆形或椭圆形红斑、水疱、糜烂、流滋，自觉剧痒为临床特征。夏季发病或加重，冬季消退或减轻。多见于成年男性。本病相当于西医的股癣。

一、病因病机

本病总因阴股潮湿，环境不洁，以至湿热郁积，毒蕴虫淫所致。
1. 夏日炎热，股内多汗潮湿，湿热蕴久，酿成虫毒，侵袭肌肤而成。
2. 内裤污染，洗浴不勤，湿毒染着阴股所致。
3. 因原患鹅掌风、脚湿气等癣疾，搔抓不洁，上下互相传染而成。

二、临床表现

本病夏季发作或加重，冬季缓解或减轻，成人多见。

皮损好发于腹股沟及大腿根部，重者皮损延及臀部、下腰部、耻部、下腹部，两侧基本对称，自觉剧痒。

初为丘疱疹，逐渐增多扩大，在腹股沟处形成弧形皮损。由于腹股沟处皱褶两侧皮肤相互接触，故皮损表现为鲜红色水肿性红斑，红斑的上缘常不清楚，皱褶以下部位损害呈半圆形，边缘隆起，炎症显著。由于奇痒致不断搔抓，可引起渗液和结痂，甚至红肿化脓，反复搔抓使皮肤呈苔藓样变。（见彩图 9－10）

三、实验室检查

真菌检查　活动性皮损处刮出鳞屑直接镜检找到真菌菌丝、孢子或真菌培养出真菌菌落。

四、诊断依据

1. 部分病人可有鹅掌风、灰指（趾）甲、脚湿气等病史，夏重冬轻，多发于成年男性。
2. 发于股内侧及大腿根部，多双侧发病，严重时皮疹延及会阴、肛门、臀部等处皮肤。
3. 初起阴股内侧小片红斑，上覆鳞屑，渐向四周蔓延、扩展，呈环状或半环状，边缘有丘疹、水疱、结痂、脱屑，中央自愈，日久则局部色素沉着，皮肤增厚，苔藓样变。
4. 自觉瘙痒。
5. 皮损鳞屑镜检可见真菌菌丝或孢子，或培养出真菌菌落。

五、鉴别诊断

1. 汗淅疮 肥人汗多者易发，以皮肤潮红肿胀、糜烂湿润、流滋、燥裂，局部灼热疼痛，境界清楚为临床特征，除阴股皮肤外，颈、腋窝、乳房等皮肤皱襞处均可发生。

2. 肾囊风 急性期表现为阴囊潮湿、流滋、肿胀、发亮、结黄痂，日久不愈，转入慢性，阴囊干燥肥厚，皮纹深、宽，状似桃核，有薄痂或鳞屑，色素沉着。

六、治疗

1. 内治法 本病以外治为主，局部症状明显者，证属湿热虫淫证，予以内服药。
主症：阴股潮湿、多汗，局部出现糜烂乃至脂水溢渗，自觉痒痛相兼；伴口苦且干，小便短黄；舌红苔黄，脉弦数。
治法：清热燥湿，杀虫止痒。
方药：二妙丸酌加炒黄柏、炒胆草、苍术、草薢、白鲜皮、苦参等。

2. 外治法 因阴股皮肤薄嫩，不宜用刺激性、毒性较强的外用制剂，以免引起皮肤红肿灼痛等反应。

（1）皮损以红斑、鳞屑、丘疹为主者，选大风子、蛇床子、地肤子、苦参、枯矾、防风、徐长卿等，水煎取汁熏洗患处，后涂癣药膏。

（2）皮损以糜烂、渗出、局部红肿疼痛为主者，选用解毒止痒方外洗或湿敷，后扑黄白散，待皮肤干燥结痂后涂癣药膏。

（3）皮损以苔藓化为主，伴剧烈瘙痒者，用润燥止痒方外洗，后选涂雄黄膏、止痒膏、羊蹄根散等，至皮损消退，再继续用两周后方能停药。

（4）阴股多汗潮湿者，选湿毒药粉、花蕊石散或黄白散扑患处。

七、预防与护理

1. 积极彻底治疗鹅掌风、脚湿气、灰指甲、圆癣等癣疾，以防沾染诱发本病。
2. 注意卫生消毒，勤洗浴，勤换内衣内裤，保持阴股部清洁、干燥。
3. 避免使用刺激性强的洗涤用品洗患处。

八、西医治要

1. 病因病理 西医学认为本病实际是体癣在阴股部位发作的特殊类型，常由絮状表皮癣菌、红色毛癣菌、须癣毛癣菌、白色念珠菌等引起。

2. 治疗 治疗以外用抗真菌制剂为主，可酌情选用水杨酸酊、复方雷锁辛搽剂、10%冰醋酸溶液、1%～2%咪唑类霜剂或溶液、1%特比萘芬软膏及联苯苄唑霜等。皮损泛发或顽固难愈者，可考虑选用口服抗真菌制剂，如伊曲康唑、特比萘芬、氟康唑等。对临床上表现为皮炎或湿疹但又不能排除股癣，或局部炎症明显者，直接镜检阴性时，应取鳞屑做真菌培养，在等待培养结果期间，可暂时使用同时含有抗真菌剂和糖皮质激素的复方制剂以控制炎症（同时亦有抗真菌作用），待培养结果出来后再改为单纯的抗真菌药（真菌培养阳性者）或单纯的糖皮质激素制剂（真菌培养阴性者）。

第八节　紫白癜风

紫白癜风是由糠秕孢子菌引起的一种皮肤浅表角质层的慢性皮肤真菌病。由于本病夏季炎热多见，汗出时斑点明显，极似汗渍，故又有夏日斑、汗斑等名称。以黄色、褐色或灰白色边界清楚的蚕豆或更大斑片，上覆细小糠秕状鳞屑为临床特征。常无自觉症状，好发于胸、腹、上臂及背部。多见于青年男性。热带、亚热带地区多见，我国南方地区患病率较高。本病相当于西医的花斑癣。

一、病因病机

本病多因体热被风湿所侵，郁于皮肤腠理；或因汗液蕴积，淹凝肌肤，复经日晒，暑湿浸滞毛窍而成。

二、临床表现

本病男性明显多于女性，青壮年多发，儿童及老年人也可发病。

皮损初起为许多细小斑点，很快扩大形成钱币状或融合成片，上覆少许细小糠秕状鳞屑，可为灰白色、淡黄色、淡红色、褐色或暗棕色，如雨滴状分布。好发于胸背、颈侧、肩胛、腋窝、腹部及上臂，少有全身发病者。

一般无自觉症状，或稍有痒感，汗出时易发。

发病缓慢，冬轻夏重或冬愈夏生。有传染性，家庭或集体生活者，可相继感染发病。（见彩图9-11）

三、实验室检查

真菌检查 鳞屑在镜下可见真菌孢子和菌丝；鳞屑培养可长出乳酪色酵母样菌落。

四、诊断依据

1. 本病多发于青年男性多汗者，夏季发作或加重，入冬缓解或减轻。
2. 好发于胸、颈侧、肩胛、腋窝、腹部，亦可累及上臂、会阴、大腿等处。
3. 皮疹初起为许多细小斑点，很快扩大成蚕豆大的斑疹或互相融合成片状，色灰白、淡黄、浅红、棕褐，上覆少许细小糠秕状鳞屑。
4. 一般无自觉症状，部分在夏季多汗时可稍有痒感。
5. 实验室真菌镜检阳性，培养可长出酵母样菌落。

五、鉴别诊断

1. **白癜风**　正常皮肤间出现散在性大小不同、形态各异、边界清楚的白色斑片，白斑中毛发亦白，无痒痛感觉。
2. **风热疮**　主要发生于躯干，皮疹为圆形、椭圆形的红斑，其长轴与皮纹一致，上覆糠秕状鳞屑，可有不同程度的瘙痒，春秋季多发。
3. **虫斑**　好发于颜面，皮损为圆形或椭圆形的淡白或淡红色斑片，大小不等，上覆少量干燥的细薄鳞屑，多无自觉症状，好发于儿童和青年。

六、治疗

1. **内治法**　一般不需内治，对于一些顽固病例可用胡麻丸、防风通圣丸、万灵丹、消风散等作丸或煎汤内服。
2. **外治法**
（1）用硫黄皂或醋泡方或解毒止痒方洗搽患处或泡浴患处，然后再用雄黄膏或硫黄膏搽之，每日1次。
（2）雌雄四黄散、密陀僧散、汗斑擦剂、陀柏散、五香散，任选一种。若皮损以紫色为主，用醋调，以白色为主，用姜片蘸药粉搽之，每日1次，搽后不要用水冲洗。
（3）汗斑一号、二号，普癣水等外搽患处，每日2~3次。
（4）贝母、胆南星各等份，共研细末，生姜汁调药搽之，每日2~3次。
（5）枯矾、雄黄各等份，研细末，鲜茄子切块，蘸药粉外搽，每日2~3次。
（6）胆矾、牡蛎各等份，共研细末，醋调摩之，每日2~3次。
（7）汗斑灵擦剂由茵陈提取物（含茵陈醇浸出液及挥发油），冰醋酸（纯品）及10%雷锁辛等组成，用其涂患处，每日2次，7日为1疗程，连用2个疗程。

七、预防与护理

1. 勤洗澡，保持皮肤清洁，不与他人共用衣物。
2. 勤换衣服，内衣洗净后，应日晒或煮沸消毒。

八、西医治要

1. 病因病理　西医认为本病是一种皮肤浅表角质层的轻度慢性感染，由一种嗜脂酵母——圆形或椭圆形糠秕孢子菌所引起，为一种条件致病菌。健康状况不良、慢性感染、出汗过度、妊娠及应用糖皮质激素等均可诱发本病。多见于青、中年，特别是多汗男性青年。

2. 治疗　主要采用复方雷锁辛涂剂、3%水杨酸酒精、1%克霉唑、咪康唑和益康唑霜等外用药治疗，或用40%硫代硫酸钠溶液先行搽洗，待干后，再用4%盐酸溶液涂搽，内服氟康唑、伊曲康唑等药物。

第十章
动物性皮肤病

第一节 疥 疮

疥疮是一种由疥螨所引起的接触性传染性皮肤病。俗称"虫疥"、"癞疥"、"干疤疥"等。以在手腕、指缝、下腹等处发生水疱、丘疹及隧道，夜晚瘙痒剧烈为临床特征。可发生于任何年龄，常在学校、幼儿园、旅社及家庭中流行。相当于西医的疥疮。

一、病因病机

直接接触疥疮患者，或使用患者用过而未经消毒的衣服、被褥、用具等，由疥虫传染，或由疥虫寄生的动物传染所致。

二、临床表现

常有接触史。

好发于全身皮肤薄嫩和皱褶处，如手指缝、手腕屈侧、肘窝、腋窝、生殖器、腹股沟、大腿内侧、下腹部、脐周、臀部、女性乳房下等处，其中以指缝处最为常见，一般不累及头面颈项处（小孩除外）和掌跖。（见彩图 10－1，彩图 10－2）

基本损害为针头大小的丘疹、丘疱疹及疱疹，散在分布。皮疹早期近正常肤色，继而可呈微红，但多无红晕。在丘疹或丘疱疹邻近有时可见疥虫在表皮穿掘的数毫米长的线状隧道，隧道是疥疮所特有的征象。日久可形成疥疮结节，结节样损害多发生于阴囊、阴茎、大阴唇等皮肤浅层，有浸润及瘙痒，约豌豆大小，呈半球形，淡红色，消退缓慢。

自觉剧痒，尤以遇热及夜间为甚。

本病病程不定，按规范治疗疗效较好，预后良好。但搔抓可出现抓痕、结痂及湿疮样变，或因染毒而发生黄水疮、疖、臀核肿痛等。

三、实验室检查

疥虫检查 刮取患处丘疹或水疱，标本放在玻璃片上加水用低倍显微镜观察，可查到疥虫，也可见到虫卵及粪便；如果发现隧道，可用消毒针刺破，直达盲端，挑取肉眼可见的针头大灰白色小点，在低倍显微镜下可找到疥虫。

四、诊断依据

1. 有疥疮患者接触史，常在家庭或在集体生活的人群中传播。
2. 好发于皮肤薄嫩和皱褶处。
3. 皮疹主要为散在分布的红色小丘疹、丘疱疹、隧道、结节。
4. 自觉剧痒，遇热或夜晚加剧。
5. 镜检可查出疥虫或虫卵。

五、鉴别诊断

1. 浸淫疮　任何年龄均可发病，无传染性，皮损为多形性，境界不清。

2. 风瘙痒　好发于四肢伸侧、背部，重者可延及全身，多为继发性皮损。

3. 土风疮　多见于儿童，春秋季节多发，皮疹主要表现为丘疹与风团，皮疹似梭形，顶部有小丘疹或小水疱，好发于腰腹与四肢。

4. 虱病　由虱子引起，可分为头虱、衣虱和阴虱3种，临床上表现为局部瘙痒及血痂，常可找到虱子或虱卵。

5. 粟疮　儿童及成人均可发病，但以儿童为多，好发于四肢伸侧及躯干部，主要表现为风团样丘疹，豆大坚实，瘙痒无度，搔抓后可使皮肤变粗糙，多呈灰褐色，手触有皮厚感。

六、治疗

1. 内治法　一般不需内服，若继发感染者，宜疏风清热利湿，用消风散合黄连解毒汤加减。

2. 外治法　疥疮的外治以杀虫为主。硫黄为古今治疗疥疮的特效药，一般成人可搽10%～20%硫黄软膏，婴幼儿可搽5%～10%硫黄霜剂。亦可用一扫光或雄黄软膏等外搽。

先用热水及肥皂洗澡后，再搽药。一般先搽好发部位，再搽全身，每日早晚各搽1次。连续3天，第4天再洗澡换衣被，此为一个疗程。一般治疗1～2个疗程，停药后观察1周左右，如无新发皮损出现，即为治愈。两周后如果仍痒或发现疥虫，应再按上法治疗。

七、预防与护理

1. 注意个人卫生，勤洗澡、勤换衣。
2. 不与患病者同居，病人衣被应煮沸消毒或在阳光下暴晒。

八、西医治要

1. 病因病理　西医认为本病由感染疥螨所致。疥螨俗称疥虫，呈卵圆形，腹侧前后各有足两对，可分人疥螨和动物疥螨两类。疥螨的致病作用：一是在角质层挖掘隧道而产生机械性损害；二是由疥螨分泌的毒素刺激皮肤引起的剧烈瘙痒；三是疥螨的粪便、死虫躯体等引起变态反应。疥螨的成虫寿命约2个月左右，离开人体后可生存2～3天。疥疮往往通过密切接触或污染的服装、床褥等而传染他人。

2. 治疗 以杀虫、止痒、处理并发症为治疗原则。

（1）全身治疗：皮肤瘙痒剧烈者，可酌情给予抗组胺制剂，如扑尔敏、西替利嗪等。

（2）局部治疗：可外用10%～20%的硫黄软膏、1%γ-666乳剂或软膏、10%～25%的苯甲酸苄酯乳剂或软膏等。

（3）物理治疗：疥疮结节可采用液氮冷冻或皮质类固醇激素局部注射治疗。

第二节　阴　虱

阴虱病是由寄生于人体阴毛根部的虱子叮咬皮肤后所引起的瘙痒性皮肤病。以丘疹、血痂、抓痕，同时在阴毛上发现虱和虱卵为临床特征。主要通过性接触传染，少数是由于卫生条件差和家庭内密切接触所致。西医亦称为阴虱。

一、病因病机

中西医均认为本病为感染虱所致。虱因寄生部位不同和形态上的差异，可分头虱、衣虱和阴虱三种，分别寄生于人的头皮、衣服和阴毛上。人虱一般不能在它种动物体上寄生，只由人与人之间的直接接触或通过被褥、衣、帽等间接接触而传播。因阴虱主要通过性传播，因此，阴虱属性传播疾病的范畴。

二、临床表现

阴虱主要寄生于阴部和肛周毛发部位，多由性交传染，偶可侵犯眉毛和睫毛。

皮损主要表现为在阴虱叮咬处发生丘疹、血痂。阴虱由于活动范围较小，常紧伏皮面或牢附于阴毛上不动，叮咬皮肤引起剧痒，经搔抓可出现表皮剥蚀、抓痕、血痂或毛囊炎及继发性损害。有的患者可出现青斑，不痛不痒，压之不褪色，可持续数月。（见彩图10-3）

阴部皮肤瘙痒剧烈。

病程不定，一般预后较好。也可因搔抓染毒而有脓疱、脓痂、渗液，形成黄水疮或湿疮样变。

三、实验室检查

虱虫检查 阴毛毛干上可找到虱和虱卵。

四、诊断依据

1. 有阴虱患者接触史。
2. 好发于阴部和肛周毛发部位。
3. 皮损主要为丘疹、血痂。
4. 自觉瘙痒剧烈。

5. 阴毛毛干上可找到虱和虱卵。

五、鉴别诊断

1. 外阴部湿疮   常对称发生，皮损多形性，边界不清，瘙痒剧烈，反复发作，查不到虱和虱卵。

2. 风瘙痒   无原发性皮损而以瘙痒为主，查不到虱和虱卵。

3. 疥疮   好发于皮肤嫩薄部位，皮损可有丘疹、丘疱疹、结节、隧道，可查出疥虫，而无虱和虱卵。

六、治疗

1. 内治法   本病一般不需内治。

2. 外治法   本病以外治为主。剃除病毛后，用温肥皂水清洗局部，再外搽50%百部酊，每日2次，或10%~20%硫黄软膏等，每日2次。

七、预防与护理

1. 注意个人卫生，勤洗澡、勤换衣。

2. 患者的被子、内衣等需进行消毒处理。

3. 检查和治疗性伴侣和家庭其他成员。

八、西医治要

1. 病因病理   西医认为本病是由寄生于人体阴部体表毛根的阴虱叮咬皮肤所引起的一种瘙痒性皮肤病。阴虱病大多通过性接触传播，少数也可通过接触被阴虱污染的物品如浴盆、毛巾、衣物等传染，是性传播疾病之一。

2. 治疗   以杀灭阴虱和局部对症治疗为主，常用的外用药有10%樟脑醋、优力肤霜、1%γ-666乳剂或软膏、0.5%~1%马拉硫磷粉剂、25%苯甲酸苄酰洗剂等。有感染者可外用1%莫匹罗星、环丙沙星软膏或红霉素软膏外搽。

第三节   虫 咬 伤

虫咬伤是被虫类叮咬或接触毒虫的毒液所致的一类皮肤病，俗称"毒虫伤"。以被毒虫叮咬后局部出现红斑、瘀点、丘疹、风团、红肿等皮损，自觉瘙痒、灼痛为临床特征。多发于夏秋季节，男女老幼皆可发病。本病相当于西医的虫咬皮炎。

一、病因病机

夏秋之季，诸虫繁生，虫性喜叮咬人皮肤或以毒刺刺入，虫毒乘隙而入，人中其毒，郁而化热、生湿，湿热与虫毒郁积皮肤，入于营血，或侵蚀筋脉，再及脏腑而成本病。

二、临床表现

1. 好发部位 多发于昆虫孳生的夏秋季节，皮疹多见于头面、颈项、手足等暴露部位。

2. 皮损特点 皮损呈多形性，常见有丘疹、风团、红斑、瘀斑，间或有水疱、血疱、肿块等。皮损中央可见有刺吮点，散在分布或密集成片。由于搔抓而水疱破裂，引起糜烂，或染毒臖核肿痛。

3. 自觉症状 自觉灼热、疼痛、瘙痒。

4. 临床表现 但因恶虫种类不一，所致临床表现各有其特点。

（1）蜈蚣伤：毒爪刺螫处先出现两个瘀点，四周红肿，其痛彻骨，并常有红丝出现，严重的则出现浑身麻木、头痛、眩晕、恶心、呕吐、心悸、脉细、谵语及抽搐等证候。

（2）蜂螫伤：伤处有瘀点，周围起红斑样丘疹或风团，重者则一片潮红肿胀，往往有水疱形成，自感瘙痒，剧烈疼痛，亦可产生头晕恶心等全身症状。

（3）蝎螫伤：蝎伤后顿时大片红肿，剧烈疼痛，并可伴发红线及臖核，严重时出现流涎、恶心、呕吐、嗜睡、寒战、高热等证候。

（4）蚂蟥咬伤：吸附处往往发生丘疹或风团，中心有一瘀点，若用力把蚂蟥撕下，则吸附处流血不止。

（5）蚊虫、臭虫、跳蚤咬伤：蚊虫叮咬后引起皮肤红斑或风团样丘疹，疹中心有一小瘀点，疹边缘为一苍白圈，并伴有轻度的瘙痒或微痛；臭虫叮咬后，引起红斑或丘疹，可伴有不同程度的瘙痒，一般不痛；跳蚤叮咬后引起紫红色斑点，使局部红肿剧痒。

（6）蠓虫咬伤：咬伤后有瘀点，水肿性红斑，风团及水疱，奇痒难忍。

三、实验室检查

血常规 重症患者可有白细胞总数升高。

四、诊断依据

1. 多发于夏秋季节。

2. 好发于暴露部位。

3. 皮损以丘疹、风团或瘀点为多见，亦可出现红斑、丘疱疹或水疱，皮损中央可见有刺吮点，散在分布或密集成片。（见彩图 10 – 4）

4. 自觉有不同程度的瘙痒。

五、治疗

1. 内治法 本病一般不需内治。但若病情严重，成片红肿，水疱较大，瘀斑，局部臖核肿痛，恶寒发热，头痛，恶心，胸闷；苔黄，脉数，治宜清热解毒，方用五味消毒饮加减。

2. 外治法

（1）蜈蚣咬伤：可用五灵脂适量，或南通蛇药片研末水调敷；或用蟾酥饼、醋磨浓汁外涂患处；还可用甘草、雄黄各等份，研末，菜油调敷。

（2）蜂螫伤：可用米醋洗伤口，或鲜马齿苋、野菊花、鲜佛耳草、鲜夏枯草任选一样捣烂外敷，或鲜蒲公英折断后的白色乳汁外搽，或用南通蛇药片研末水调敷。

（3）蝎螫伤：先用拔火罐的办法吸出毒汁，再用雄黄、枯矾等份，研末，茶水调涂，或用鲜大青叶、鲜马齿苋、鲜薄荷叶捣烂外敷。

（4）蚂蟥咬伤：米醋、白酒、盐水任选一种外搽，蚂蟥吸附腿上时，可用手轻轻拍击叮咬周围，或用米醋、白酒、唾液、盐水等涂擦叮咬处，蚂蟥就会放松吸盘而落下，切不可强行拉下。

（5）蚊虫、臭虫、跳蚤咬伤：同蜂螫伤。

（6）蠓虫咬伤：可用野菊花、蒲公英各10g，煎汤外洗患处，或用生姜汁外搽，或用冬瓜叶捣烂外敷。

六、预防与护理

1. 搞好环境卫生，平时可用烟草、除虫菊、青蒿、野艾、百部、菖蒲晒干，用熏烟法灭虫。

2. 加强个人防护，夏日睡觉应挂蚊帐，点蚊香；在山区林园劳动时，应穿防护衣服，必要时外涂防虫油等。

七、西医治要

1. 病因病理　西医认为本病主要为虫类叮咬、接触毒液或虫体毒毛而致。

2. 治疗　治疗以消炎、止痒、抗感染为原则。

（1）全身治疗：瘙痒剧烈可酌情给予抗组胺药；若发生继发感染，可给予抗生素治疗。

（2）局部治疗：可酌情外用糖皮质激素软膏；有感染时可用抗生素软膏外搽患处。

第四节　射　工　伤

射工伤是一种接触松毛虫幼虫尸体或虫体污染的柴草或接触松毛虫的毒毛所致的一种急性皮肤病，俗称"松毛虫病"、"松树痒"等。以轻者仅有皮肤焮红与刺痒，重者出现关节红肿与疼痛为临床特征。男女老幼均可发病，南方多见。本病相当于西医的松毛虫皮炎。

一、病因病机

多因劳役汗出，皮肤腠理不密，为虫毒所伤，虫毒客于皮肤则发痒作痛；虫毒走窜于经络、关节骨骼以致关节肿痛，日久血凝毒聚，热盛肉腐，关节溃脓，经久造成关节强直畸形。

二、临床表现

1. 好发部位 接触毒毛几分钟到数十分钟内即发病。

2. 皮损特点 皮损好发于暴露部位。临床上可为皮炎型、骨关节炎型和混合型。

（1）皮炎型：表现为暴露部位出现绿豆至黄豆大小斑疹、斑丘疹或风团，色淡红或鲜红，散在分布，有时可发生丘疱疹、水疱、脓疱、皮下结节。

（2）骨关节炎型：一般在接触后 4~5 天出现关节症状，尤以暴露部位的小关节受累为主，多呈单发性，表现为关节红、肿、热、痛、功能障碍，关节肿胀，皮肤发亮，有时有波动感，可抽出浆液性分泌物，化验培养无细菌生长。

（3）混合型：具有上述两种表现，一般在皮疹出现 2~3 天后即出现骨关节症状。

3. 自觉症状 自觉瘙痒剧烈。全身症状一般较轻，重症时可有畏寒、发热、头痛、全身不适、纳差等症状。

4. 预后 病程不定，皮疹经治疗后 3~4 天即可消退，关节症状多在 1 周内逐渐缓解，少数亦可长达数月之久。部分患者可发生耳郭炎、结膜炎、巩膜炎、虹膜睫状体炎、肌腱炎或软组织炎等，病程 1 月或更久。

三、实验室检查

1. 血常规 白细胞总数正常或稍高。

2. 血沉 正常。

3. 抗"O"检查 阴性。

4. X 线 可表现为骨质疏松、骨关节破坏伴不同程度的骨膜反应，晚期呈局部明显的骨质增生硬化，关节间隙缩窄。

四、诊断依据

1. 有接触松毛虫毒毛史。
2. 好发于身体暴露部位。
3. 皮损为斑疹、风团，间有丘疹、水疱、脓疱、皮下结节等，部分患者有关节红肿热痛，功能障碍。
4. 自觉局部瘙痒或关节肿痛。

五、鉴别诊断

1. 杨刺虫伤 多见于养桑蚕地区，皮疹较轻，以刺痒为主，无关节红肿热痛，病程较短。

2. 风湿热痹 发病急骤，关节红肿，酸痛不已，而无皮损。

3. 虫咬伤 常有蜈蚣、黄蜂、蝎子、蚊虫等叮咬肌肤史，皮损为红斑、瘀点、丘疹、风团、红肿，痒痛相兼。

六、治疗

1. 内治法

（1）虫毒侵犯肌肤证

主症：局部红斑、风团及丘疹或丘疱疹，色红，自觉瘙痒；苔薄黄，脉浮数。

治法：祛风清热解毒。

方药：消风散合银翘散加减。

（2）虫毒侵犯关节证

主症：初即起关节红肿或积液，呈撕裂性疼痛，日夜不宁，辗转呻吟，痛苦不堪；伴发热头痛，口渴纳呆，小便黄赤；苔黄腻，脉滑数。

治法：祛风、清热、除湿、活血、通络。

方药：内疏黄连汤加减。

2. 外治法

（1）皮炎型外用三黄洗剂或青黛散。

（2）野菊花、蒲公英、紫花地丁、山苦瓜任选其中两味煎汤外洗。

（3）马齿苋、七叶一枝花、芙蓉花叶，任选一种，捣泥外敷。

（4）关节红肿疼痛者选用玉露膏外敷。

3. 针刺治疗

关节肿痛，在手部取外关、内关、养老、中泉、阳溪；在足部取穴悬钟、丘墟、解溪、昆仑。每次取1~2个穴位，施泻法，轮流施刺。

七、预防与护理

1. 采取防虫措施，摘除卵块和虫茧，诱捕成蛾，尽早消灭幼虫。

2. 加强宣传教育，在已发现松毛虫的山区和园林，暂时禁止群众进山砍柴、割草或从事其他劳动，若须入林工作者，应做好个人防护。

3. 利用天敌灭虫，松毛虫的天敌有赤眼蜂、红头小茧蜂等，放养它们进行灭虫。

4. 预防残疾，关节肌肉有萎缩者，应及早进行功能锻炼。

八、西医治要

1. 病因病理　西医认为本病主要是因为松毛虫的毒毛刺伤皮肤所引起的炎症反应。松毛虫为寄生在松树上的一种毒虫，它的幼虫体表覆有大量的毒毛，可刺伤皮肤引起皮炎及关节炎。本病多发于种植马尾松的丘陵地带，患者多为山区的农民、林场工人，以5~11月多发。

2. 治疗　治疗以消炎、止痒、抗过敏为原则。

（1）全身治疗：瘙痒剧烈可给予抗组胺药，有关节症状时酌情处理，选用非甾体类抗炎药，必要时采用糖皮质激素治疗，继发感染时给予抗生素治疗。

（2）局部治疗：患处外搽炉甘石洗剂；有关节症状时，关节周围用醋酸曲安西龙或泼尼松龙封闭，外敷 10% 硫黄、鱼石脂软膏；耳郭炎、眼部炎症可局部使用抗生素和糖皮质激素药物治疗。

第五节 蠼螋伤

蠼螋伤为隐翅虫体内的毒液沾染人体皮肤后引起的一种炎性反应。以接触部位水肿、红斑、脓疱伴灼热、微痒为临床特征。多见于夏秋季，男女老幼均可发病。本病相当于西医的隐翅虫皮炎。

一、病因病机

夏秋之季，诸虫繁生，虫性喜叮咬人皮肤，虫毒损伤皮肤所致。

二、临床表现

一般在接触数小时内发病。皮疹好发于面、颈、胸、背及上、下肢等露出部位。

皮疹表现为条状或片状的水肿性红斑，其上有密集排列的针尖或帽头大小的丘疹、水疱或脓疱，周围红晕，表面常显示鲜红的糜烂面。附近臖核肿大。（见彩图 10 - 5）

自觉灼热、疼痛及瘙痒。严重的可出现发热、头痛、头昏、恶心、呕吐等全身症状。

皮疹约经 1 周左右结痂脱落而愈，留有暂时性色素沉着斑。有的病人眼结膜和鼻黏膜、口角黏膜处也可受到侵犯，形成糜烂面。

四、诊断依据

1. 多见于夏秋季。
2. 好发于身体暴露部位，如在面、颈、胸、背及上、下肢等。
3. 皮损常呈条状或片状水肿性红斑，其上有密集针尖大小水疱或脓疱。
4. 自觉灼热、疼痛、瘙痒。

五、鉴别诊断

1. 湿疮 皮疹多形性、对称性，界限不清，自觉症状以瘙痒为主。

2. 漆疮、膏药风 损害为境界清楚的水肿性红斑，其上为大小基本一致的丘疹或水疱，甚至大疱，常有接触致敏物的病史。

3. 黄水疮 多发生于儿童，夏末秋初多见，皮损以脓疱、脓痂为主，自觉瘙痒。

六、治疗

1. 内治法 一般无需内治。

2. 外治法 红斑、丘疹时外敷青黛软膏；有水疱及糜烂面时用银花、黄连、明矾煎水外洗；灼痛时用 10% ~20% 氨水点滴。亦可用季德胜蛇药研末以水调糊状外敷于患处。

七、预防与护理

1. 搞好环境卫生，清除住宅周围的杂草、垃圾，消灭隐翅虫的孳生地。
2. 安装纱门、纱窗防止害虫侵入，睡眠时要挂蚊帐，熄灭室内的灯光。
3. 如发现有虫落在皮肤上，不要用手捏或拍击，应将虫体拨落在地，用脚踏死。

八、西医治要

1. 病因病理　西医认为本病由隐翅虫侵袭人体皮肤所致。隐翅虫皮炎又称线状皮炎，隐翅虫昼伏夜出，多在夜间向有灯光的地方飞行，当虫爬到人体表面时，并不放出毒汁，而只有当虫体被拍击或压碎，其体内毒素（为一种强酸性毒汁）沾染皮肤而引起皮肤炎症反应。

2. 治疗　治疗以消炎、止痒、抗过敏为原则。

（1）全身治疗：瘙痒明显可给予抗组胺药，如扑尔敏等。

（2）局部治疗：及时用肥皂水清洗患处，外搽1%薄荷炉甘石洗剂或糖皮质激素霜剂，如有糜烂可用1%~2%的明矾液或1:5000的高锰酸钾溶液进行冷湿敷，若有脓疱或感染，可用抗生素软膏外涂。

第六节　粪毒块

本病是由钩虫幼虫侵入皮肤而引起的局部炎性反应，俗称"土痒疹"、"粪疙瘩"等。以四肢末端发生丘疹、水疱伴有奇痒为临床特征。为农村常见的一种皮肤病，南方较北方为多，一般以夏秋湿热季节常见。本病相当于西医的钩虫皮炎。

一、病因病机

虫性喜叮咬人皮肤，虫毒乘隙而入，虫毒湿热蕴结于肌肤而发病。

二、临床表现

钩虫幼虫侵入皮肤后，几分钟内即可出现症状。

皮损多生发于手背、指尖、足背、足缘、跖间及踝部。钩虫幼虫钻入手足皮肤后，局部即有刺痒或烧灼感，1~2小时后，该处发生斑疹或水肿性红色小丘疹，1~2天内变为疱疹，内含淡黄色液体，抓破后常易染毒。

自觉奇痒或烧灼感。

若无染毒则1周左右皮损即可消退。少数患者可并发瘾疹，若侵入钩蚴较多，两周内出现哮喘及血中嗜酸性粒细胞增多，甚至引起钩虫病。

三、实验室检查

1. 血常规 嗜酸性粒细胞增高。

2. 便常规 4~5 周内在大便中可查到虫卵。

3. 痰液检查 哮喘发作时痰中可查到钩蚴。

四、诊断依据

1. 好发于夏秋湿热季节，南方较北方为多见。

2. 皮损多生发于手背、指尖、足背、足缘、跖间及踝部。

3. 皮损初起为斑疹或水肿性红色小丘疹，1~2 天内变为疱疹，内含淡黄色液体。

4. 自觉奇痒或烧灼感。

5. 嗜酸性粒细胞增高；4~5 周内在大便中可查到虫卵；哮喘发作时痰中可查到钩蚴。

五、鉴别诊断

1. 疥疮 有传染源接触史，常在集体单位或家庭中同时或先后有多人患此病，皮疹多分布在指缝、下腹、股内侧及阴部等皮肤皱褶和柔嫩部位，能查到疥虫。

2. 鹅掌风、脚湿气 多发生于掌跖及指（趾）间，为脱屑及小水疱、丘疹、丘疱疹。真菌检查阳性。

六、治疗

1. 内治法 大便中查到钩虫卵者，可给予驱虫治疗。

2. 外治法 取核桃树叶、麻柳树叶煎汤洗患处或青矾研细后泡开水洗患处，亦可用雄黄 10g，枯矾 10g 研末加菜油调成糊状涂擦患处。

七、预防与护理与

1. 加强粪便管理，粪便经无害化处理后再作肥料用。

2. 加强个人防护，在钩虫流行地区，尽可能避免皮肤接触泥土、粪便，勿赤脚在田间行走。

八、西医治要

1. 病因病理 西医认为钩虫的卵随大便排出，在土壤中孵化出具有感染力的丝状蚴，如钻入皮肤即引起本病。在夏秋季节，人若赤脚下田或用手挖土，常在手背、指间、足背、足缘、趾间及踝部等部位，遭幼虫侵入皮肤致病。

2. 治疗 治疗以抗钩虫、止痒、抗过敏为原则。

（1）全身治疗：必要时给予抗组胺药，出现哮喘时给予氨茶碱或糖皮质激素治疗。若在大便中查到虫卵应给予驱虫治疗，可内服甲苯咪唑、左旋咪唑等。

（2）局部治疗：局部瘙痒可外搽 1%~2% 的薄荷炉甘石洗剂，继发感染可外用抗生素软膏。

（3）物理治疗：丝状钩蚴钻入皮肤 24 小时内还可用透热疗法。

第七节　鸭屎疯

鸭屎疯是由血吸虫的尾蚴钻入皮肤所引起的一种急性炎症反应。以瘙痒性丘疹为临床特征。本病相当于西医的血吸虫尾蚴皮炎。

一、病因病机

虫性喜叮咬人皮肤，虫毒乘隙而入，虫毒湿热郁积皮肤而成本病。

二、临床表现

皮损好发于与疫水接触部位，一般在上下肢浸水部位。

尾蚴在钻入皮肤后 5~30 分钟，可在入侵处形成暂时性水肿性红斑，1~2 小时后可消退，不久又出现针头大淡红色丘疹或丘疱疹，中央有一小瘀点，散在或密集分布，常抓破或染毒而形成脓疱。皮损主要限于接触水的部位，少数也可泛发。在流行地区会阴和外生殖器的血吸虫肉芽肿性湿疣和臀部、会阴部的瘘管也较常见。此外尚可表现为异位性血吸虫病，常在躯干处出现椭圆形、绿豆大小坚硬丘疹，可融合成斑块，表面干燥脱屑，色素沉着。

自觉局部剧痒，夜间尤甚。

约 3 天左右炎性反应达最高峰，1~2 周后逐渐消退。

三、实验室检查

1. 血常规　血白细胞总数及嗜酸性粒细胞增高。
2. 便常规　粪便检查可查出虫卵。

四、诊断依据

1. 多发于血吸虫疫区。
2. 皮疹好发于与疫水接触部位。
3. 浸水部位出现红色丘疹、丘疱疹或脓疱。
4. 自觉剧痒，夜间尤甚。

五、鉴别诊断

1. 土风疮　多见于儿童，皮损为风团样丘疹，顶端有小疱，自觉瘙痒，无疫水接触史。
2. 虫咬伤　多发于夏秋季节，好发于暴露部位，皮损以丘疹、风团或瘀点为多见，皮损中央可见有刺吮点，散在分布或当数个成群，自觉瘙痒，无疫水接触史。

六、治疗

1. 内治法　解毒祛风止痒，选用消风散或银翘散加减。
2. 外治法　野菊花、金银花、明矾煎汤外洗。

七、预防与护理与

1. 加强粪便管理、消灭钉螺和尾蚴。

2. 改善劳动条件，加强个人防护，在流行区下水劳动前涂15%邻苯二甲酸丁酯防护膏，可防止尾蚴钻入皮肤，及时治好病人，消灭传染源。

八、西医治要

1. 病因病理　西医认为本病为人体接触疫水后尾蚴钻入皮肤所致。包括寄生在人体内的日本血吸虫尾蚴皮炎和寄生在禽畜动物体内的血吸虫尾蚴皮炎两大类。

2. 治疗　治疗以消炎、止痒、防止继发感染为原则。

（1）全身治疗：若出现变态反应症状可给予抗组胺药或糖皮质激素。对尾蚴感染后引起的血吸虫病，应进行系统性的内科治疗。

（2）局部治疗：可外搽1%薄荷炉甘石洗剂或5%樟脑酒精，有感染时可外用抗生素软膏。

（3）物理治疗：晚期形成皮肤肉芽肿，可采用电灼、CO_2激光或手术切除。

第十一章

湿疹皮炎类皮肤病

第一节 漆 疮

漆疮是一种接触生漆或闻漆气味而发生的过敏性皮肤病，俗称"漆咬疮"、"漆毒"、"漆痱子"。以起病较重，约24小时内发疹，轻者仅感瘙痒，重者颜面浮肿，渗流脂水为临床特征。男女老幼均可发病，尤以禀赋不耐者多见。本病相当于西医的漆性皮炎。

一、病因病机

中医认为人体先天秉性不耐是发病的内因，而接触外界生漆、漆器或闻漆气是发病的外因。由于肌肤腠理不密，漆毒客于皮肤，或漆气敛于肺经，漆辛热之毒可动风生火，与肌中内蕴之湿相搏结；或因肺主皮毛，肺经藏敛漆毒外淫肌肤而发病。

二、临床表现

1. 接触史 一般在直接或间接接触漆后24小时内发病。

2. 好发部位 初发大都只在暴露部位，以颜面、颈部、手腕关节周围、手背及前臂等处为多，少数可同时发生于阴茎、包皮、阴囊及股内侧，甚至可延及躯干、四肢等处。发病急剧者，先有局部发痒、灼热，其后迅速出现皮损。

3. 皮损特点 按表现分为两种类型。

(1) 皮炎型：轻重不一，轻者仅有水肿性红斑及痱子样皮疹，没有水疱，重者于患处出现大片潮红、肿胀，继而迅速发生密集的针头至粟粒大小的红色丘疹，并迅速变为水疱或大疱。破后形成大片糜烂面。发生于颜面及外阴部者，其红肿尤为显著。

(2) 荨麻疹型：多全身泛发，呈风团样皮损，色泽鲜红，消退缓慢。可出现皮肤划痕反应阳性。(见彩图11-1)

4. 全身症状 局部灼热、瘙痒、疼痛，可伴有头痛、发热、食欲不振等全身症状。

5. 预后 病程不定，一般经过2~3周而愈。如反复发生，可致皮肤粗糙、肥厚，转为慢性湿疮样变化。

三、实验室检查

血常规 可见白细胞总数升高。

四、诊断依据

1. 发病前有漆树或漆器等接触史。

2. 初发多在暴露部位，以颜面、颈部、手腕关节周围、手背及前臂等处为多。

3. 皮损可表现为皮炎型（皮肤潮红、红斑、水肿、小丘疹、丘疱疹、水疱、糜烂）及荨麻疹型（风团、皮肤划痕反应阳性）。

4. 自觉灼热、瘙痒、疼痛。

五、鉴别诊断

1. 大头瘟 无漆接触史，多先有发热恶寒、恶心呕吐、头痛等严重的全身症状，继之面部皮肤焮红水肿，但常局限，其他部位未见发疹，且无痒感。

2. 湿疮 无漆接触史，皮损呈多形性，部位不定，境界不清，有趋于慢性或再发的倾向。

六、治疗

1. 内治法

（1）风热壅盛证

主症：手腕、指缝、手背、前臂肌肤剧烈瘙痒，皮肤焮红肿胀，丘疹，风团，浮肿，搔之更甚；舌红，苔薄黄，脉浮数。

治法：清热消风。

方药：消风散酌加大青叶、木通、连翘等。

（2）毒热夹湿证

主症：肌肤突然焮红成片，肿胀，灼热刺痒，继而可见丘疹、丘疱疹、水疱、甚则出现大疱、血疱，搔破则脂水频流，湿烂渗液，显露糜烂，乃至浅表溃疡；伴发热，畏寒，恶心呕吐，头痛等全身症状；舌质红，苔黄，脉滑数。

治法：清热解毒，化湿消肿。

方药：化斑解毒汤酌加水牛角、龙胆草、钩藤、滑石等。

2. 外治法

（1）皮损以丘疹、红斑为主者，选用炉甘石洗剂、三黄洗剂外擦。

（2）皮损以丘疱疹、水疱、渗液、糜烂为主者，选用生地榆、黄柏各15g，水煎冷湿敷，然后选用青黛散或玉露散，植物油调成糊状外涂。

3. 针刺疗法 取穴为尺泽、曲池、合谷、曲泽、委中，除委中穴外，均采用单侧交替使用，用泻法，委中穴可放血。

七、护理与预防

1. 凡禀赋不耐者，应避免接触漆树及漆器。

2. 如因职业关系，在工作中要加强防护，如穿防护衣袜和戴手套，对漆高度不耐者，应更换工作。

3. 忌食辛辣、鱼腥发物，局部禁用热水、肥皂烫洗，避免搔抓，忌用刺激性强的药物。

八、西医治要

1. 病因病理   西医认为本病为对漆过敏而引起的接触性皮炎。

2. 治疗   全身治疗可选用以抗组胺药、钙剂，严重的病例可短期应用糖皮质激素。局部治疗渗液时外用3%硼酸溶液或1∶2000醋酸铅溶液冷湿敷，有亚急性皮损者可用糖皮质激素软膏外涂，伴感染者可加用抗生素软膏外涂，如红霉素、新霉素及莫匹罗星等。

第二节   湿 疮

湿疮是一种由多种内外因素所引起的具有明显渗出倾向的皮肤炎症性疾病。以多形性皮损、对称分布、易于渗出、自觉瘙痒、反复发作、易成慢性病为临床特征。可发生于任何年龄、性别和季节，而以先天禀赋不耐者为多。一般分为急性、亚急性、慢性三类。本病相当于西医的湿疹。

一、病因病机

总因禀赋不耐，风、湿、热阻于肌肤所致。

1. 饮食不节   过食辛辣鱼腥动风之品，或嗜酒伤及脾胃，脾失健运，致湿热内生，复外感风湿热邪，内外合邪，两相搏结，浸淫肌肤而发。

2. 素体虚弱   素体虚弱，脾为湿困，肌肤失养所致。

3. 湿热蕴久   湿热蕴久，耗伤阴血，化燥生风而致血虚风燥，肌肤甲错而生。

二、临床表现

根据病程和皮损特点，一般分为急性、亚急性、慢性三类。

1. 急性湿疮   起病较快，常对称发生，好发于面、耳、手、足、前臂、小腿等外露部位，腋窝、阴部、股部、肛周等皮肤皱褶处也常有发生，严重时可延及全身。

皮损为多形性，常在红斑基础上有针头到粟粒大小的丘疹、丘疱疹和水疱，水疱经搔抓破后形成点状糜烂面，有明显浆液性渗出。皮损常融合成片，向周围扩延，境界不清楚，边缘区有少量多形性皮损，散在分布。如染毒可出现脓疱、脓液和脓痂。个别病人可合并疖、丹毒、臀核肿大等。（见彩图11-2）

自觉瘙痒剧烈，伴有灼热感，饮酒、搔抓、热水烫洗等均可使瘙痒加重。患者一般无明显全身症状。皮损泛发而严重者可伴有全身不适、低热和烦躁不安。

病程长短不一。常于数周后皮损逐渐减轻而趋于消退。若反复发作，可转为慢性。

2. 亚急性湿疮   局部红肿炎症减轻，皮损呈暗红色，水疱和糜烂逐渐愈合，渗出减少，可有丘疹、少量丘疱疹以及鳞屑。（见彩图11-3）

自觉瘙痒，程度轻重不一。

病情逐渐好转。遇诱因可再次呈急性发作，或时轻时重、经久不愈而发展为慢性湿疮。

3. 慢性湿疮 好发于手、足、小腿、肘窝、股部、乳房、外阴及肛门等部位，以四肢多见，多呈对称发病。

常由急性及亚急性湿疮迁延而成，或发病即为慢性湿疮。皮损为皮肤肥厚、粗糙，苔藓样变，鳞屑，色素沉着或色素减退斑等，可呈浸润肥厚的斑块，或角化性皲裂性斑片等。（见彩图11-4）

瘙痒程度轻重不一。

病情时轻时重，迁延数月或更久。受某些内、外因素的刺激，可急性发作。

4. 特定部位湿疮 湿疮虽有上述共同表现，但由于某些特定的环境或某些特殊的致病条件，临床表现可有一定的特异性，常见的特定部位湿疮者有以下几类。

（1）头面部：发于头皮者，多有糜烂、流滋、结黄色厚痂，有时头发黏集成束，常因染毒而引起脱发；发于面部者，多有淡红色斑片，上覆以细薄的鳞屑，自觉瘙痒。

（2）耳部：好发于耳窝、耳后皱襞及耳前部，皮损为潮红、糜烂、流滋、结痂及裂隙，耳根裂开，如刀割之状，痒而不痛，多对称发生。

（3）乳房部：主要发生于女性，表现为皮肤潮红、糜烂、流滋，上覆以鳞屑，或结黄色痂皮，自觉瘙痒，或因皲裂而引起疼痛。

（4）脐部：皮损为鲜红色或暗红色斑片，有流滋、结痂，皮损边界清楚，不累及外周正常皮肤，常有臭味，亦易染毒而出现红肿热痛，伴发热、畏寒、便秘、溺赤。

（5）阴部：皮损为淡红色斑片，表面糜烂、结痂、流滋、滋水，日久皮肤粗糙肥厚，色素沉着或减退，瘙痒剧烈，夜间更甚，发生肛门周围者，往往有辐射状皲裂。

（6）手部：皮损形态多样，可为潮红、糜烂、流滋、结痂，反复发作，可致皮肤肥厚粗糙，自觉瘙痒，冬季常因皲裂而引起疼痛，发于手背者多呈钱币状；发于手掌者，皮损边缘欠清。（见彩图11-5）

（7）小腿部：多见于长期站立者，皮损主要发于小腿下1/3的内外侧。常先有局部青筋暴露，继则出现暗红斑，表面潮湿、糜烂、流滋，或干燥、结痂、脱屑，呈局限性或弥漫性分布，常伴有臁疮，病程迁延，反复发作，可出现皮肤肥厚粗糙，色素沉着或减退。

三、实验室检查

组织病理 急性者表皮内可有海绵形成和水疱，真皮浅层毛细血管扩张，周围有淋巴细胞、少数中性及嗜酸性粒细胞。慢性者有表皮棘层肥厚明显，有角化亢进及角化不全，真皮浅层毛细血管壁增厚，胶原纤维可轻度变粗。

四、诊断依据

1. 急性湿疮

（1）急性发作。

（2）对称发生，好发于面、耳、手、足、前臂、小腿等外露部位，严重时可延及全身。

（3）皮损多形性，可在红斑基础上出现丘疹、丘疱疹及小水疱，集簇成片状，边缘不清。常因搔抓出现糜烂、渗液。如染毒，可有脓疱、脓液及脓痂，臀核肿大。

（4）自觉剧痒及灼热感。

2. 亚急性湿疮

（1）急性湿疮经治疗，红肿及渗出减轻，进入亚急性阶段，或由慢性湿疮加重所致。

（2）皮疹以小丘疹、鳞屑和结痂为主，仅有少数丘疱疹及糜烂。

（3）自觉瘙痒。

3. 慢性湿疮

（1）常由急性及亚急性湿疮迁延而成，或少数开始即呈慢性。

（2）好发于手、足、小腿、肘窝、股部、乳房、外阴及肛门等部位。

（3）损害为皮肤增厚、浸润、表面粗糙，呈苔藓样变，有色素沉着或色素减退及鳞屑，边缘较清楚。

（4）自觉明显瘙痒。

五、鉴别诊断

1. 漆疮、膏药风　发病前有明确接触史，皮损发于接触和暴露部位，形态单一，境界清楚，除去致病物质后可自愈。

2. 牛皮癣　皮损好发于颈项、四肢伸侧、尾骶部，初为多角形扁平丘疹，后融合成片，典型损害为苔藓样变，皮损边界清楚，无糜烂渗出史。

六、治疗

1. 内治法

（1）辨证施治

①湿热浸淫证

主症：发病迅速，皮损潮红灼热，瘙痒无度，滋水淋漓；伴身热，心烦，口渴，大便干结，小便短赤；舌红，苔薄白或黄腻，脉滑或数。

治法：清热利湿。

方药：龙胆泻肝汤合萆薢渗湿汤加减。

②脾虚湿蕴证

主症：发病较缓，皮损潮红，瘙痒，抓后糜烂渗出，可见鳞屑；伴有神疲、腹胀便溏；舌淡，苔白或腻，脉弦缓。

治法：健脾利湿。

方药：除湿胃苓汤酌加苦参、黄柏、汉防己等。

③血虚风燥证

主症：病久，皮损色暗或色素沉着，剧痒，或皮损粗糙肥厚；伴口干不欲饮，纳差腹胀；舌淡，苔白，脉细弦。

治法：养血润肤。

方药：当归饮子或四物消风散加减。

（2）中成药

①龙胆泻肝颗粒 6g，每日 2 次。适用于湿热浸淫证。

②清解片合地龙片各 5 片，每日 2 次。适用于急性患者。

③当归片合乌梢蛇片各 5 片，每日 2 次。适用于慢性患者。

2. 外治法

（1）急性湿疮

①发病初期，仅有皮肤潮红、丘疹，或少数水疱而无渗液时，外治宜清热，避免刺激，选用清热止痒的中药苦参、黄柏、地肤子、荆芥等煎汤温洗，或 10% 黄柏溶液、炉甘石洗剂外搽；若水疱糜烂、渗出明显时，外治宜收敛、消炎，促进表皮恢复，可选用黄柏、生地榆、马齿苋、野菊花等煎汤，或 10% 黄柏溶液、三黄洗剂等外洗并湿敷，再用青黛散麻油调搽。

②急性湿疮后期，滋水减少时，外治宜保护皮肤，避免刺激，促进角质新生，清除残余炎症，可选用黄连软膏、青黛膏外搽。

（2）亚急性湿疮：外治原则为消炎、止痒、干燥、收敛，选用三黄洗剂等外搽。

（3）慢性湿疮：外治以止痒，抑制表皮细胞增生，促进真皮炎症浸润吸收为主，可选用各种软膏剂、乳剂，根据皮肤肥厚程度加入不同浓度的止痒剂、角质促成和溶解剂，一般可外搽青黛膏、5% 硫黄软膏等。

3. 其他疗法

（1）针刺疗法：取大椎、曲池、足三里；备穴为血海、三阴交、合谷。针血海要用长 6~9cm 针，针尖斜向上可使针感达到腹部；针尖斜向下可使针感达到足跟，急性者用泻法，慢性者用补法。

（2）梅花针疗法：急性或亚急性泛发者，先自上而下叩刺督脉及其两侧穴，上肢从肘部到指尖，下肢从腰部到趾端。慢性者先叩阿是穴，再配合邻近有关部位取穴进行叩打。

（3）穴位注射：湿疮于肛门、阴囊、臀部者，取长强，于双下肢者取足三里、三阴交，选定后，每次穴位注射盐酸异丙嗪 12.5mg，维生素 B_{12} 1ml，隔日 1 次。

七、预防与护理

1. 急性者忌用热水烫洗和用肥皂等刺激物洗涤。

2. 不论急性、慢性，均应避免搔抓，并忌食辛辣、鸡、鸭、牛肉、羊肉、海鲜等发物。

3. 急性湿疮或慢性湿疮急性发作期间，应暂缓预防注射。

八、西医治要

1. 病因病理

（1）病因：西医认为本病病因复杂，常为内外多种因素互相作用的结果。

①内因：患者的过敏体质是本病的主要因素，内部过敏原如体内病灶、肠道寄生虫病、某些代谢、内分泌或消化功能的失调，均与发病有关。此外，忧虑、紧张、情绪波动、失眠

等神经精神因素亦可诱发或使病情加重。

②外因：如日光、寒冷、湿热、干燥、搔抓、摩擦、化妆品、肥皂、皮毛、染料、人造纤维等均可诱发本病。某些食物，如鱼虾、蛋等亦可加重本病。

（2）发病机理：主要是内外刺激因素引起的一种迟发性变态反应。但确切的机制并不清楚，目前推测发病机理与Ⅱ、Ⅳ型变态反应有关。

2. 治疗　治疗以抗炎、止痒为原则。

（1）全身治疗：常用的有抗组胺、镇静药，如氯雷他定、西替利嗪、苯海拉明、扑尔敏等。对急性期可选用钙剂、维生素C、硫代硫酸钠静脉注射，或用普鲁卡因做静脉封闭。对用多种疗法效果不明显的急性泛发性湿疹患者，还可考虑短期使用糖皮质激素，一旦急性症状被控制后应酌情减量或撤除，以防长期使用糖皮质激素引起的不良反应。有感染时应考虑加用相应的抗生素。

（2）局部治疗：外用药物应根据皮损特点选用清洁、止痒、抗菌、消炎、收敛及角质促成剂等，并对症选用适当的剂型。对红肿、糜烂、渗液的皮损，可选用3%硼酸溶液或0.02%呋喃西林溶液冷湿敷。当皮损炎症减轻，渗液减少时，可把湿敷改为外涂油剂（如氧化锌油、黄连素油）或糊剂（氧化锌糊剂、糠油糊剂）。对红斑、丘疹和小水疱，可用洗剂或粉剂，如炉甘石洗剂（含2%樟脑、1%薄荷脑）、扑粉。

【附】　　　　　　　　胎　疮

胎疮是一种婴儿常见的过敏性皮肤病，又名"奶癣"、"胎敛疮"等。以头皮、面部，多形性皮损，剧烈瘙痒，反复发作为临床特征。多见于人工哺育的婴儿。本病相当于西医的婴儿湿疹。

一、病因病机

1. 先天遗热　怀孕时母亲多食辛辣炙煿、鱼腥海味等发物，或情志内伤，肝火内动，遗热于婴儿所致。

2. 后天失养　生后喂乳失当，饮食不节，脾胃薄弱，或过食肥甘，脾失健运，湿热内生而发。

二、临床表现

常在生后1~6个月内发病。皮损好发于颜面，多自两颊开始，渐侵至额部、眉间、头皮，反复发作。严重者可侵及颈部、肩胛部，甚至遍及全身。

皮损分三型：渗出型、干燥型及脂溢型。渗出型多发于肥胖有渗出性体质的婴儿，皮损为红斑基础上有丘疹、丘疱疹、水疱和渗液，境界不清，因搔抓及摩擦而致鲜红糜烂面；干燥型常见于瘦弱的婴儿，皮损为红斑，无水疱，皮肤干燥，附有灰白色糠状鳞屑；脂溢型发生在头皮、耳后等皮脂腺发达区，有黄色厚痂，基本特点和渗出型相似。（见彩图11－6）

自觉阵发性剧痒，遇暖尤甚，以致患儿常将头面部在枕上或母亲衣襟上摩擦，或用手搔抓，烦躁，哭闹不安，常影响健康和睡眠。

病程漫长，随年龄增长而逐渐减轻，多在1~2岁减轻、痊愈。少数可演变成小儿湿疮。

三、实验室检查

无特异性改变。

四、诊断依据

1. 多发于出生后1~6个月的婴儿。
2. 好发于颜面，尤以双颊或额部多见，也可发于颈、肩胛、躯干及四肢。
3. 皮损为红斑、丘疹、丘疱疹，可融合成片，表面有糜烂、渗液或黄色痂皮，境界不清，亦有干燥性淡红斑及丘疹，表面有少许糠秕样鳞屑。
4. 自觉剧痒，患儿常搔抓、烦躁哭闹。

五、鉴别诊断

1. 黄水疮 好发于夏秋季，初起水疱，迅速变为脓疱，破溃后糜烂，黄水浸淫，结黄色脓痂，有传染性。

2. 湮尻疮 多发生于接触尿布的皮肤，皮损边界清楚，但表面潮红，未见丘疹、水疱。

六、治疗

1. 内治法

（1）辨证施治

①胎火湿热证

主症：多见于肥胖婴儿，皮损为潮红、水疱，抓痒溢水，甚则黄水淋漓，破烂脱皮，形成黄痂；大便干，小便黄赤，指纹红赤。

治法：凉血利湿清火。

方药：导赤汤酌加淡竹叶、连翘等。

②脾虚温蕴证

主症：多见于营养不良婴儿，皮肤黯淡，继则成片水疱，瘙痒，抓破后结薄痂；乳食不振，吮后吐出未消化的乳块，大便溏薄，或完谷不化。

治法：健脾利湿。

方药：参苓白术散酌加山楂、麦芽、神曲等。

2. 外治法

（1）干性者：可选用青黛散冷开水调后三黄洗剂外擦，或黄柏霜外擦。

（2）湿性者：可选用生地榆、黄柏煎水或马齿苋洗剂外洗或湿敷，待渗出、糜烂减轻后，选用青黛膏、黄连油或蛋黄油外擦。

七、预防与护理

1. 乳母及患儿忌食鱼腥、海味、辛辣、鸡、鹅、牛、羊等发物。

2. 忌用热水或肥皂洗涤，如结痂较厚，先用植物油湿润，然后轻轻擦去。患儿不宜穿化纤或毛织衣，且不宜过厚。

3. 忌用刺激性过强的外用药物。

4. 不宜接种牛痘。

八、西医治要

1. 病因病理　西医认为本病是异位性皮炎的婴儿型，但亦有人认为不是所有的婴儿湿疹都是异位性皮炎。

2. 治疗　治疗以抗过敏、止痒、防止继发感染为原则。

（1）全身治疗：可给予抗组胺药，如苯海拉明等。

（2）局部治疗：外用药物应根据皮疹特点选用适当剂型。对红肿、糜烂、渗液的皮损，可选用3%硼酸溶液或0.02%呋喃西林溶液冷湿敷。当皮损炎症减轻，渗液减少时，可把湿敷改为外涂油剂，如氧化锌油、黄连素油，或糊剂，如氧化锌糊剂、糠油糊剂；对红斑、丘疹和小水疱，可用洗剂或粉剂，如炉甘石洗剂等。

第三节　四弯风

四弯风是指发生于四肢弯曲处的瘙痒性皮肤病。常发于四肢屈侧，如肘弯、腘窝及两踝附近，两相对称，故名"四弯风"。以多形性皮损，反复发作，时轻时重，自觉剧烈瘙痒为临床特征。常伴有哮喘等过敏性疾病。本病通常分为婴儿期、儿童期和青年及成人期三个类型。本病相当于西医的特应性皮炎。

一、病因病机

由于先天不足，禀赋不耐，脾失健运，湿热内生，复感风湿热邪，蕴聚肌肤而成，或反复发作，病久不愈，耗伤阴液，营血不足，血虚风燥，肌肤失养所致。久病常累及于肾，故在病程中可出现脾肾亏损的证候。

1. 遗热于儿　常因胎前怀孕时，母食五辛炙煿，生后又不禁口，多食动风鱼腥发物，致脾运失司，湿热内生，哺乳时遗热于儿。

2. 禀赋不耐　复因饮食不节，喜食鱼腥海味、五辛发物所致。

3. 先后天失调　先天不足，后天失调，生化乏源，以致身体消瘦，不长肌肉，肤失血养。

二、临床表现

本病根据症状可分为婴儿期、儿童期和青年及成人期三个类型。

1. 婴儿期 常在出生后 1~6 个月内发病。皮损好发于额、面颊、耳郭、头皮及颏下部，四肢和全身也可发生。

初起为急性红斑，渐渐在红斑基础上出现针头至粟粒大的丘疹、丘疱疹及水疱，可密集成片，搔抓后出现糜烂、渗出、结痂。头部可呈黄色脂溢性痂。

自觉瘙痒显著。

病情时重时轻，某些食物，如鸡蛋、牛奶、鱼虾、豆芽、气候突变等因素均可使病情加重。一般常在 2 岁内逐渐痊愈，少数延续到儿童期。

2. 儿童期 可从婴儿湿疮发展而来，或婴儿湿疮愈后 1~2 年发生，或于 2 岁后首次发病。好发于四肢伸侧或屈侧，常局限于腘窝及肘窝等处。

皮损分为两型。湿疹型损害为丘疹、丘疱疹，融合成片，浸润肥厚及苔藓样变，抓破后有糜烂、渗液和结痂，有局限性，对称分布。痒疹型皮损为黄豆大小，正常皮色或棕褐色的丘疹，表面干燥、粗糙，质地坚硬，附近髦核肿大。

自觉瘙痒剧烈。

3. 青年及成人期 发病在 12 岁以后或从儿童期发展而来。皮损多见于颈部、四肢、眼睑周围。

皮损类似于播散性牛皮癣，为多数密集的小丘疹，常融合成片，苔藓样变明显，其上有细薄鳞屑。（见彩图 11-7，彩图 11-8）

自觉瘙痒剧烈。

除上述症状外，患者常伴有全身皮肤干燥或呈轻度蛇皮样改变，手掌纹理粗重，面色常较苍白，眼睑周围轻度色素沉着，呈淡褐色晕。皮肤经钝刺激后呈白色划痕，冷热刺激、情绪波动、出汗及毛织品接触均易使瘙痒加剧，约 60%~70% 患者可伴有支气管哮喘、过敏性鼻炎史。

三、实验室检查

血常规 血嗜酸性粒细胞增高；血清 IgE 升高。

四、诊断依据

1. 个人或家庭中有遗传过敏史（如哮喘、过敏性鼻炎、遗传过敏性皮炎）。

2. 婴儿和儿童期皮损多见于面部及四肢伸侧或肘及腘窝，为红斑、丘疹等多形性损害，青年或成人的皮损常为肢体伸侧或屈侧的苔藓样变。

3. 瘙痒剧烈，呈慢性复发性过程。

4. 血嗜酸性粒细胞计数升高，血清中 IgE 增高可作为辅助诊断。

五、鉴别诊断

1. 牛皮癣　好发于颈部、四肢伸侧、尾骶部，皮损边缘清楚，苔藓样变明显，伴皮肤肥厚粗糙，色素沉着。

2. 婴儿面游风　常发生于出生后不久的婴儿，头皮局部或全部有灰黄或棕黄色油腻性鳞屑，有时累及肩区、鼻唇沟、耳后，瘙痒轻。

3. 浸淫疮　皮损呈多形性，无一定发病部位，无异位性病史。

六、治疗

1. 内治法

（1）辨证施治

①风湿蕴肤证

主症：皮肤潮红，瘙痒剧烈，抓之可糜烂渗出；伴神倦，便溏；舌淡，苔薄腻，脉弦滑。

治法：清热利湿，祛风止痒。

方药：消风散酌加苡仁、车前子等。

②血虚风燥证

主症：皮肤干燥肥厚，瘙痒，抓痕易结血痂；食后腹胀，便秘或溏；舌质淡胖，苔白，脉滑。

治法：养血润燥。

方药：地黄饮子酌加防风、苦参、夜交藤等。

（2）中成药

①滋阴补肾片、苁蓉片、地龙片各5片内服，每日2次。

②导赤丹或犀角化毒丹，周岁以内每日1丸，分2次服，周岁以上每次1丸，每日2次。适用于风湿蕴肤证。

③参苓白术散3g，开水送服，每日2次。适用于风湿蕴肤证。

2. 外治法

（1）婴儿期用青黛散或清解片研粉，用麻油调成糊状外擦，每日3～4次；儿童期和成人期用1%薄荷三黄洗剂外擦，每日3～4次。

（2）湿热内蕴证用湿疹膏或五石膏外擦，每日3～4次；经久不愈者用地肤子30g，蛇床子9g，苦参15g，白矾5g，煎水外洗，每日1次，或用三妙散麻油调成糊状外擦，每日3～4次。

（3）血虚风燥证用润肌膏加湿疹粉调擦。

七、预防与护理

1. 禁食鱼腥、牛羊肉及海味等食物，尽量避免搔抓和摩擦，不宜穿化纤衣物和羊毛衣裤。

2. 禁忌种牛痘，也应避免接触新种牛痘者和单纯疱疹病人。

3. 局部清洁时，不可烫洗或用肥皂洗涤，有结痂时，宜先用香油湿润，然后轻轻去痂。

八、西医治要

1. 病因病理 西医认为本病的发病与遗传、免疫和对生理药理介质反应异常有关。其发病机制可分为变应性或非变应性的。

2. 治疗 治疗以抗过敏、止痒、防止继发感染为原则。

（1）全身治疗：瘙痒者可给予抗组胺类药，如扑尔敏、苯海拉明等。对皮损广泛且有糜烂、渗液的病例，即使没有明显细菌感染的表现，也应适当给予抗生素治疗。对严重病例，可酌情使用糖皮质激素。

（2）局部治疗：局部使用糖皮质激素软膏，适用于炎症较重但无明显糜烂、渗液的皮损；有继发感染者，可外用抗生素软膏，还可外用煤焦油、糠馏油类制剂。

第十二章

药　毒

药毒是指药物通过口服、注射、皮肤黏膜给药等途径，进入人体所引起的皮肤黏膜急性炎症反应。以具有一定的潜伏期，突然发病，除固定型药疹外，皮损呈多形性、对称性、全身性、广泛性，多有由面颈部迅速向躯干、四肢发展为临床特征。男女老幼均可发病，尤以禀赋不耐者最为常见。本病随着医药事业的发展，日趋增多，目前已占皮肤科初诊病例的3%，且还有不断升高的趋势。本病相当于西医的药物性皮炎，又称药疹。

一、病因病机

药毒发疹，必郁于内外，两因相互交作而发病。

1. 禀赋不耐　先天胎中遗热，血分蕴蓄浊恶热毒之气，血热内蕴，热毒外达肌表，可发斑疹，这是引起药毒的内因。

2. 药毒入营，津液内耗　中药丹石刚剂，西药化学毒药，多属火毒热性之品，辛温燥烈之药，先天禀赋不耐之人，误食刚剂热药，火毒内攻，内有热邪蕴蓄肌肤，外有火毒内攻，两阳相搏，火势更炽，肌肤由此透发斑疹，引起壮热、呕恶等，若邪热入血，燔灼阴津，津液内耗，可见伤阴之候，津液亏损，肌肤失养，则见皮肤脱屑如云片。

3. 脾失健运，湿热下注　由于过食肥甘厚味之品，脾失健运，湿热内生，内不得疏泄，外不得透达，湿热与药毒相结，下注阴器则浸淫湿烂，焮肿灼痛；若湿热瘀阻络道，气血瘀滞，则见皮疹黯紫或紫红；如血溢成斑，则紫斑点片相连。

4. 风热搏结　风热外袭，郁于肌腠，药毒入营，血热沸腾，热极生风，风热相搏，郁于肌腠而发。

二、临床表现

发病前有用药史，有一定的潜伏期，首次用药一般为 5～20 天，平均 7～8 日内发病。重复用药，则常在 24 小时内发病，短者甚至在用药后瞬间或数分钟内发生。

皮损为全身性，对称性，可泛发或仅限于局部。皮损形态多样，临床常见以下类型。

1. 瘾疹样型药毒　皮损表现为大小不等、形状不规则的风团，多泛发全身，重者可出现口唇、包皮及喉头等皮肤黏膜疏松部位的血管神经性水肿。这种风团性皮损较一般荨麻疹色泽更红艳，持续时间更长。部分病人多伴有关节痛、腹痛、腹泻等症状，严重者可引起过敏性休克，多由抗生素及血清制品所致。

2. 麻疹样或猩红热样型药毒　皮损焮红灼热，色鲜红，有针尖至米粒大小的丘疹或斑丘疹，分布或稀疏或密集，有自上而下的发疹顺序，以躯干为多，也可扩展到四肢。多由解热镇痛药、巴比妥、青霉素、链霉素及磺胺类等引起。（见彩图 12 – 1）

3. 固定型药毒　形态特殊，易于识别。皮损为类圆形或椭圆形的水肿性红色或紫红色斑，边界清楚，中央可形成水疱，愈后遗留色素沉着，发作愈频则色素愈深，再次服用相同药物后则在同一部位发生，也可增加新的皮损，数目可单个或多个，皮损发生于任何部位，但以口唇、口周、龟头、肛门等皮肤黏膜处为多见，其次为四肢、躯干。皮损一般经 7 ~ 10 日可消退，但发于阴部糜烂、溃疡者，病程较长。常由磺胺制剂、解热镇痛剂或巴比妥类药物引起。（见彩图 12 – 2）

4. 多形性红斑型药毒　皮损为豌豆至蚕豆大圆形或椭圆形水肿性红斑或丘疹，中央常有水疱，边缘带紫色，对称性发生于四肢。严重者，口腔、外阴黏膜也出现水疱、糜烂，疼痛较剧。常由磺胺类、巴比妥类及解热解痛药等引起。

5. 湿疮皮炎样型药毒　此型比较特殊，其中部分患者可先由致敏的外用药物引起局部接触性皮炎，使皮肤敏感性增高，后若再内服、注射或外用相同或类似的药物，即可发生泛发性或对称性湿疮样损害的皮损。

6. 溻皮疮型药毒　此型较为严重，其特点是潜伏期长，首次发病者潜伏期约在 20 天左右，虽可突然发病，但一般发展较慢，在发展过程中先有皮肤瘙痒，全身不适，寒战高热，头痛等前驱症状，发病后高热可达 39℃ ~ 40℃ 以上，畏寒战栗，口渴思饮，烦躁不安，严重者有肝肾损害并可出现昏迷、衰竭。皮损初呈麻疹样或猩红热样，多见于胸腹及四肢屈侧，其后皮损迅速扩大剧增，全身潮红，浮肿呈鲜红色至棕红色，以后大量脱屑。有干剥与湿剥两种，前者手足部可呈大片式剥脱，这种脱屑大约可持续 1 个月左右，重者毛发、指甲都可脱落；后者可出现水疱及广泛性糜烂，尤其是皱褶部位更易出现。多由巴比妥类、磺胺类、苯妥英钠、保泰松、对氨水杨酸钠、青霉素、链霉素等药引起。此类药毒，虽停用致敏药物，仍消退较慢，病程常超过 1 个月，甚至更长。

7. 大疱性表皮松解型药毒　此型为严重型药毒，是本病中最严重的一型。其特点是发病急剧，常有高热，烦躁不安，严重者出现神志恍惚，甚至昏迷。皮损开始常在腋窝、腹股沟部出现，为大片鲜红色或紫红色斑片，自觉灼痛，迅速扩大融合，一二天内可遍及全身，数日内变为棕黄色，表面出现疱膜菲薄的松弛性大疱，形成皱纹纸样外观，尼氏征阳性，大疱极易破裂，破裂后糜烂面呈深红色，酷似Ⅱ度烧伤，口腔、支气管、食道、眼结膜等黏膜以及肝肾心等均可同时受累。常由磺胺类、解热镇痛剂、抗生素、巴比妥类等引起。

自觉灼热瘙痒，重者伴有发热、倦怠，全身不适，纳差，大便干，小便黄赤等全身症状。

病程不定，原因除去易于治愈。严重病例可导致心、肝、肾及造血系统等内脏损害，甚至昏迷、死亡。

三、实验室检查

1. 血常规　外周血白细胞及嗜酸性粒细胞升高。部分患者可出现白细胞、红细胞或血小板减少。

2. 肝肾功能　重症型药毒可有不同程度的肝肾功能损害。

四、诊断依据

1. 有用药史,有一定的潜伏期,首次用药多在 5~20 天内发病,重复用药常在 1 天内发病。

2. 皮损突然发生,色泽鲜明一致,除固定型外,多为对称性或广泛性分布,进展较快。

3. 自觉灼热、瘙痒,重者伴有发热、倦怠,全身不适,纳差,大便干,小便黄赤等全身症状,严重者可伴有肝、肾、心脏等内脏损害。

五、鉴别诊断

1. 疫疹　皮疹出现前全身症状明显,有怕冷,高热,头痛,咽干,喉痛等,典型者有"杨梅舌"、"口周苍白圈"特征。

2. 麻疹　多先有上呼吸道症状及怕冷,发热等,约 2~3 天后颊黏膜上可见到科氏斑。

六、治疗

1. 内治法

(1) **湿毒蕴肤证**

主症:皮肤出现红斑、水疱,甚则糜烂渗液,表皮剥脱,剧痒;伴烦躁,口干,大便燥结,小便黄赤,或有发热;舌红,苔薄白或黄,脉滑或数。

治法:清热利湿解毒。

方药:萆薢渗湿汤酌加野菊花、黄连等。

(2) **热毒入营证**

主症:皮疹鲜红或紫红,甚则紫斑;高热神志不清,口唇焦燥,口渴不欲饮,大便干结,小便短赤;舌绛,苔少或镜面舌,脉洪数。

治法:清营解毒。

方药:清营汤酌加丹皮、紫草等。

(3) **气阴两虚证**

主症:皮疹消退;伴低热,口渴,乏力,气短,大便干,尿黄;舌红,少苔,脉细数。

治法:益气养阴清热。

方药:增液汤合益胃汤加减。

2. 外治法

(1) 一般皮损,用三黄洗剂外搽或马齿苋煎汤外洗。

(2) 皮损广泛者,用青黛散干扑;结痂干燥者,用青黛膏外涂。

(3) 漏皮疮型湿润期,全身用青黛散麻油调涂,用麻油、清凉油乳剂或甘草油外搽,以保护皮肤;如结厚痂,用棉花蘸麻油或甘草油霜搽痂皮。

七、预防与护理

1. 询问既往药敏史，注意填写药物禁忌卡。

2. 合理用药，了解药物的适应证、禁忌证和毒性反应，对青霉素、血清类制剂等药应作皮试。

3. 用药过程中，注意"**警告性症状出现**"，及时发现药毒的早期症状，及时停药。

4. 加强对药毒皮损的护理，防止继发感染，避免用水洗或搔抓。

5. 多饮开水，忌食鱼腥虾蟹和辛辣发物。

八、西医治要

1. 病因病理 西医认为引起本病的药物较多，随着新药不断增加，种类也有增多，任何一种药物在一定条件下都有引起药物性皮炎的可能，常见的有以下几类药物：①抗生素类，如青霉素、链霉素、头孢菌素、庆大霉素等；②磺胺类，如磺胺噻唑、长效磺胺、磺胺增效剂、复方新诺明等；③解热镇痛类，如氨基比林、安乃近、吲哚美辛（消炎痛）、去痛片、保泰松等；④镇静、催眠药与抗癫痫药，如鲁米那、眠尔通、泰尔登、苯妥英纳等，以鲁米那引起者最多；⑤异种血清制剂及疫苗等，如破伤风抗毒素、蛇毒血清、狂犬病疫苗等；⑥中草药类，如板蓝根、大青叶、穿心莲、鱼腥草、大黄、蟾蜍、地龙、外用含汞的丹药等。

2. 治疗

（1）全身治疗：停用一切可疑药物。轻型药毒，停致敏药后，可给予抗组胺类药、维生素C或口服中等剂量强的松，皮疹消退即可停药。重型药毒，应及时抢救，加强护理，严防继发感染，可选用糖皮质激素，如地塞米松或氢化可的松静脉滴注。

（2）局部治疗：根据皮损情况选用无刺激性的外用药物和剂型。糜烂渗液者，可以1%硼酸溶液湿敷。对大疱性表皮松解型，出现大面积糜烂时，置于烧伤病房，以干燥、暴露为宜。

第十三章

瘙痒性皮肤病

第一节　痒　风

痒风又称为风瘙痒，是一种无原发性皮损的瘙痒性皮肤病。以皮肤瘙痒剧烈，搔抓后引起抓痕、血痂、皮肤肥厚、苔藓样变等继发性损害为临床特征。好发于老年及青壮年，多见于冬季，少数亦有夏季发作。相当于西医的皮肤瘙痒症。

一、病因病机

本病病因复杂，常与气血、风邪相关。

1. 禀赋不耐　此为发病的根本原因。青壮年人，多血气方刚，血热内蕴，一旦受到外邪侵袭，血热生风；或年老体弱者，或久病体虚，气血亏虚，气虚则失于外固，风邪乘隙外袭，血虚生风，肌肤失养而致病；或气血循行瘀滞，经脉阻滞，营卫不得畅达，肌肤难得温煦，也能导致本病。

2. 风邪外袭　风为六淫之首，百病之长，善行数变，有隙必乘，当风邪客于腠理，往来于肌肤，导致经气不宣，故瘙痒不已。

3. 饮食不节　过食鱼腥海味，五辛发物，使脾胃失运，湿热内蕴，郁久化火生风，内不得疏泄，外不得透达，郁于皮肤腠理，而发为瘙痒。

4. 情志内伤　情志抑郁，烦恼焦虑，神经紧张，使脏腑气机失调，阴阳偏颇，五志化火，血热内蕴，化热动风，淫于肌肤而致瘙痒。

5. 肝肾阴亏　失血或慢性病致肝肾阴亏，生风生燥，肌肤失于濡养。

二、临床表现

全身性泛发者，最初仅局限于一处，逐渐扩展至身体大部或全身。局限发作者，发于身体的某一部位，多见于肛门、阴囊及女阴等处。

无原发性皮损，因经常搔抓致皮肤出现抓痕、血痂、色素沉着及苔藓样变、湿疮样变等继发性皮损。（见彩图 13 - 1）

主要表现为阵发性瘙痒，以晚间为重，患者常因瘙痒而致失眠或夜寐不安，白天精神不振。每因饮酒、情绪变化、遇热、搔抓、摩擦后，瘙痒发作或加重。

发生在秋末及冬季，因气温骤冷所诱发者，称为冬季瘙痒，一般春暖可愈，发于夏季，由温热所诱发者,称为夏季瘙痒,入冬则轻。

三、实验室检查

无特异性改变。必要时做全面的体格及实验室检查,以排除内脏疾病及恶性肿瘤。

四、诊断依据

1. 好发于老年及青壮年,多见于冬季,少数也有夏季发作者。
2. 可泛发全身,也可局限于一处。
3. 无原发性皮损,因经常搔抓致皮肤出现抓痕、血痂、色素沉着、苔藓样变及湿疮样变等继发性皮损。
4. 自觉阵发性瘙痒,以晚间为重。

五、鉴别诊断

1. 慢性湿疮　由急性、亚急性湿疮发展而来,病程迁延,可见原发皮损,如丘疹、丘疱疹、红斑等,边界不清,皮疹融合呈苔藓样变。

2. 牛皮癣　好发颈干、项、骶尾及四肢伸侧,因搔抓迅速出现皮肤苔藓样变。

3. 虱病　发于体部、阴部及头部,可找到成虫或虱卵。

六、治疗

1. 内治法

(1) 辨证施治

①风热血热证

主症:青年患者多见,病属新起,症见皮肤剧烈瘙痒,遇热痒剧,得冷则安,抓破溢血,随破即收;伴心烦口渴,小便黄,大便干结;舌质淡红,苔薄黄,脉浮数。

治法:凉血清热,消风止痒。

方药:消风散合四物汤加减。

②湿热蕴结证

主症:瘙痒不止,抓破后脂水淋漓;伴口干口苦,胸胁闷胀,小便黄赤,大便秘结;舌红,苔黄腻,脉滑数。

治法:清热利湿止痒。

方药:龙胆泻肝汤加减。

③血虚肝旺证

主症:以老年人多见,病程较久,皮肤干燥,抓破后血痕累累;伴头晕眼花,失眠多梦;舌红,苔薄,脉细数或弦数。

治法:养血润燥,祛风止痒。

方药:地黄饮子或当归饮子加减。

(2) 中成药:乌蛇止痒丸2.5g,每日3次。

2. 外治法

（1）周身皮肤瘙痒者，可选用百部酊、苦参酒外搽。

（2）皮损有湿疹化者，用三黄洗剂外搽。

（3）皮肤干燥发痒者，可外用各种润肤膏薄搽。

3. 其他疗法

（1）针刺疗法

①体针：取穴曲池、足三里、合谷、三阴交、血海，用泻法，每日1次。

②耳针：取神门、交感、肾上腺、内分泌、肺区、痒点等区域，单耳埋针，双耳交替，每周轮换1次。

（2）药浴疗法：可用药浴或熏洗、熏蒸疗法。如苦参片、白鲜皮、百部、蛇床子、地肤子、地骨皮、花椒等煎水全身熏浴。

七、预防与护理

1. 去除病因，忌食辛辣刺激性食物，如饮酒、喝浓茶、咖啡等。

2. 避免各种外界刺激，如搔抓、热水、肥皂烫洗。

3. 生活要有规律，加强营养，保证充足睡眠。

八、西医治要

1. 病因病理　西医认为本病病因较复杂，泛发性瘙痒常与某些系统性疾病，如肝肾疾患、内分泌失调、精神神经功能障碍、血液病及某些内脏肿瘤有关；某些药物，如生物碱、颠茄、然酸、抗忧郁药、某些中枢神经兴奋剂等；某些食物，特别是辛辣刺激性食物、酒类等；皮肤功能状态异常，如皮脂减少、皮肤干燥等；气候因素，如炎热、寒冷等均可引起泛发性皮肤瘙痒症的发生。局限性皮肤瘙痒除上述因素外，常与蛲虫、痔疮、白带、多汗、摩擦等有关。

2. 治疗　治疗以止痒为原则。

（1）全身治疗：瘙痒剧烈者，可选用抗组胺药。泛发全身者，可用静脉封闭疗法。

（2）局部治疗：瘙痒不著者，可外用1%石炭酸或1%麝香草酚等。瘙痒较重者，可用1%薄荷脑软膏、1%达克罗宁洗剂或乳剂等。有继发苔藓化、湿疹化者，可外用各种皮质类固醇软膏。

第二节　瘾　疹

瘾疹是一种常见的瘙痒性过敏性皮肤病，又称"风疹块"。以皮肤出现红色或苍白色风团，发无定处，时隐时现，瘙痒无度，骤起骤消，消退后不留任何痕迹为临床特征。男女老幼均可发病，由以禀赋不耐者多见。急性者发病较快，消退迅速；慢性者反复发作，常达数月或数年之久。相当于西医的荨麻疹。

一、病因病机

1. 禀赋不耐　禀赋不耐，外邪侵袭则易发为本病。

2. 外邪入侵　卫外不固，风热、风寒之邪客于肌表，阻于肌肤而致本病。

3. 饮食不节　嗜食鱼腥海味、辛辣等物，而致脾失健运，湿热内生，化热动风，或饮食不洁，虫积伤脾，湿热内生，熏蒸肌肤所致。

4. 情志内伤　情志内伤，脏腑功能失调，阴阳失衡，营卫失和发为本病。

5. 气血虚弱　平素体虚或久病大病或冲任不调，以致气血虚弱，气虚则卫外不固，风邪乘虚而入；血虚则虚热生风，肌肤失养而发为本病。

二、临床表现

发病突然，皮损可发生于身体的任何部位。

一般皮肤先有瘙痒，随即出现风团，呈鲜红色、苍白色或正常肤色，少数患者也可仅有水肿性红斑。风团大小形态不一，成批发生，可因搔抓刺激而扩大、增多，风团逐渐蔓延，可互相融合成片，风团一般迅速消退，且消退后不留痕迹。皮肤划痕试验阳性。（见彩图13－2）

自觉灼热，瘙痒剧烈。部分患者可有怕冷、发热等症状。如侵犯消化道黏膜，可伴有恶心、呕吐、腹痛、腹泻等症状。发生于咽喉者，可引起喉头水肿和呼吸困难，有明显气闷窒息感，甚至可以发生晕厥。如有高热寒战等中毒症状，应警惕有无感染。

根据病程长短，可分为急性和慢性两种。急性者，骤发速愈，一般1周左右可以痊愈；慢性者反复发作，迁延数月，甚至数年。

三、实验室检查

血常规　可有嗜酸性粒细胞增高。

四、诊断依据

1. 皮损可发生于全身任何部位。

2. 发病突然，皮损为鲜红色、苍白色或正常肤色风团，发无定处，骤起骤退，消退后不留任何痕迹。

3. 自觉灼热、瘙痒剧烈。

4. 皮肤划痕试验阳性。（见彩图13－3）

五、鉴别诊断

1. 猫眼疮　可发生于任何年龄，春秋多见，好发于四肢伸侧、手足背及掌跖部，皮损呈多形性，典型皮损呈虹膜状或猫眼状，色紫暗或红。

2. 土风疮　多见于小儿，与昆虫叮咬有关，多在春秋发病，好发腰腹部及四肢，皮损为纺锤形风团样丘疹，中央有水疱，自觉瘙痒。

六、治疗

1. 内治法

（1）风热犯表证

主症：风团鲜红，灼热剧痒；伴有发热，恶寒，咽喉肿痛，遇热则皮疹加重；苔薄白或薄黄，脉浮数。

治法：疏风清热。

方药：消风散加减。

（2）风寒束表证

主症：皮疹色白，遇风寒加重，得暖则减，口不渴；舌淡，苔白，脉浮紧。

治法：疏风散寒。

方药：桂枝汤或麻黄桂枝各半汤加减。

（3）气血不足证

主症：反复发作，迁延日久，风团色白，午后或夜间加剧；伴神疲乏力，面色无华；舌淡红，苔薄白，脉细弱。

治法：补益气血。

方药：八珍汤合玉屏风散加减。

（4）肠胃湿热证

主症：发疹前后或发疹时，胃脘腹胀满疼痛，神疲纳呆，大便干结或溏薄；苔黄腻，脉滑数。

治法：疏风解表，通腑泄热。

方药：防风通圣散加减。

（5）冲任不调证

主症：常在月经前数天起皮疹，往往随月经干净而消失，但在下次来潮前，再次发生，伴月经不调或痛经；舌质正常或色淡，脉弦细或弦滑。

治法：调摄冲任。

方药：四物汤合二仙汤加减。

2. 外治法

（1）红肿明显或局部肿胀者，可外用皮肤康洗剂，每日1次。

（2）慢性患者，可用香樟木或晚蚕砂30～60g，煎汤熏洗。

（3）皮疹广泛，痒重者，选用楮桃叶、茵陈、苦参、苏木、樟树皮、苍耳子、浮萍、威灵仙，任选2～3种煎水先熏后洗。

（4）百部酊或三黄洗剂外搽。

3. 其他疗法

（1）针刺疗法

①体针：风团泛发于全身，选风市、风池、大椎、大肠俞；风团发于下半身者取血海、足三里、三阴交。

②耳针：取脾、肺、皮质下、肾上腺、内分泌、神门、荨麻疹穴等。

（2）放血疗法：分别以双耳轮、双中指尖、双足趾尖部消毒后用三棱针点刺放血，每3天1次，5次为一疗程。慢性瘾疹者可在耳背静脉处用三棱针点刺放血，每2~3天1次。

七、预防与护理

1. 积极寻找和去除病因及可能的诱因。
2. 饮食适度，忌食腥辣发物，避免摄入可疑致敏食物、药物等。
3. 注意气候变化时，冷暖适宜，加强体育锻炼，增强体质，保持良好心态。
4. 清除体内慢性病灶及肠道寄生虫，调节内分泌紊乱。

八、西医治要

1. 病因病理　西医认为本病病因复杂，食物、药品、感染、理化因素、动植物因素、精神神经因素、全身疾病及遗传等因素等均与本病发病有关。发病机理主要有免疫与非免疫两大类。与免疫有关的荨麻疹主要是由Ⅰ型变态反应引起，少数则由Ⅱ型或Ⅲ型变态反应所致；非免疫机理的荨麻疹则为刺激因子，如某些药物、食物、物理因子、化学物质、酶类及组织损伤等直接作用于肥大细胞、嗜碱性粒细胞，使其释放组胺等血管活性物质，从而引起荨麻疹。

2. 治疗　治疗以去除病因，抗过敏、止痒为原则。

（1）全身治疗：瘙痒剧烈可给予抗组胺药，如扑尔敏、赛庚啶、西替利嗪、氯雷他定等，亦可两种联合应用，迅速控制症状，症状缓解后逐渐减量。也可选用非特异性疗法，如钙剂、组胺球蛋白、静脉封闭治疗、自血疗法、胎盘组织液等。严重的急性荨麻疹，尤其有过敏性休克或喉头水肿时可用0.1%肾上腺素0.5~1ml皮下注射，酌情给予氨茶碱0.25g，吸氧，必要时气管切开、心电监护。感染引起者要用有效的抗生素或抗病毒药。

（2）局部治疗：可用1%薄荷或樟脑炉甘石洗剂外用。

第三节　粟　疮

粟疮是一组伴有剧痒的急性或慢性炎症性皮肤病。以风团样丘疹、结节，自觉剧烈瘙痒为临床特征。好发于四肢伸侧，重者可遍及全身，冬夏均可发生，多见于儿童及中年妇女。本病相当于西医的痒疹。

一、病因病机

1. 外邪侵袭　外受风邪，夹湿夹热，浸淫肌肤腠理，导致营卫不和，经脉失疏，气血运行紊乱，风湿热邪与气血相搏结，肌肤失养而发为本病。

2. 饮食不节　过食腥辣发物及肥甘厚味滋腻之品，内伤脾胃，运化失健，湿热内生，蕴阻肌肤所致。

3. 情志内伤　忧思郁怒，七情所困，造成肝气郁结，郁久化火，蕴伏于营血，血热风盛，或火热内蕴，耗阴伤血，血虚风燥，肌肤失于濡养，或病久气结血瘀，凝塞经脉而致。

4. 禀赋不耐　是发病的一个重要原因，易致卫表不固，招致外邪侵袭，或化源不足，气血虚弱，不能濡养肌肤导致本病的发生。

二、临床表现

临床分为小儿粟疮和成人粟疮。

1. 小儿粟疮　好发于四肢伸侧，尤以下肢为甚，重者可遍及全身，但很少累及腘窝及掌跖，腹股沟常有臖核。

常发生于土风疮或瘾疹之后，皮损初发为风团或风团样小丘疹、丘疱疹或扁平斑丘疹，时隐时现，反复发作，逐渐增多，散漫全身，风团消退后逐渐形成坚硬小结节，为圆形粟粒或绿豆大小的淡红、褐黄或似正常肤色的丘疹，质较硬，称为粟疮小结节。搔抓日久可出现抓痕、血痂、色素沉着、苔藓样改变、湿疮样改变。

自觉剧痒，可伴失眠。

病程缓慢，至青春期可自行缓解痊愈。患儿多有消瘦、贫血、营养不良、胃肠功能障碍、情绪不稳定等症状。

2. 成人粟疮　本病多见于成人，女性较多，好发于躯干和四肢伸侧，颜面部也可发生。

皮损为针头至绿豆大风团样丘疹、红斑、丘疱疹、水疱、结痂等改变，风团消失后遗留坚实小结节。搔抓后继发抓痕、血痂、苔藓样变、色素沉着、皮肤增厚粗糙，可伴臖核。

自觉剧烈瘙痒。

病程倾向慢性。皮损可自行消退，但常复发。

三、实验室检查

无特异性改变。

四、诊断依据

1. 小儿粟疮

（1）多见于 1~3 岁幼儿。

（2）好发于四肢伸侧，尤以下肢为甚，重者可遍及全身，但很少累及腘窝及掌跖，腹股沟常有臖核。

（3）皮损初发为风团或风团样小丘疹，风团消退后逐渐形成坚硬小结节，为圆形粟粒或绿豆大小的淡红、褐黄或似正常肤色的丘疹，质较硬。

（4）自觉瘙痒剧烈。

2. 成人粟疮

（1）女性多见。

（2）好发于躯干和四肢伸侧。

（3）以坚实丘疹为主，间有小水疱或结痂，分批出现，散在分布。

（4）自觉剧烈瘙痒。

五、鉴别诊断

1. 土风疮　多发生于夏秋季，病程短，皮疹为纺锤形水肿性红色丘疹，中央有小水疱，数目少。

2. 疥疮　无一定发病年龄，有接触传染史，蔓延迅速，瘙痒以夜间为主，皮疹多在指间、阴部、股及胸腹部，以皮损以丘疹、隧道、结节为主。

六、治疗

1. 内治法

（1）辨证施治

①风湿热证

主症：多见于病变初期，遍身起红色丘疹，瘙痒无度，抓痕累累，或搔破糜烂；口苦咽干，大便干结，小便黄；舌质红，苔薄白或薄黄，脉象弦滑或滑数。

治法：清热除湿，祛风止痒。

方药：消风散酌加黄柏、苦参、赤芍、木通等。

②阴虚血燥证

主症：多见于病程较长者，皮疹如粟粒，瘙痒无度，日轻夜重，皮肤粗糙干燥，或有脱屑；身体消瘦，夜间盗汗，精神疲惫；舌质红，苔薄或少苔，脉弦细或细数。

治法：滋阴润燥，养血祛风。

方药：四物消风散酌加何首乌、玉竹、胡麻仁、麦冬、地骨皮等。

③血瘀生风证

主症：多见于病程较长者，皮疹为坚实的硬丘疹，瘙痒剧烈，夜间加重，结血痂，皮肤粗糙肥厚，呈苔藓样变，色素沉着；舌质紫暗或有瘀点、瘀斑，苔薄，脉弦涩滞。

治法：活血化瘀，息风止痒。

方药：桃红四物汤加减。

（2）中成药：乌蛇止痒丸，每次2.5g，每日3次。适用于血瘀生风证。

2. 外治法

（1）药浴疗法：可选用苦参、蛇床子、千里光、白鲜皮、地骨皮、条芩、土黄柏、明矾煎水药浴。

（2）局部治疗：外涂10%百部酊、5%硫黄洗剂、1%冰片酊、10%蛇床子酊或一扫光软膏。

七、预防与护理

1. 注意避免虫咬、日晒，讲究个人卫生。

2. 避免热水烫洗，尽量避免搔抓。

3. 注意劳逸结合，精神轻松愉快。

八、西医治要

1. 病因病理　西医对本病病因的认识尚不清楚，多认为与变态反应有关。病人可伴发荨麻疹、哮喘、枯草热、皮肤划痕试验阳性等。本病与遗传、过敏、精神因素、昆虫叮咬、气候变化、慢性病灶等也有一定关系。

2. 治疗　治疗以抗过敏、止痒、预防感染为原则。

（1）全身治疗：瘙痒剧烈可给予抗组胺药，如扑尔敏、赛庚啶、仙特敏等，配合钙剂、维生素C及硫代硫酸钠静脉注射。对因神经精神因素者，可适当服用镇静催眠类药，如安定、安宁、多虑平等。重症、皮损广泛者，可予适量糖皮质激素，如强的松、地塞米松口服。

（2）局部治疗：常选用炉甘石洗剂、1%麝香草酚酊、1%石炭酸、3%水杨酸、10%糠馏油或黑豆馏油软膏，亦可用恩肤霜、皮康霜及乐肤液等。

第四节　土风疮

土风疮又称"水疥"，是一种好发于儿童及青少年的瘙痒性疾病。以纺锤形风团丘疹，中央有针头至豆大水疱，剧烈瘙痒为临床特征。多发生于温暖季节。相当于西医的丘疹性荨麻疹。

一、病因病机

本病多系胎体遗热或禀赋不耐，蚊虫叮咬、体内虫积，或食腥发动风之品，或内有食滞，复感风邪而发为本病。

二、临床表现

好发于腰、腹、臀及四肢等暴露部位。

起病突然，皮损为1~2cm大小的淡红色风团样丘疹，呈纺锤形，中央常有小水疱，有时可演变为大疱。常分批出现，多数群集，较少融合。

自觉剧烈瘙痒。一般无全身症状，有继发感染时，可有臀核肿大及发热。

一般经过数天至1周左右，皮损便自行消退，或遗留暂时性色素沉着，但可继续发生，经数周后始渐愈。一般年龄稍大（7~8岁）可症状减轻及停止发生。

三、实验室检查

无特异性改变。

四、诊断依据

1. 多见于儿童，多发生于温暖季节。

2. 好发于腹、腰背、臀及四肢。

3. 皮损为淡红色纺锤形风团样丘疹，中央有水疱。

4. 自觉剧烈瘙痒。

五、鉴别诊断

1. 水痘 多见冬春季，发疹时常伴发热等全身症状，皮疹主要为丘疱疹和水疱，向心性分布，口腔黏膜可受累。

2. 瘾疹 为发无定处的单纯性风团，此起彼伏或忽起忽消，大小不等，形态不一。

六、治疗

1. 内治法

（1）辨证施治

①风热犯表证

主症：风团样菱形红斑，中心有小丘疹或水疱；舌尖红，苔薄白，脉浮数。

治法：疏风清热止痒。

方药：消风散加减。

②胃肠湿热证

主症：风团红斑，糜烂结痂；伴脘腹痞胀，大便秘结；舌质稍红，苔白腻，脉弦滑。

治法：通腑泄热，利湿止痒。

方药：防风通圣散合茵陈蒿汤加减。

（2）中成药

①清解片 5 片，每日 3 次。适用于风热搏结证。

②三黄丸 6g，每日 3 次。适用于湿热郁阻证。

2. 外治法

（1）若有水疱破裂渗出，用马齿苋、生地榆等量，煎水，凉湿敷，每日 2～3 次；或用三黄洗剂外擦。

（2）搔抓糜烂者，可用植物油调祛湿散外涂。

七、预防与护理

1. 注意个人卫生，勤洗澡、勤换衣，消灭臭虫、虱、蚤、螨等昆虫。

2. 卧具保持干燥清洁，床垫床单等物品应常洗、常晒。

3. 防止食物过敏，注意调整消化道功能等。

八、西医治要

1. 病因病理 西医认为本病多由蚊、蚤、螨、臭虫等叮咬过敏引起。有的则与胃肠功能障碍或食物（如鱼虾等）过敏有关，与环境变化也有一定关系。

2. 治疗

（1）全身治疗：瘙痒剧烈者可口服抗组胺药物，如扑尔敏、赛庚啶、西替利嗪、氯雷他定等，或用10%葡萄糖酸钙注射液或痒苦乐明静脉注射，每日1次。

（2）局部治疗：可选用炉甘石洗剂、硫黄洗剂、糖皮质激素乳剂，如地塞米松霜、肤轻松霜及皮炎平霜等外涂。有大疱者可用消毒注射器抽吸后，再用上述药物；水疱糜烂及渗液多者，可用1:8000高锰酸钾溶液湿敷，有感染时，可用莫匹罗星软膏或其他抗生素制剂。

第五节　顽湿聚结

顽湿聚结又称马疥，是一种慢性、炎症性、瘙痒性的皮肤病。以皮肤结节损害，剧烈瘙痒为特征。多见于成年人，尤以妇女为多。病程较长，往往经年累月不愈。相当于西医的结节性痒疹。

一、病因病机

1. 邪毒外侵　体内蕴湿，复感外邪风毒，或昆虫叮咬，毒汁内侵，湿邪风毒凝聚，经络阻隔，气血凝滞，形成结节而作痒。

2. 情志内伤　忧思郁怒，七情所伤，冲任不调，营血不足，脉络瘀阻，肌肤失养所致。

二、临床表现

一般先起于下肢伸侧，渐扩展至四肢、躯干。

皮损最初为风团样丘疹或丘疱疹，渐形成豌豆大半球状结节，肤色灰褐色，质坚实，数目多少不一，结节孤立散在而不融合，日久表面由光滑渐变为粗糙及角化增厚，因搔抓出现抓痕、血痂，周围皮肤色素沉着。（见彩图13-4，彩图13-5）

自觉瘙痒，以夜间及精神紧张时为甚。

病程缓慢，迁延多年。

三、实验室检查

组织病理　表皮明显角化过度，棘层肥厚，表皮突出，不规则地伸入真皮，呈假性上皮瘤样增生。真皮示非特异性炎性浸润，并可见神经纤维及 Schwann 细胞明显增生。

四、诊断依据

1. 好发于成年妇女。

2. 皮损好发于四肢，尤以小腿伸侧多见，亦可全身泛发。

3. 典型皮损为半球形结节，表面粗糙，角化明显。

4. 自觉剧烈瘙痒。

5. 组织病理检查示表皮呈假上皮瘤样增生，结节中央或边缘有神经纤维和 Schwann 细胞增生。

五、鉴别诊断

1. 疣目 外观类似痒疹性结节，但不痒，好发于手背、手指，组织病理有特异性改变。

2. 松皮癣 皮疹为粟粒至绿豆大、质坚硬半球形疹，亦好发于小腿伸侧，但密集而不融合，呈串珠样排列，表面粗糙，组织病理示结晶紫染色，真皮乳头有淀粉样蛋白沉积。

六、治疗

1. 内治法

（1）湿毒蕴结证

主症：病程较短，皮损为结节，表面略有粗糙，色泽灰褐，瘙痒剧烈，部分搔破则有污血渗出，或结血痂；舌淡红，脉弦数或弦滑。

治法：除湿解毒，疏风止痒。

方药：秦艽汤加减。

（2）血瘀风燥证

主症：病程较长，皮损硬实呈现结节性增生，表面粗糙，经久不消，皮损色紫黯，瘙痒难忍；舌淡红，脉迟缓或涩。

治法：活血软坚，祛风止痒。

方药：全虫方加减。

2. 外治法

（1）结节较小，浸润不深者，可用鲜芦荟折断，蘸雄黄解毒散外擦，或用黑色拔膏棍外敷，或25%百部酊或复方土槿皮酊外搽，每日数次。

（2）结节较大，浸润较深者则宜用黑色拔膏棍加温外贴。

七、预防与护理

1. 注意避免虫咬、日晒，讲究个人卫生。

2. 避免热水烫洗，尽量避免搔抓。

3. 注意劳逸结合，精神轻松愉快。

八、西医治要

1. 病因病理 西医认为本病因尚未明确，可能与蚊、蠓、臭虫等昆虫叮咬，肠胃功能紊乱，内分泌障碍等相关。

2. 治疗

（1）全身治疗：可给予抗组胺药及镇静安眠药物；也可用反应停25mg，每日2～3次，口服，因致畸，育龄患者禁用。

（2）局部治疗：肤疾宁或皮炎灵硬膏外贴，或外涂醋酸肤轻松软膏、地塞米松霜剂。焦油类制剂如5%糠馏油软膏、10%煤焦油软膏、尿素膏等交替使用；用普鲁卡因加醋酸强的松龙，皮损内注射。

第六节　摄领疮

摄领疮又称为"牛皮癣"，是一种常见的瘙痒性皮肤病。因其病缠绵顽固亦称"顽癣"。以皮损为圆形或多角形的扁平丘疹融合成片，搔抓后皮肤肥厚，皮沟加深，皮嵴隆起，极易形成苔藓化，伴剧烈瘙痒为特征。好发于青壮年。相当于西医的神经性皮炎。

一、病因病机

情志内伤，风邪外袭是本病的诱发因素，营血失和、经脉失疏为本病的病机特点。

1. 情志内伤　七情内伤，肝郁气滞，郁久化火，火热内生，火热伏于营血，熏蒸肌肤而成。

2. 风邪侵袭　风邪外袭体表，郁于肌肤，郁久发热，致使营血失和，经脉失养而成。

二、临床表现

好发于颈项部、四肢伸侧及骶尾部等处。

初为局部间歇性瘙痒而无明显皮损，经反复搔抓或摩擦后出现粟粒至绿豆大圆形或多角形扁平丘疹，密集或散在。呈正常皮色或淡褐色，表面光滑或有少量秕状鳞屑。丘疹渐增多，扩大并融合成片，皮纹加深，呈苔藓样变，边缘清楚。常伴见抓痕、血痂或继发感染。（见彩图 13 - 6，彩图 13 - 7）

自觉阵发性剧痒，夜间尤甚。情绪波动、局部刺激、饮酒及食辛辣刺激性食物等常可使病情加重或诱发本病。

病程慢性，反复发作。可分为局限性和泛发性两型。

三、实验室检查

组织病理　表皮角化过度，棘层肥厚，表皮突延长；真皮部毛细血管增生，周围淋巴细胞浸润，可见有真皮纤维母细胞增生。

四、诊断依据

1. 青壮年多发。
2. 好发于颈、项部、四肢伸侧及骶尾部等处。
3. 皮损初起为扁平丘疹，后融合成片，逐渐扩大，形成苔藓样变。
4. 自觉剧痒。

五、鉴别诊断

1. 慢性湿疮　病因复杂，多有渗液、糜烂等病史，边界不清，呈多形性改变，苔藓样变没有摄领疮显著。

2. 紫癜风 为多角形,中央略凹陷的扁平丘疹,呈暗红、紫红或正常皮色,表面有非常细小鳞屑,形成一有光泽的膜,有条状损害,颊黏膜常有灰白色网状皮损,组织病理有特异性。

3. 松皮癣 多见于两小腿伸侧,呈对称性圆顶丘疹,高粱米至绿豆大小,皮色或淡褐色,密集而不融合,呈串珠状,粗糙而坚硬,组织病理有特异性。

六、治疗

1. 内治法

(1)辨证施治

①肝郁化火证

主症:皮疹色红;伴心烦易怒或精神抑郁,失眠多梦、眩晕、心悸、口苦咽干;舌边尖红,舌苔薄白,脉弦数。

治法:清肝泻火。

方药:龙胆泻肝汤加减。

②血虚风燥证

主症:多见于老年人及体质虚弱患者,皮损色淡或灰白,肥厚粗糙似牛皮,抓如枯木;常伴有心悸怔忡、气短乏力、妇女月经量过多等;舌质淡,脉沉细。

治法:养血祛风润燥。

方药:四物消风饮或当归饮子加减。

(2)中成药

①龙胆泻肝颗粒9g,每日3次。适用于肝郁化火证。

②乌蛇止痒丸10g,每日2次。适用于血虚风燥证。

2. 外治法

(1)肝郁化火证,用三黄洗剂外搽,每日3~4次。

(2)血虚风燥证,用二号癣药水外搽,每日2次。

3. 其他疗法

(1)针刺疗法:泛发者,取曲池、血海、大椎、足三里、合谷、三阴交等,隔日1次。

(2)艾卷灸法:小块肥厚者,可作艾卷灸患处,每次15~30分钟,每日2~3次。

(3)梅花针:苔藓样变明显者,用梅花针在患处来回移动叩击,每日1次。

七、预防与护理

1. 解除思想负担,生活规律,劳逸结合。

2. 避免饮酒、喝浓茶及食辛辣刺激性食物。

3. 避免搔抓、摩擦及热水烫洗。

八、西医治要

1. 病因　西医认为本病病因不清，精神因素、刺激性饮食、内分泌失调、局部刺激均是其诱因。

2. 治疗

（1）全身治疗：瘙痒剧烈者可给予抗组胺药，如西替利嗪、氯雷他定、扑尔敏、非那根、安泰乐、赛庚啶、苯海拉明等。严重者可选用钙剂或硫代硫酸钠静脉注射。有神经衰弱症状者，给予舒乐安定或谷维素治疗。

（2）局部治疗：外用止痒剂如舒肤特酊、复方樟脑醑等。焦油类制剂如10%糠馏油软膏或10%煤焦油软膏外涂。糖皮质激素软膏、霜或溶液剂如恩肤霜、去炎松尿素软膏、倍它米松软膏、乐肤液等，每日外用数次。苔藓化肥厚者，可外贴肤疾宁硬膏，皮损变薄即应停用。

第七节　紫癜风

紫癜风是一种原因不明的慢性炎症性皮肤病。以紫红色的多角形扁平丘疹、表面蜡样光泽，剧烈瘙痒为特征。多发于成年人，男女皆患。相当于西医的扁平苔藓。

一、病因病机

中医认为本病多因风邪夹湿，客于腠理，荣卫壅滞，不得疏泄，郁于皮肤所致。

二、临床表现

皮损可散发全身，但常局限于四肢，以屈侧为主，对称发生。

典型皮损为红色或紫红色、扁平多角形丘疹，针头至扁豆大，边界清楚，表面有蜡样光泽。用放大镜观察，丘疹表面有灰白色斑点，以及互相交错的网状条纹，称魏克姆（wick-ham）纹，为本病的重要特征。搔抓后可出现串珠状损害（同形反应）。丘疹散在或密集，或融合成大斑块，也可呈环状或带状排列。皮损消退后遗留色素沉着。黏膜可同时受累，以口腔及外阴为主。也可发于毛发、指（趾）甲，毛囊和甲板可被破坏。（见彩图13-8，彩图13-9）

自觉瘙痒或瘙痒不明显。

病程慢性，常持续多年，可出现许多不同的特殊临床类型，如色素性紫癜风、肥厚性（疣状）紫癜风、大疱性紫癜风、光化性紫癜风、毛囊性紫癜风、掌跖紫癜风及环状紫癜风等。

三、实验室检查

组织病理　角化过度，颗粒层显著增厚，棘层不规则增生，基底层液化变性，真皮上部单一核细胞浸润带，可见淋巴细胞及散在嗜酸性粒细胞浸润。

四、诊断依据

1. 多见于成年人。
2. 皮损可散发全身，但常局限于四肢，以屈侧为主，对称发生。
3. 典型皮损为红色或紫红色、扁平多角形丘疹，针头至扁豆大，边界清楚，表面有蜡样光泽，有魏克姆（wickham）纹。
4. 自觉瘙痒或瘙痒不明显。

五、鉴别诊断

1. 牛皮癣 多发于颈部，先有瘙痒而后有苔藓样变，无魏克姆纹，不发生口腔及指（趾）甲损害。

2. 松皮癣 皮损为高粱米大小圆形丘疹，表面粗糙，没有蜡样光泽，多对称分布于小腿伸侧和背部，刚果红试验阳性。

3. 白疕 浸润明显，有多层银白色鳞屑，刮除鳞屑后可见到点状出血点。

六、治疗

1. 内治法

（1）风湿搏结证

主症：皮疹广泛，为紫红色扁平丘疹，并多发黏膜损害，甚至出现糜烂、溃疡，瘙痒剧烈；可伴有发热、头痛等；舌红，苔薄腻，脉濡。

治法：祛风燥湿，解毒消疹。

方药：消风导赤散酌加金银花、地肤子、白鲜皮等。

（2）血虚风燥证

主症：皮肤干燥，皮疹暗红，融合成片状、线状、环状或疣状等，病程较长，瘙痒难忍；舌红少苔，脉细。

治法：养血祛风，润燥活血。

方药：当归饮子酌加鸡血藤、丹参等。

（3）气滞血瘀证

主症：病程较长，皮疹融合成肥厚性斑片，色褐红或紫红，皮肤粗糙，瘙痒明显；舌质紫或边有瘀点，脉细。

治法：活血化瘀，解毒止痒。

方药：桃红四物汤酌加白花蛇舌草、蒲公英、丹参、三棱、莪术等。

（4）肝肾不足证

主症：皮疹较为局限，颜色较黯，或中央萎缩，皮疹多发于阴部，以肛门、龟头等处为主；伴腰膝酸软；舌红少苔，脉沉细数。

治法：补益肝肾，消疹止痒。

方药：六味地黄汤酌加白鲜皮、白花蛇舌草、玄参、黄柏等。

2. 外治法

（1）泛发瘙痒者，用10%三黄洗剂外擦。

（2）皮损肥厚萎缩者，黄柏霜或一扫光外涂。

（3）口腔皮损或阴部损害者，青吹口散涂布患处，或涂锡类散、西瓜霜及青黛散等。

（4）有足溃疡者，用红油膏掺九一丹外敷。

3. 其他疗法

（1）体针：主穴为曲池、血海；备用穴为合谷、三阴交、阿是穴。中强刺激，每日1次，留针15～30分钟。

（2）耳针：取穴肺、神门、肾上腺、皮质下等处或敏感点，留针或埋针。

（3）艾灸：小块肥厚性皮损可用艾卷灸患处，每次15～30分钟，每日1～2次。

（4）梅花针：皮损肥厚者亦可用梅花针在患处来回击刺，以少量出血为宜，每日1次。

七、预防与护理

1. 保持心情舒畅，避免精神紧张疲劳，消除思想压力负担。
2. 忌食辛辣、烟酒等刺激性食物。
3. 对体内慢性感染病灶及时治疗。
4. 忌用热水烫洗，避免过度搔抓，以免皮损产生同形反应而扩散。

八、西医治要

1. 病因病理　西医对本病发生机理的认识尚不十分明了，有人认为是一种自身免疫性疾病；也有人认为本病与遗传、神经精神障碍、病毒感染、药物、慢性病灶、内分泌的异常及酶的异常有关。

2. 治疗

（1）全身治疗：瘙痒者可给予抗组胺类药及镇静剂；急性或重症者可用糖皮质激素，症状缓解后减量；其他可选用氯喹、氨苯砜、异烟肼、维生素A酸及灰黄霉素等；免疫调节剂，如左旋咪唑、转移因子口服液等。

（2）局部治疗：以止痒、消炎为原则。可用糖皮质激素制剂外涂，如肤轻松、地塞米松、去炎松霜或软膏；维生素A酸类，如迪维霜；各类焦油制剂，如黑豆馏油、糠馏油、松馏油、煤焦油；对肥厚型可用封包疗法或肤疾宁硬膏外贴，小面积皮损可用强的松龙加普鲁卡因局部注射；口腔损害可用双氧水漱口。

第十四章

职业性皮肤病

第一节 沥青毒

沥青毒是指接触沥青并受日光照射所出现的皮肤炎症性疾病。以皮肤暴露部位红斑、充血、肿胀，或出现丘疹、水疱，伴瘙痒灼痛为临床特征。多发于夏季，以炼钢、修路、野外搬运工人为多见。本病相当于西医的沥青皮炎。

一、病因病机

禀赋不耐，皮毛腠理不固，感受沥青热，复受日光照射，两邪蕴蒸肌肤而成。

二、临床表现

皮疹往往急性发作，在光照半小时至数小时后即可发生。皮损只发生于暴露部位，面部最易受累，有明显的光照界限。

临床上可分干性型、湿性型两种。①干性型：皮损为光泽红斑，干燥，皮损迅速转为暗红，约经 3~4 天脱屑而愈；②湿性型：皮损初起为红斑，继而皮肤上起丘疹和水疱，水疱破裂糜烂，滋水淋漓，约 7 天后肿退，14 天后水干，结痂而愈。

自觉瘙痒，灼热或疼痛。同时可伴有乏力、头痛，头晕、口渴、恶心、呕吐、腹痛腹泻、咳嗽、胸闷等全身症状。

本病往往反复发生，皮肤可变得干燥、粗糙呈棕黑色，部分发生黑头粉刺、痤疮样皮炎，亦可有毛囊炎、疖肿改变。

三、实验室检查

斑贴试验 斑贴试验阳性，呈晒斑样反应。

四、诊断依据

1. 多发于夏季。从事相关工作的工人易患，多有沥青接触史、日晒史。
2. 好发于暴露部位，面部多见，有光照界限。
3. 皮损初起为红斑、充血、肿胀，严重者可出现丘疹、水疱。
4. 自觉瘙痒、灼热、疼痛，可伴有全身症状。

5. 斑贴试验阳性，呈晒斑样反应。

五、鉴别诊断

漆疮、膏药风　发病前有典型的接触病史，在接触部位发生境界清楚的红斑、丘疹、丘疱疹，与日光照射无关。

六、治疗

1. 内治法

（1）辨证施治

①血热证

主症：皮损为光泽红斑，干燥，自觉瘙痒或热痛；舌红，苔薄白，脉滑数。

治法：清热凉血解毒。

方药：四物汤酌加紫草、银花、紫花地丁等。

②湿热证

主症：皮肤红热、肿胀，皮损以丘疹、水疱为主，疱破糜烂，滋水淋漓；或伴有恶心呕吐、腹痛腹泻；舌红，苔黄腻，脉迟细。

治法：清热凉血，解毒利湿。

方药：萆薢渗湿汤酌加生地、丹皮、龙胆草等。

（2）中成药：龙胆泻肝颗粒6g，每日2次，适用于湿热证。

2. 外治法

（1）干性型：用10%黄柏溶液湿敷，再用创灼膏外涂，或用青黛散调冷开水外敷，每日2~3次。

（2）湿性型：皮损糜烂、水疱、渗液，用马齿苋水洗剂湿敷，或用青黛散调麻油外搽，每日3~4次。

七、预防与护理

1. 提高生产过程的机械化、自动化程度，尽量减少接触，控制沥青加工时的温度，以减少有害物质的挥发，搬运时采取严密的防范措施，并尽可能仅在夜间或阴天进行，以避免光感反应。

2. 加强个人防护，穿戴适宜的工作服、工作帽、手套、口罩及面罩等，上工前搽适当的防光感的皮肤防护剂，下工后淋浴，晚上清洁衣服。

3. 对已患病者，停止接触，做适当处理。个别患者痊愈后再接触往往复发，所以复工时应加强防护措施。

八、西医治要

1. 病因病理　西医认为本病是职业性光敏性皮炎。由于在劳动中接触光敏物质（如煤焦沥青、氯丙嗪等），并且受到日光照射而引起的皮肤炎症反应。

2. 治疗　治疗以避光、消炎、抗过敏为原则。

（1）全身治疗：可给予抗组胺药内服，对重症泛发病例可用糖皮质激素，有继发感染时可用抗生素。

（2）局部治疗：清除皮肤上残留的致敏物质；外搽炉甘石洗剂；有继发感染时外用抗生素软膏。

第二节　水　渍　疮

水渍疮是指农民在从事稻田生产过程中由于各种原因引起的多种皮肤病的总称，俗称"水田风"、"水田痒"等。临床一般可分为浸渍糜烂型皮炎和禽畜类血吸虫尾蚴皮炎两类。尾蚴皮炎有专节叙述，本节主要指浸渍糜烂型皮炎。本病是水稻种植区的常见多发病。以拔秧、插秧、捻收时期发病最多。本病相当于西医的稻田皮炎。

一、病因病机

本病多因久浸水浆，湿邪郁于肌肤，致皮肤失养，复加摩擦，或为久浸水中染虫毒，侵蚀肌肤而发。

二、临床表现

下水田连续 2~5 天后发病。

好发于手掌和足部。夏季和梅雨季节多发。

初起指（趾）缝皮肤肿胀、发白、起皱，呈浸渍现象。这时若继续从事浸水工作或在潮湿环境中作业则病情加重，在不断遭受摩擦的情况下，致使原已肿胀起皱的皮肤出现表皮剥脱，露出红色基底，伴有少量渗液，出现糜烂现象。在手足背或掌跖角质较厚部位，则可出现蜂窝状表皮剥离。

自觉程度不同的瘙痒和疼痛。

此种皮炎的病程具有自限性，停止水田工作，轻者约 2~3 天，重者 1 周左右即可自愈。如发生继发感染，出现炎症反应，可伴发红丝疔、丹毒、甲沟炎、甲床炎、化脓性指头炎等，则病程延长，且可伴畏寒、发热等全身症状。

三、实验室检查

一般无特异性改变。继发感染时，外周血白细胞总数及嗜中性粒细胞计数增高。

四、诊断依据

1. 本病多见于拔秧、插秧、捻收时期。
2. 好发于手掌和足部。
3. 初起皮肤因受水浸渍，表皮发胀松软，发白起皱，重者表皮剥离，显露鲜红糜烂面，在手足背或掌跖角质较厚部位，则可出现蜂窝状表皮剥离。

4. 自觉瘙痒和疼痛。

五、鉴别诊断

1. 鹅掌风、脚湿气 无浸渍水田病史，初起见小水疱，瘙痒剧烈，搔抓后糜烂，反复发作，皮肤粗糙，有鳞屑，真菌检查阳性。

2. 漆疮、膏药风 发病前有典型的接触病史，在接触部位发生境界清楚的红斑、丘疹、丘疱疹，无浸渍水田病史。

六、治疗

1. 内治法 一般不需内服，如继发感染则多为湿热证，予以内服药物治疗。

主症：发病迅速，剧痒或灼痛，皮损可见潮红、滋水糜烂，或有形寒、发热、头痛身热；舌红，苔黄或黄腻，脉数。

治法：清热利湿解毒。

方药：五神汤合五味消毒饮加减。

2. 外治法

（1）表皮松软浸渍者，外扑枯矾散、祛湿散，每日 2 次。

（2）皮肤糜烂者，外搽青黛散，或用石榴皮 120g，煎水外洗，每日 2 次。

（3）有继发感染者，可选用黄柏、地榆各 30g，煎水浸洗，外用玉露膏，每日 1 次。

七、预防与治疗

1. 改善生产环境、劳动条件，采取机械化生产，减少、缩短连续浸水作业时间。

2. 加强个人防护是一项重要的切实可行的措施。劳动前在浸水部位搽一层黏性较大的油脂性皮肤保护剂，劳动结束后，用 12.5% 的明矾，3% 的食盐水浸泡片刻，让其自行干燥。此方法是目前较理想、简便、低廉有效的预防经验，值得推广运用。

八、西医治要

1. 病因病理 西医认为本病是指长期从事浸水作业或在潮湿环境中劳动引起的一种特有的皮肤损害。主要因长时间浸水、机械性摩擦、大气湿度、水的酸碱度等多种因素共同作用所致。

2. 治疗 治疗以干燥、收敛、防止继发感染为原则。

（1）全身治疗：瘙痒剧烈时可给予抗组胺药，感染严重时，可口服抗生素。

（2）局部治疗：在浸渍阶段，注意保持清洁，扑干燥粉剂即可；有糜烂者可用 3% 硼酸溶液湿敷后，涂抹锌硼糊；有继发感染时，用 1:5000 高锰酸钾溶液浸泡后，酌情外用抗生素软膏。

第三节 粉 花 疮

粉花疮是由于接触油彩、化妆品而引起的一种皮肤炎性疾病。以颜面部红斑、丘疹、色素沉着，自觉瘙痒为临床特征。多见于常用油彩、化妆品的演员及中青年妇女。相当于西医的油彩皮炎、化妆品皮炎。

一、病因病机

禀赋不耐，腠理不密，内蕴湿热，染毒而发。

二、临床表现

好发于颜面两颊、两颧、眼周及下颌等应用油彩或其他化妆品较多的部位。

皮损为密集的针头大小丘疹，甚则出现丘疱疹、水疱或糜烂；亦可为散在的绿豆至黄豆大红色炎性丘疹，伴有黑头粉刺或毛囊炎。皮损反复发作后可出现局限性红褐、青褐或灰褐色色素沉着斑，边缘不清，伴有毛细血管扩张。（见彩图 14-1）

自觉轻重不等的刺痒及灼痛。一般无全身症状。

本病病程有自限性，一般停用化妆品后，处理得当，约经 1~2 周可痊愈。但再次接触时可再发。反复发作可转为亚急性或慢性皮炎。

三、实验室检查

一般无特异性改变。

四、诊断依据

1. 多见于演员及中青年妇女，有使用油彩及化妆品史。
2. 好发于颜面部。
3. 皮损为多形性，有丘疹、红斑、水疱、色素沉着等。
4. 自觉程度不同的瘙痒。

五、鉴别诊断

1. 面游风 好发于皮脂腺分布密集地方，皮损为黄红色或鲜红色斑片，上覆油腻性鳞屑或痂皮，自觉瘙痒。与使用化妆品无关。

2. 黄褐斑 黄褐色或深褐色斑片，常对称分布于颜面部，表面平滑，无自觉症状。日晒后加深。

六、治疗

1. 内治法

（1）辨证施治

①风热证

主症：发病迅速，以瘙痒、皮肤上出现红斑、丘疹为主；舌红，苔黄，脉数。

治法：清热祛风止痒。

方药：消风散酌加鸡冠花、白鲜皮等。

②湿热证

主症：皮损红斑、水疱、糜烂明显；小便黄或赤；舌红，苔黄腻，脉滑数。

治法：清热利湿解毒。

方药：龙胆泻肝汤酌加防己等。

③瘀滞证

主症：皮肤肥厚粗糙、色素沉着，伴瘙痒；舌质暗红，苔薄，脉涩。

治法：活血化瘀，润肌退斑。

方药：桃红四物汤酌加泽兰、白芷等。

（2）中成药：龙胆泻肝丸9g，每日3次。适用于湿热证。

2. 外治法

（1）皮肤瘙痒，以红斑丘疹为主者，可选用炉甘石洗剂或三黄洗剂。

（2）有糜烂渗出、水疱者，选用青黛散麻油外搽，或用黄柏霜外用。

七、预防与护理

1. 患病后停止化妆品再接触，提高化妆品质量。

2. 注意保护皮肤，合理使用化妆品。

八、西医治要

1. 病因病理　西医认为本病由于演员或人们在化妆或美容过程中接触各类化妆品所致。

2. 治疗　治疗以消炎、止痒、抗过敏为原则。

（1）全身治疗：酌情给予抗组胺药及维生素 C 等，严重者选用糖皮质激素内服或静滴。

（2）局部治疗：2% ~3% 硼酸溶液湿敷，有继发感染者用0.1%利凡诺溶液湿敷。

第十五章

红斑鳞屑性皮肤病

第一节 风 热 疮

风热疮又称"风癣"、"血疳"，是一种常见的具有自限性的炎症性皮肤病。以椭圆形玫瑰红色斑，覆有糠状鳞屑，好发于躯干及四肢近端为临床特征。多见于中青年，春秋季节多见。本病相当于西医的玫瑰糠疹。

一、病因病机

1. 风热外束 外感风热之邪，外束于肌肤，阻遏于皮毛腠理，郁久化热，热灼津液，血燥而成。

2. 血热内蕴 常因嗜食辛温炙煿、辛辣肥甘之品，或因七情内伤，五志化火，导致血热内蕴，复感风邪，搏于肌肤而成。

二、临床表现

部分患者发病前有全身不适、头痛、咽痛、关节及肌肉酸痛等前驱症状，持续1~2周左右。

皮疹好发于躯干及四肢近端，少数可见于颈部，但颜面及小腿一般不发生。

皮损特点为病初在躯干或四肢某部出现一直径约2~5cm圆形或椭圆形玫瑰红色或黄褐色斑片，上覆糠秕样鳞屑，称母斑或先驱斑。约1~2周后，渐在躯干及四肢近端陆续出现与母斑相似但较小的斑疹，称为子斑或继发斑，也为玫瑰红色或黄红色，圆形或椭圆形，表面有少量细碎糠状鳞屑。在皮疹边缘，鳞屑更为明显，呈领圈状。皮疹境界清楚，散在或密集，但不融合。躯干部皮疹的长轴与皮纹走行一致是一个显著特点。（见彩图15-1，15-2）

自觉有不同程度的瘙痒，多数无全身症状，少数病人有全身不适、头痛咽痛、低热等全身症状。

皮疹有自限性，可自然消退，病程约6~8周，少数可迁延数年或更长时间，一般愈后不复发。

三、实验室检查

组织病理 表现为非特异性炎症。真皮浅层血管周围有稀疏的以淋巴细胞为主的浸润，表皮有灶性海绵水肿及局灶性角化不全。

四、诊断依据

1. 本病多见于中青年，春秋季节多见。
2. 皮疹好发于躯干及四肢近端。
3. 皮损初起时出现一母斑，1～2周后，陆续出现类似皮疹（子斑），皮疹为圆形或椭圆形玫瑰色斑疹，表面附有少量糠秕状鳞屑，皮损的长轴与皮纹一致。
4. 自觉有不同程度的瘙痒。

五、鉴别诊断

1. **圆癣**　好发于躯干或面部，边缘有丘疹、鳞屑或小水疱，呈环形或多环形，真菌检查阳性。
2. **紫白癜风**　皮损形态及发疹部位有时与玫瑰糠疹相似，但一般皮损为着色斑或脱色斑，真菌检查阳性。
3. **白疕**　皮损分布于四肢伸侧及肘膝部，有银白色鳞屑，刮除鳞屑可见薄膜现象及点状出血，病程长，易复发。
4. **面游风**　头皮和面部多见，有油腻性鳞屑，位于躯干的皮疹在排列上无特殊性。

六、治疗

1. **内治法**
（1）辨证施治
①风热蕴肤证
主症：发病急骤，皮损呈圆形或椭圆形淡红斑片，中心有细微皱纹，表面少量细糠状鳞屑；伴心烦口渴，大便干，尿微黄；舌质红，苔白或薄黄，脉浮微数。
治法：疏风清热，消疹止痒。
方药：消风散酌加白鲜皮、丹皮、刺蒺藜等。
②风热血燥证
主症：斑片鲜红或紫红，鳞屑较多，瘙痒较剧，伴有抓痕、血痂；舌红，苔少，脉弦数。
治法：疏风清热，凉血润燥。
方药：当归饮子酌加鸡血藤、丹皮等。
（2）中成药
①消风丸9g，每日2次。适用于病程初起者。
②防风通圣丸10g，每日2次。适用于伴有便秘者。
2. **外治法**　5%～10%硫黄膏外涂，或三黄洗剂外搽。
3. **针刺疗法**　取合谷、曲池、大椎、肩髃、肩井、血海、足三里等穴。宜泻法，每日留针10～15分钟。

七、预防与护理

1. 忌食辛辣刺激性食物。
2. 注意皮肤卫生，不可用热水肥皂烫洗，避免外用刺激性药物。
3. 加强锻炼，提高机体免疫功能。

八、西医治要

1. 病因病理 西医对本病发生机理的认识尚不十分明了，多认为是病毒感染所致，但至今未分离出病毒。也有认为与细菌、真菌或寄生虫感染有关，但都未被证实。

2. 治疗 本病有自限性，一般对症治疗即可。

（1）全身治疗：炎症及瘙痒明显时，可酌情给予抗组胺药，或静脉注射10%硫代硫酸钠，或抗病毒治疗，可酌情服用病毒唑、甘泰等。重症者或病程长期迁延者，可酌情使用糖皮质激素。

（2）局部治疗：局部外用糖皮质激素，或炉甘石洗剂；也可进行糠浴、矿泉水浴及紫外线照射等治疗。

第二节 吹 花 癣

吹花癣又称虫斑，是一种常发于儿童颜面部的表浅性干燥鳞屑性浅色斑。本病相当于西医的单纯糠疹、白色糠疹。

一、病因病机

1. 由于饮食不洁，脾失健运，虫积内生，虫毒蕴蒸于面，气血不荣而成白斑。
2. 腠理卫外不固，外受风邪侵袭，郁于肌肤，气血失于荣润而发。

二、临床表现

皮疹多发于面部，亦可见于颈部及上臂。

皮损为一个或多个圆形或椭圆形、钱币状大小的斑片，颜色较周围正常皮肤浅，呈苍白色，表面干燥，上覆少量干燥的灰白色糠状鳞屑，基底炎症轻微或缺乏。损害可逐渐扩大，邻近者可相互融合，呈现不规则形。

自觉微痒或无自觉症状。

病程较长，损害多可自然消退，遗留轻度色素减退。

三、实验室检查

无特异性改变。

四、诊断依据

1. 本病好发于儿童及少年，任何季节均可发病，但以冬春季较明显。
2. 皮疹多发于面部。
3. 皮疹为圆形或椭圆形淡色斑，边缘清楚，表面干燥，附有少量细小灰白色糠状鳞屑。
4. 自觉微痒或无自觉症状。

五、鉴别诊断

1. 白癜风　可见瓷白色斑疹，境界清楚，周边往往皮色加深，表面光滑无鳞屑，无一定好发部位。

2. 紫白癜风　初为毛孔周围褐色小斑疹，渐扩大并变成淡黄色及灰白色斑疹上覆细小糠秕状鳞屑，好发于胸、背、腋窝及颈部，常于夏季加重或复发。真菌检查阳性。

六、治疗

1. 内治法

（1）风热袭肺证

主症：皮疹初起为片状淡红色斑，日久呈现淡白色的圆形或椭圆形斑，大小不等，表面干燥，附有细小白色鳞屑，轻度瘙痒；伴鼻燥咽干；舌红，苔黄，脉浮数。

治法：疏风清热，宣肺祛斑。

方药：消风散加菊花、桑叶、谷芽等。

（2）脾虚虫积证

主症：面部斑片，大小不等，圆形或椭圆形，部分形状不规则，搔之有糠秕状细小鳞屑；伴脐周疼痛，神疲形瘦，纳呆；舌质淡，苔白或花剥，脉弦或濡缓。

治法：健脾利湿，驱虫消斑。

方药：化虫丸加云苓、白术等。

2. 外治法　局部酌用5%硫黄霜、大风子油、黄连膏或雄黄膏。

3. 针刺疗法

（1）体针：取风池、大椎、曲池、合谷、血海、膈俞、心俞，体质壮实者用泻法，体弱者用平补平泻法，留针20～30分钟，每日或隔日1次。

（2）耳针：取肺区、心区、皮质下、交感及阿是穴，每日1次或埋针。

七、预防与治疗

1. 积极驱虫治疗，多食水果蔬菜。
2. 注意保持面部清洁，勿用碱性过强肥皂，避免暴晒。

八、西医治要

1. 病因病理　西医对本病的发生尚不十分明了，有人认为与感染因素有关，但均未能培养或分离出细菌、真菌或病毒。亦有认为本病的发生与特异性体质有关，皮肤干燥、日晒、营养不良等均可能成为诱发因素。

2. 治疗

（1）全身治疗：一般不需内服药，可服用复合维生素 B 治疗。疑有寄生虫者可进行驱虫治疗。

（2）局部治疗：外涂 5% 硫黄软膏、糖皮质激素霜、0.025% 维甲酸软膏、5% 尿素软膏等。

第三节 猫眼疮

猫眼疮是以红斑为主，兼有丘疹、水疱等多形性皮损的急性自限性炎症性皮肤病。因其疮形如猫之眼，光彩闪烁无脓血而得名，中医又称此为"雁疮"。临床特征为发病急骤，红斑、丘疹、水疱形态各异，且常累及口腔、二阴，重症者有严重的黏膜和内脏损害。多发于青壮年男女，尤以青年女性多见，好发于春秋季，易复发。相当于西医的多形红斑。

一、病因病机

1. 风寒侵袭 内因阳气不振于内，外因风寒之邪束于外，卫阳被遏，气血凝滞，寒邪郁结于肌肤而发为本病。

2. 脾经湿热 由于恣食肥甘、辛辣厚味，伤及脾胃，脾失健运，积湿生热，湿热内蕴而得。

3. 血热内蕴 青年血气方刚，素体血热，阳气旺盛，易生内热，血热内蕴，外淫肌肤，复感风邪，风热搏于肌肤，而发本病。

4. 药毒内攻 素体禀性不耐，感受药毒，毒热内攻，入于营血，药毒外发，或毒热与湿热互结，浸淫肌肤而成。

二、临床表现

发病急骤，起病前大多有头痛、低热、倦怠、关节肌肉疼痛、食欲不振等前驱症状。多形性皮损是本病的特点，可出现红斑、丘疹、水疱、大疱、紫癜、风团等，任何年龄均可发病，但以青年女性为多。按其临床特点可分为红斑－丘疹型、水疱－大疱型和重症型。

1. 红斑－丘疹型猫眼疮 此型最轻，也最常见。皮疹好发于四肢远端如手背、足背、指缘、掌跖、前臂及小腿伸侧等处，还常见于耳郭。

皮损以红斑及丘疹为主。初发皮损为扁豆到指盖大小的水肿性红斑，颜色鲜红，皮损可向周围扩大，约拇指甲或钱币大，中央色泽变为暗红色或紫红色，可出现水疱，边缘潮红，形如猫眼，成虹膜状或靶形，具有有特征性。黏膜受累轻或不受累。

自觉症状微痒，全身症状轻微，有时可感关节痛。

病程 2～4 周，皮疹消退后留有色素沉着，可反复发作。

2. 水疱 – 大疱型猫眼疮　本型皮损较泛发，除发生于四肢远端外，躯干部皮肤、口腔及生殖器等处黏膜亦可受累。

由红斑 – 丘疹型发展而来，也可直接在红斑的基础上发生水疱和大疱。疱壁较厚，有张力，不易溃破。疱液为浆液性，或在红斑边缘出现环形血疱，疱破后形成糜烂面或浅在性溃疡。

自觉疼痛，患者有发热、关节痛、头痛等全身症状。

一般在 2～3 周内皮疹将消退，水疱干涸结痂，出现大片状的脱皮，尤其在手足，可呈现手套样、袜套样脱落。可并发关节炎、咽喉炎，出现尿蛋白或血尿。

3. 重症型猫眼疮　发病急骤，有较严重的前驱症状。

损害广泛，除四肢远端外，躯干部皮肤亦常受累。

皮疹迅速出现，大片泛发，呈水肿性鲜红色或紫红色斑，其上很快出现水疱或大疱，常有瘀斑及血疱，常融合成大片，尼氏征阴性，黏膜损害广泛而严重，口腔黏膜、鼻黏膜、眼结膜及外阴黏膜等均可受累，表现为水疱、糜烂甚至溃疡。

自觉疼痛，全身中毒症状重，有高热、寒战、气促、腹泻，甚至抽搐昏迷等。

可并发心肝肾肺等损害，还可并发感染，如肺炎、败血症等，严重者甚至导致死亡。

三、实验室检查

1. 血常规　白细胞总数增多。

2. 尿常规　尿蛋白、红细胞阳性。

3. 其他　血沉增快，尿素氮增高。

4. 组织病理

（1）真皮型：真皮乳头水肿，形成表皮下水疱，真皮上部有显著血管炎改变，血管周围有淋巴细胞浸润。

（2）表皮型：表皮角质形成细胞出现程度不同的坏死，严重者基底细胞液化变性。

（3）表皮真皮混合型：沿表皮的真皮边缘部位、毛细血管周围淋巴细胞浸润，基底细胞液化变性形成表皮下水疱，部分角质形成细胞变性坏死，细胞内水肿及海绵形成。

四、诊断依据

1. 常见于春秋季，以青年女性为多。

2. 好发于面部及四肢远端，少数累及全身皮肤。

3. 多形性皮损，可出现红斑、丘疹、水疱、大疱、紫癜、风团等。虹膜状损害具有特征性。有黏膜损害，可出现口腔、鼻、眼、尿道、肛门和呼吸道黏膜广泛累及。

4. 自觉瘙痒、疼痛，可有发热、头痛、关节痛等全身症状。

5. 外周血白细胞增多，血沉增快，尿蛋白、红细胞及尿素氮增高。

五、鉴别诊断

1. 风热疮　红斑为椭圆形，黄红色，边缘不整齐呈锯齿状，斑的长轴与皮纹方向一致，好发于躯干及四肢近端,无黏膜损害。

2. 冻疮 发生于冬季,手足、耳郭及面颊出现局限性暗红色肿胀,严重者出现水疱、糜烂,但无虹膜样损害,皮损瘙痒灼痛,遇热尤甚。

3. 火赤疮 皮疹呈多形性,以簇集性的成群小水疱为主,常排列成环状,皮疹分布于躯干及四肢近端,瘙痒剧烈,黏膜较少累及,病程反复呈慢性。

六、治疗

1. 内治法

(1) 风寒袭表证

主症:多见于冬季,在气候寒冷或潮湿时发作或加重,皮疹好发于四肢末端,色暗红或紫红,指趾可肿胀,或见猫眼状斑疹、水疱、风团等,自觉疼痛,遇寒加甚;可伴有恶寒、肢冷;舌淡,苔薄白,脉濡缓。

治法:和营散寒,温经通络。

方药:桂枝汤加威灵仙、红花、当归、防己等。

(2) 湿热蕴结证

主症:皮疹为鲜红色斑或斑丘疹,上有水疱,瘙痒、灼热,甚或糜烂滋水,有黏膜损害;常伴有发热、咽痛、口干、关节酸痛、便秘、溲黄;舌红,苔薄黄或黄腻,脉滑数。

治法:清热解毒,祛风利湿。

方药:消风导赤散加生苡仁、土茯苓、竹叶、徐长卿等。

(3) 热毒炽盛证

主症:发病急骤,皮疹广泛,可见红斑、大疱、糜烂、出血及黏膜损害;常伴有高热、畏寒、头痛,甚者神昏、谵语;舌红,苔黄,脉滑数。

治法:清热凉血,解毒利湿。

方药:犀角地黄汤加金银花、连翘、生石膏、玄参、大青叶等。

2. 外治法

(1) 斑疹潮红而不渗液,瘙痒无度者,用九华粉洗剂外洗,每日 1~2 次。

(2) 皮肤糜烂者,用三黄洗剂外搽或用青黛散麻油调搽。

(3) 黏膜糜烂者,用青吹口散或锡类散外吹,每日 4~5 次。

(4) 对糜烂渗水较多者,用生地榆、黄柏各30g,硼砂15g,煎水待凉,浸渍局部,每日 3~4 次,每次20分钟。

3. 针刺疗法

(1) 体针

①风寒证:取肝俞、肾俞、命门、内关、关元、足三里、阿是穴,用温针或灸法,先泻后补,留针20~30分钟,每日1次。

②风湿热证:取足三里、曲池、阿是穴,施泻法,留针20~30分钟,每日1次。

③热毒炽盛证:取委中、合谷、曲泽、曲池、大椎,施泻法,留针15分钟,每日1次。

(2) 耳针:取穴为肾上腺、皮质下、神门、阿是穴,每日1次或埋针。

七、预防与护理

1. 忌食鱼、虾、蟹、蒜等发物。
2. 对风寒型注意保暖，避免冷水、冷风等刺激。
3. 追查病源，消除感染病灶，停用可疑药物。

八、西医治要

1. 病因病理　西医对本病病因的认识尚未完全明确，多认为是抗原－抗体变态反应。变应原的种类很多，如细菌、病毒、霉菌的感染，某些药物，食用鱼、虾、蟹等，日光及寒冷。另外，某些器官和系统性疾病，如红斑性狼疮、皮肌炎、某些恶性肿瘤等，均可并发多形红斑。

2. 治疗

（1）全身治疗：口服抗组胺药物、维生素 C；静脉注射 10% 葡萄糖酸钙；对重症患者应早期、足量使用糖皮质激素，待病情减轻，热退后数日始减量，最后停用；同时予抗感染，补充营养及维生素，纠正水、电解质紊乱。

（2）局部治疗：局部治疗的原则为消炎、收敛、止痒，防止继发感染。皮肤上仅有丘疹及斑疹者可搽用炉甘石洗剂，有大疱应抽取疱液，糜烂渗出多时用 3% 硼酸或 1∶8000 高锰酸钾液湿敷。口腔黏膜糜烂者可用 1%～2% 利多卡因外涂，眼部应加强护理，可用抗生素与可的松眼药水交替点眼。

第四节　白　疕

白疕是一种皮损状如松皮，形如疹疥，搔起白皮的慢性炎症性皮肤病。亦称"疕风"。以浸润性红斑，上覆以多层银白色糠秕状鳞屑，刮去鳞屑有薄膜现象和点状出血为临床特征。本病男女老幼皆可发病，但以青壮年为多，男性略多于女性。具有遗传倾向，发病有一定季节规律，冬重夏轻。本病呈慢性过程，愈后易复发。相当于西医的银屑病。

一、病因病机

本病总由外邪内侵，血热、血虚、血瘀所致。

1. 外邪侵袭　初起时多由风、湿、热、火毒之邪侵袭肌肤，导致营卫不和，气血不调，郁于肌肤而发，或因湿热蕴结，内不得利导，外不得宣泄，阻于肌表而发，或因久病，气血耗伤，肌肤失养而成。

2. 七情内伤　由于情志郁结，气机壅滞，郁久化火，火毒蕴伏于营血，窜流肌表而成或气滞血瘀，肌肤失养所致。

3. 脾胃失和　由于饮食不节，过食辛辣动风之物，使脾胃不和，气机不畅，湿热内蕴，外透皮肤而发。

二、临床表现

根据本病的临床特征，一般分为寻常型、脓疱型、关节病型和红皮病型四种类型。

（一）寻常型

1. 临床特点 为临床最多见的类型，大多急性发病。

好发于头皮、四肢伸侧、背部、腰骶部，部分泛发全身。

皮损初起为红色、淡红色针头至扁豆大小的炎性丘疹或斑丘疹，迅速增大为钱币大或更大淡红色浸润斑，境界明显，表面覆盖多层干燥银白色鳞屑，周围有轻度红晕。刮除鳞屑后露出一层淡红色发亮的半透明薄膜，称薄膜现象。刮除薄膜即见点状出血，称为筛状出血（阿氏征）。白色鳞屑、薄膜现象、筛状出血是本病的临床特征。皮疹表现为各种形态，如点滴状、钱币状、花瓣状、地图状、环状；少数可呈带状。发生于头皮者，皮损界限清楚，鳞屑厚积，头发呈束状，但不脱发；发于面部者，皮疹可呈小片红斑，类似于面游风；发于指（趾）甲者，甲板呈点状凹陷，变黄增厚，甲床与甲板分离，或呈灰指甲样改变；发于口腔黏膜者，损害呈灰白色环状斑片；发于龟头者，损害呈光滑干燥性红斑，表面有细薄的白色鳞屑；发于腋窝、腹股沟、乳房下等皱褶处者，损害呈界限明显的炎性红斑，无鳞屑，表面湿润或皲裂。（见彩图 15-3，彩图 15-4）

自觉有不同程度的瘙痒，一般无全身症状。

2. 病程 病程慢性，可持续数年或数十年，甚至迁延终身，病程可分为以下三期。

（1）进行期：新的皮疹不断出现，旧的皮疹不断扩大，鳞屑增厚，自觉瘙痒，炎症加剧。附近皮损常融合。此时刺激皮肤，即可发生白疕样皮损，称为同形反应（柯氏征）。

（2）静止期（稳定期）：病情保持稳定，基本无新的皮疹出现，旧的皮疹也不消退。

（3）消退期（退行期）：皮疹缩小变平，周围出现浅色晕，最后皮疹完全消退，出现暂时性色素减退斑或色素沉着斑，亦可不留任何痕迹。

（二）脓疱型

又分泛发性及局限性两种。

1. 泛发性脓疱型白疕 四肢屈侧及皱折部多见，泛发全身。

在寻常型白疕的损害上出现很多密集的针尖至粟粒大小的浅在性脓疱，表面覆有鳞屑，部分融合增大成脓湖。口腔颊黏膜可见簇集或多数散在的小脓疱，指（趾）甲可出现萎缩、破裂、肥厚浑浊，常伴沟状舌。（见彩图 15-5）

出现发热、关节痛及臀核肿大等全身症状。

病程可达数月或更久，且易复发，也可发展为红皮病。常并发肝、肾等系统损害，病情较重，预后较差。

2. 掌跖脓疱型白疕 手足部、掌跖多见。

对称性红斑，其上有许多针尖至粟粒大小的脓疱，基底潮红，壁厚不易破裂，经 1~2 周干燥结痂，痂脱落后见片状鳞屑，刮除鳞屑后可见点状出血，以后又出现新脓疱。指

（趾）甲可见点状凹陷、变形、肥厚、浑浊。

自觉轻度瘙痒，一般无全身症状。

慢性病程，反复发生，经久不愈。

（三）关节病型白疕

常在寻常型白疕的基础上发生。

好发于外周小关节，以手、腕、足等小关节，特别是指（趾）末端关节多见。

特点为寻常型白疕的皮损与关节症状并见。早期关节红肿疼痛呈梭形肿胀，长期病变后白疕可发生关节变形，重者膝、踝、肩、髋、脊柱等大关节均（或）被累及。关节红肿疼痛，强直变形，有明显的功能障碍。

病程慢性，长期迁延，关节病变呈缓慢、进行性的发展。

（四）红皮病型白疕

本型多因治疗不当，特别在寻常型白疕的进行期或急性点滴性白疕时应用刺激性较强的外用药，或长期大量服用糖皮质激素类药物的过程中，突然停药或减量方法不当所致。此外脓疱型白疕在脓疱消退后亦可出现红皮病型白疕。（见彩图 15-6）

皮损特点为全身皮肤弥漫性潮红肿胀，其间可有片状正常"皮岛"，炎症浸润明显，大量脱屑，手足皮肤呈破袜套或手套样剥脱。皮疹消退后，典型白疕皮损可再现。

常伴有畏寒发热，全身不适等症状，表浅瘰核肿大。

病程中每日均有大量鳞屑脱落，大量蛋白质的丢失易导致低蛋白血症，加上患者皮肤扩张充血，散热很快，因此容易发生感冒、肺炎等合并症，引起不良后果。

三、实验室检查

1. 血常规　白细胞总数增加。

2. 血沉　血沉增快。

3. 细菌培养　脓疱型细菌培养阴性。

4. 组织病理　角化过度，角化不全，颗粒层减少或消失；表皮突向下延伸，呈双杵状；真皮乳头上延，其顶端棘层变薄，血管弯曲扩张；表皮角质层或颗粒层内可见 Munro 微脓疡。

四、诊断依据

依据皮损特点、好发部位、慢性经过，易于复发及组织病理学特点等，一般易于诊断。

五、鉴别诊断

1. 面游风　损害边界不十分清楚，基底部浸润轻，鳞屑少而薄，呈油腻性，刮除后无点状出血，无束状发。

2. 风热疮　好发于躯干及四肢近端，为多数椭圆形小斑片，其长轴沿肋骨及皮纹方向排列，鳞屑少而薄，一般不累及头面部。

3. 副白疕 鳞屑较薄，基底炎症轻，发病部位不定，多无自觉症状。

六、治疗

1. 内治法

（1）风热血热证

主症：皮损逐渐增多，范围不断扩大，其色焮红，甚或红斑相互融合成片，鳞屑增多，局部瘙痒；伴有怕热，大便干结，小便黄赤；舌质红，苔薄白或黄，脉数。

治法：疏风清热，凉血止痒。

方药：消风散合犀角地黄汤加减。

（2）风湿寒痹证

主症：皮损红斑不鲜明，鳞屑厚积，冬季易加重或复发；伴有怕冷，关节酸楚疼痛；舌质淡红，苔薄白，脉紧。

治法：疏风散寒，调营通络。

方药：桂枝汤加减。

（3）湿热蕴结证

主症：皮疹瘙痒，搔抓后有渗水、结痂，或发于腋窝、腹股沟等屈侧部位，皮损糜烂、浸渍，或有较多脓疱；伴有胸闷纳呆神疲乏力，下肢沉重；舌红，苔黄腻，脉濡滑。

治法：清热利湿。

方药：萆薢渗湿汤加减。

（4）火毒炽盛证

主症：全身皮肤红斑满布，或呈暗紫红色，皮肤灼热，或密布散在小脓疱；伴有壮热口渴，大便秘结，小便短赤；舌质红，舌苔少或微黄，脉弦滑数或洪大。

治法：清热解毒凉血。

方药：黄连解毒汤合五味消毒饮加减。

（5）血虚风燥证

主症：病情稳定，即无皮疹扩大，又无新皮疹发生，皮肤干燥，鳞屑较多，或有皲裂、疼痛、瘙痒；可伴有头晕眼花等症状；舌质淡，舌苔薄白，脉细。

治法：滋阴润燥，养血祛风。

方药：养血润肤汤加减。

（6）血瘀证

主症：皮疹暗红，或有色素沉着、鳞屑较多，或呈蛎壳状，或伴有关节活动不利；舌质暗红，脉沉涩。

治法：活血化瘀，养血润燥。

方药：桃红四物汤加减。

2. 外治法

（1）进行期：禁用刺激性强的药物，可用安抚保护剂，如5%～10%的硼酸软膏、黄柏软膏、青黛膏或青黛散麻油调匀外搽。

　　（2）静止期和退行期：以去除鳞屑、消炎解毒为主，可选用10%硫黄膏或京红软膏等外搽。

3. 其他疗法

　　（1）针刺疗法

　　①体针：取大椎、曲池、合谷、血海、三阴交、陶道、屏风、肝俞、脾俞。用泻法，留针20~30分钟，每日或隔日1次。

　　②耳针：取神门、脾、肺、皮质下、内分泌、交感。每日1次埋针，两耳交替，10次为1疗程。

　　（2）药浴疗法：药浴既可去除鳞屑、清洁皮肤，又可改善血液循环和促进新陈代谢，增强治疗作用，适用于各型白疕。

　　①徐长卿、千里光、地肤子各30g，黄柏、蛇床子、苍耳子、狼毒、白鲜皮各10g，土槿皮、槐花各15g，煎水外洗。

　　②桃椿叶、侧柏叶各250g，加水适量，煮沸20分钟，待温洗浴。具有温通经络，畅达气血，疏启汗孔的作用。

七、预防与护理

1. 宜食用鱼类及辣椒类食物，不宜饮酒及食用牛羊肉。
2. 避免上呼吸道感染及消除感染性病灶。
3. 保持充足的睡眠，消除精神创伤，解除思想顾虑。
4. 避免物理、化学性物质刺激，防止外伤和滥用药物。

八、西医治要

　　1. 病因病理　西医认为本病的发生可能与遗传因素、免疫功能异常、代谢障碍、感染等有关。此外，精神异常、外伤、手术等也可诱发或使之加重。

　　2. 治疗

　　（1）全身治疗：维生素A维持上皮细胞正常发育，酌情给予口服维生素A或维甲酸治疗有一定疗效；瘙痒剧烈可给予抗组胺药如扑尔敏、赛庚啶等。对寻常型银屑病伴有咽炎、扁桃体炎者用抗生素治疗，如青霉素、红霉素等。红皮病型、关节病型、脓疱型银屑病可酌情使用糖皮质激素。一般药物无效，且皮疹严重而广泛时可使用免疫抑制剂或免疫调节剂，如甲氨蝶呤、转移因子、左旋咪唑等。

　　（2）局部治疗：局部外用药物治疗是银屑病治疗中的重要环节，以还原剂、角质剥脱剂及细胞抑制剂为主。在进行期不宜用刺激性强的药物，可选用焦油类制剂，如2%~5%煤焦油、黑豆馏油；蒽林制剂，如0.1%~1%蒽林软膏外涂，可配合紫外线照射5~20分钟；糖皮质激素制剂，如去炎松尿素霜、氯氟舒松软膏等外涂或封包；也可以选用0.025%~0.3%维甲酸霜外涂。

　　（3）物理疗法：紫外线照射，用于静止期或冬季型病例。光化学疗法，口服8-甲氧补骨脂素（8 – MOP），再照射长波紫外线。

第五节 溻皮疮

溻皮疮是一种累及全身或广泛皮肤的重症皮肤病，以弥漫性潮红，持续性大量脱屑为临床特征。本病可发生于任何年龄，但以中年和老年多见，男多于女。相当于西医的剥脱性皮炎或称红皮病。

一、病因病机

1. 禀赋不耐 禀赋不耐，素体血热，外感毒邪，邪毒内侵，毒热互结，内攻脏腑，外郁肌肤而致。

2. 饮食失节 食入禁忌，邪入脏腑，脏腑积热，复感热毒，毒热炽盛，蕴蒸肌肤，气血两燔，灼伤津液，肌肤失养而成。

二、临床表现

根据发病情况及临床经过，本病可分为急性及慢性两型。

1. 急性溻皮疮 发病前常伴有发热及寒战等全身症状。

全身皮肤泛发，以腋窝、肘窝、腘窝等皱褶处为著。

初为猩红热样或麻疹样皮疹，很快发展为全身皮肤弥漫性潮红、肿胀、糜烂、渗液，皮损于数日后逐渐由潮红变为暗红，水肿减轻，出现大量片状或糠秕状脱屑，手足可呈套式剥脱。黏膜损害明显，发生口腔糜烂或溃疡，可引起唇炎、角膜炎、眼结膜炎等，外阴及肛门部常糜烂。（见彩图 15 – 7）

病程 1～2 月。

2. 慢性溻皮疮 全身皮肤，躯干较四肢明显，肢体屈侧较伸侧明显。

全身皮肤弥漫性潮红，呈暗红色，浸润较重，或因迁延日久，皮肤色素沉着而呈暗棕色，肿胀、渗液、脱屑较轻，黏膜症状轻或无黏膜损害症状，常见抓痕、结痂，头发稀疏、脱落，指（趾）甲可增厚变形或脱落。

自觉瘙痒剧烈。

病程慢性，可迁延数月至数年。日久可伴有臀核肿大、肝脾肿大等。由于大量脱屑，蛋白质丢失常导致营养不良、体质下降，可继发肺炎、败血症及心衰等。

三、实验室检查

1. 血常规 白细胞总数增加，嗜酸性粒细胞常增加，血红蛋白降低。

2. 组织病理 一般为非特异性炎症表现。其表皮角化不全或伴有角化过度，颗粒层变薄或消失，棘层肥厚，细胞内和细胞间水肿，海绵状变性，真皮浅层水肿，血管扩张，有多种炎症细胞浸润。继发于其他疾病的溻皮疮可保留原有疾病的组织病理特征。

四、诊断依据

1. 皮疹一般先发生于面、颈及躯干，以后迅速波及四肢。
2. 典型皮损为身体大部或全身皮肤弥漫性潮红、肿胀、浸润及脱屑，摩擦部位糜烂、渗液。
3. 自觉不同程度瘙痒。
4. 外周血白细胞总数、嗜酸性粒细胞升高，血红蛋白降低。

五、鉴别诊断

1. 中毒性表皮坏死松解症型药毒　虽有高热，广泛大片红斑及大疱性皮损，但主要皮损为红斑基底上的大水疱，疱壁松弛，尼氏征阳性。

2. 落叶性天疱疮　正常皮肤上出现大疱，尼氏征阳性，通常不伴有黏膜损害，组织病理有特异性。

六、治疗

1. 内治法

（1）辨证施治

①火毒炽盛证

主症：发病急骤，全身皮肤呈猩红热样或麻疹样红斑，颜色鲜红，继而弥漫性潮红，肿胀；伴有寒战、高热、心烦口渴；舌质绛红，苔黄或苔厚，脉数。

治法：清热凉血，解毒化斑。

方药：化斑解毒汤酌加水牛角、丹皮、紫草、金银花、大青叶、蒲公英等。

②热毒伤阴证

主症：病至后期，皮肤红肿渐退，渗出减少，皮肤暗红，周身大量脱屑，手足呈手套或袜套样；伴低热，神疲无力，口渴，不思饮食，或口舌糜烂；舌绛，苔少或无苔，脉细数。

治法：清热化斑，养阴生津。

方药：增液汤酌加太子参、生石膏、天花粉、丹皮等。

（2）中成药：雷公藤总苷片，每日 1～1.5mg/kg，分 2～3 次口服。

2. 外治法

（1）皮损表现为潮红肿胀而无流滋者，可选用三黄洗剂外搽，每日 5～6 次。

（2）皮损表现为潮红肿胀、渗液、糜烂者，可选用10%黄柏溶液或蒲公英60g，野菊花15g，煎汤待凉后湿敷或浸洗，亦可用青黛散麻油调敷，每日 2～4 次。

（3）皮损以脓疱、糜烂为主者，可选用黄连膏或青黛散麻油调匀后外涂。

（4）脱屑期用麻油或清凉油乳剂少许，保护皮肤，如结成厚痂，需用棉花蘸麻油如涂墨状轻揩之。

3. 针刺疗法

（1）体针：取穴风池、大椎、曲池、血海、合谷、膈俞，用平补平泻法，留针20～30

分钟，每日 1 次或隔日 1 次。

（2）耳针：取穴肺区、心区、皮质下、交感及阿是穴，每日 1 次或埋针。

七、预防与护理

1. 避免滥用药物，对急性期的其他皮肤病患者勿用刺激性强的药物。

2. 宜食高蛋白食物，多吃水果蔬菜，忌饮酒及辛辣刺激性食物。

3. 对药物过敏所致的湿皮疮，治疗过程中选择用药应特别慎重，避免出现交叉过敏反应。

4. 注意皮肤的清洁及保持良好的环境，如空气流通、定期空间消毒、被褥的清洁等，尤须做好口腔、眼、外阴的护理及防止褥疮发生。

八、西医治要

1. **病因病理** 西医认为本病的发生原因可能有四种：①药物过敏：主要有磺胺类、抗生素类、抗疟药类及重金属类等；②继发于其他皮肤病，如银屑病、湿疹、接触性皮炎、脂溢性皮炎等；③继发于恶性肿瘤，如蕈样肉芽肿、淋巴瘤、白血病等；④ 原因未明者。

2. **治疗**

（1）全身治疗：尽量寻找病因，针对不同病因进行适当治疗。瘙痒明显者可使用抗组胺药；给予高蛋白饮食，补充多种维生素，维持水、电解质平衡；有感染时应及时应用抗生素；糖皮质激素应早期、足量、规则应用，症状控制后逐渐减量至维持量；必要时或给予免疫抑制剂，如甲氨蝶呤、雷公藤等。

（2）局部治疗：治疗原则为止痒、保护皮肤，防止感染。糜烂渗出明显者，用 3% 硼酸湿敷。干燥部位可用粉剂、洗剂、乳剂及软膏剂，如炉甘石洗剂、氧化锌油及各种糖皮质激素软膏等。

第十六章

大疱性皮肤病

第一节　天　疱　疮

天疱疮是一种慢性、复发性、炎症性表皮内大疱性皮肤病。以皮肤起燎浆水疱，小如芡实，大如棋子，易于溃破流滋，缠绵不愈为临床特征。本病病名出自宋《疮疡经验全书》。因本病病因不明，疑为上天所为，故名"天疱疮"。天疱疮系少见皮肤病，好发于30～50岁，发病率男女相等。古代中医文献亦有根据水疱色泽而命名者，称"色赤者为火赤疮"，"顶白根赤名天疱疮"。本病西医亦称为天疱疮。

一、病因病机

本病总由心火脾湿，外感风热毒邪，湿热蕴阻肌肤而成。

1. 热毒炽盛　心火妄动，复感风热湿毒，内外火毒相煽，发于肌肤。

2. 心火脾湿　心火妄动，脾湿内蕴，心火与脾湿交阻，湿热熏蒸肌肤。

3. 气阴两虚　热毒或湿热日久，流滋无度，耗气伤阴，肌肤失养。

二、临床表现

临床上天疱疮可分为五型：寻常型、增殖型、落叶型、红斑型和疱疹样天疱疮。

1. 寻常型天疱疮　是天疱疮常见而严重的一型。常在外观正常的皮肤上，少数在红斑基础上，突然发生大小不一的水疱，水疱孤立散在或群集分布，疱壁薄而松弛易破，疱液澄清，棘细胞松解征（Nikolsky征，尼氏征）阳性为主要体征。水疱破后形成不易愈合的红色湿润糜烂面，渗液及出血，并结成黄褐色痂，气味腥臭。糜烂面不断扩大，边缘可见分离的表皮如领圈状，皮损易感染，常伴疼痛和全身不适。（见彩图16-1）

大疱初发部位以口腔黏膜及头面、胸背、腋窝或臀部等易受摩擦或压迫部位多见。皮损可在数周内泛发全身，也可局限于一处或数处达数周至数月之久。大多数患者有口腔黏膜损害，几乎半数以上是最早出现的症状。口腔水疱常在数分钟至数十分钟内破裂，留下一层灰白色膜，盖在糜烂面上。常引起出血、流涎、疼痛，影响进食。眼结膜、鼻、咽喉、肛门、外生殖器等处的黏膜亦可受累。病程慢性，预后较差，可因全身衰竭、继发感染等而死亡。

2. 增殖型天疱疮　为寻常型的一个异型，极少见。好发于腋窝、腹股沟、乳房下等皮肤皱褶处及口腔、鼻腔、阴唇、龟头、肛门等黏膜处。初起为松弛性水疱，很像寻常型天疱疱，极易破裂，形成糜烂面和蕈样、乳头状增生。损害表面有浆液或脓液渗出，覆有厚痂，周围炎性红晕，气味腥臭，自觉症状不明显。若继发细菌感染，可出现高热等全身症状。皮损时轻时重，病程较寻常型长，可因全身衰竭或并发症而死亡。本病临床分为轻型和重型，轻型原发损害主要为小脓疱，水疱不明显，类似于增殖性皮炎；重型的原发损害则为水疱。（见彩图16-2）

3. 落叶型天疱疮　初发皮损多局限于头面和躯干，在红斑和外观正常的皮肤上出现少数松弛性水疱。与寻常型相比，病情较轻，黏膜损害少见而轻微，水疱壁较寻常型更薄，更表浅，极易破裂，形成红色湿润微肿的糜烂面，浆液渗出，形成黄褐色油腻性叶状结痂，痂皮中心附着，边缘游离，基底湿润，有恶臭。自觉瘙痒或灼痛，全身症状轻重不一，约2/3病人皮损最后可泛发全身。本病有时不发生水疱，患处皮肤潮红肿胀，出现叶状痂皮，类似剥脱性皮炎，尼氏征阳性。病程较长，预后较好，部分患者可完全缓解。

4. 红斑型天疱疮　本型可能是落叶型天疱疮的局限型或早期表现，是天疱疮中的良性和较多见的一型。皮损主要发生于头皮、面部及胸背上部，下肢和口腔黏膜很少累及。面部损害类似红蝴蝶疮的蝶形红斑，上覆鳞屑和结痂，基底湿润。头皮、胸背上部皮损为散在红斑，其上发生松弛性水疱，或出现脂性鳞屑和黄痂，类似脂溢性皮炎，尼氏征阳性。皮损愈后遗留棕褐色色素沉着。自觉瘙痒，全身症状不明显。

以上四型天疱疮可互相转化，寻常型可转化为增殖型或落叶型；红斑型可转化为落叶型或寻常型；落叶型偶可转化为增殖型。

5. 疱疹样天疱疮　系天疱疮的一个亚型，好发于中老年人。皮损为躯干及四肢近端发生环形或多形性红斑，边缘稍隆起，表面有紧张性水疱或丘疱疹，尼氏征阴性。瘙痒明显，黏膜损害少见，病程慢性，预后良好。多数病例能用药物长期控制，少数可转变为寻常型、落叶型或红斑型天疱疮。

三、实验室检查

1. 组织病理　天疱疮共同的病理表现为表皮内裂隙或水疱形成，疱内可见单个或成群的棘刺松解细胞。上述五型天疱疮在组织学上呈一连续改变：寻常型和增殖型天疱疮的表皮内水疱位于基底层上；落叶型、红斑型天疱疮的表皮内水疱位于角层下或颗粒层；疱疹样天疱疮和表皮内水疱介于两者之间。此外，增殖型天疱疮还具有棘层肥厚，表皮呈乳头瘤样增生，表皮内大量嗜酸性粒细胞微脓肿等特征。

2. 免疫荧光检查

（1）直接免疫荧光：取水疱周围外观正常皮肤或新起皮损做检查，几乎所有患者的角质形成细胞间隙内均可见IgG和C_3沉积，少部分为IgM和IgA。

（2）间接免疫荧光：80%~90%的患者的血清中存在抗角质形成细胞间质抗体（即天疱疮抗体），主要是IgG，少数为IgM和IgA。

3. 细胞学检查　刮取新鲜水疱基底少许组织作涂片（姬姆萨或瑞特染色），可见单个或成群的松解游离的棘细胞，胞核大而染色均匀，核周有一透明带，周边的细胞浓染，棘突消失，此即棘层松解细胞（天疱疮细胞）。

4. 电镜和免疫电镜　电镜检查可见角质形成细胞间质或糖被膜溶解，桥粒破坏，棘层细胞松解。免疫电镜检查见天疱疮抗体结合到角质形成细胞膜表面及细胞间隙内，与棘层松解部位一致。

四、诊断依据

1. 正常皮肤或红斑上出现松弛性大疱，易破溃，不易愈合，常伴有黏膜损害，尼氏征阳性。
2. 水疱基底涂片可见天疱疮细胞。
3. 组织病理可见棘层松解并形成裂隙或水疱，疱腔内有棘层松解细胞。
4. 直接免疫荧光检查见角质形成细胞间有 IgG 和 C_3 沉积。间接免疫荧光检查见血清中存在天疱疮抗体。
5. 天疱疮多发于壮年，疱疹样天疱疮多发于中老年。

五、鉴别诊断

1. 大疱性类天疱疮　多见于老年人，水疱紧张，不易破裂，破后创面易于愈合，极少有黏膜损害，尼氏征阴性，组织病理示水疱位于表皮下。

2. 火赤疮　多发于青壮年，皮损多形性，小水疱呈环状排列，不易溃破，伴有风团、红斑、丘疹，好发于躯干、腰背，自觉剧烈瘙痒，尼氏征阴性，组织病理检查为表皮下水疱。

3. 大疱性猫眼疮　多发于儿童与青年，大疱周围有红斑，易破，疱液浑浊，多血性。好发于四肢、躯干，尼氏征阴性。

4. 大疱性表皮松解症　幼年发病，系遗传性疾病，其水疱多发生在撞击或摩擦部位，如手、肘、足、膝关节等处，水疱松弛，疱液清或呈血性，水疱破后可留瘢痕，尼氏征阴性或阳性。

5. 中毒性表皮坏死松解症　发病急重，皮损为大面积深红或暗红斑片上迅速出现松弛性大疱及大片表皮剥脱，类似大面积烧伤，尼氏征阳性，成人大多由药物过敏引起，婴幼儿常由金黄色葡萄球菌感染导致。

六、治疗

1. 内治法
（1）辨证论治
①热毒炽盛证
主症：发病急骤，水疱迅速扩展或增多，糜烂面鲜红；身热口渴，便干溲赤；舌质红绛，苔黄，脉弦滑或数。
治法：凉血清热，利湿解毒。
方药：犀角地黄汤合解毒泻心汤加白鲜皮、地肤子等。
②心火脾湿证

主症：病情稳定，红斑水疱此起彼伏，糜烂渗出，流滋较多；常伴胸闷纳呆，腹胀便溏，小便黄赤；舌质红，苔黄腻，脉滑数。

治法：清心泻火，除湿健脾。

方药：清脾除湿饮加白鲜皮等。

③气阴两虚证

主症：病情缓解，水疱较少或已无水疱出现，结痂脱屑；形体瘦削，神疲懒言，口渴少饮，纳食不佳；舌质淡红，苔薄少或花剥，脉细弱。

治法：益气养阴，清解余毒。

方药：生脉散合二妙散加沙参、生山药、生薏苡仁、白鲜皮等。

（2）中成药

①清热化毒丸6g，内服，每日2~3次。适用于热毒炽盛证。

②清热地黄丸12g，内服，每日2次。适用于热毒炽盛证。

③胃苓丸、二妙丸各6~9g，内服，每日2次。适用于心火脾湿证或湿热蕴肤证。

④龙胆泻肝丸6~9g，内服，每日3次。可用于心火脾湿证或湿热蕴肤证。

⑤生脉饮10ml，内服，每日3次。适用于气阴两虚证。

2. 外治法

（1）糜烂流滋者，金银花30g，地榆30g，野菊花30g，秦皮30g，水煎外洗或药浴，然后用石珍散或青黛散干扑。

（2）结痂或渗出少者，青黛散麻油调涂，或紫草油外涂。

（3）干燥脱屑者，紫草油或甘草油外涂。

（4）口腔、黏膜糜烂者，青吹口散、养阴生肌散、锡类散等撒布。

七、预防与护理

1. 高蛋白及富含维生素饮食，加强营养，增强体质。

2. 预防全身和局部感染，尤其应注意眼、口、生殖器等损害的护理。衣服、被单每日消毒。皮损广泛者，按烧伤病人护理。

3. 长期卧床者，防止褥疮发生。

4. 注意保暖，防止感冒。

八、西医治要

1. 病因病理　西医认为本病系自身免疫性疾病，由表皮棘层细胞间天疱疮抗体沉积导致表皮棘细胞松解而形成水疱所致。棘细胞松解的机理为天疱疮抗体与角质形成细胞表面的自身抗原结合，诱发角质形成细胞分泌、释放或活化一些蛋白水解酶，使角质形成细胞间质或糖被膜溶解、分离，继而桥粒破坏，最后导致棘层细胞松解，形成表皮内裂隙和水疱。也有人认为，本病可能与遗传因素有关，即具有遗传素质的个体，在某些药物等诱发因素的作用下而发病。

2. 治疗　治疗以免疫抑制、抗炎、支持疗法，保护、清洁皮损，防止继发感染为原则。

（1）全身治疗：及早、足量、规则应用糖皮质激素。疗效欠佳者，可加用免疫抑制剂如环磷酰胺、环孢素 A、雷公藤制剂等。必要时，可进行糖皮质激素、环磷酰胺交替冲击治疗。病情控制后，逐渐减量。若并发细菌、真菌感染，及时选用敏感抗生素或抗真菌药。

（2）局部治疗：以保护清洁，防止皮损继发感染和促进皮损愈合为原则。皮损较少时，0.1% 雷夫奴尔锌氧油或 10% 紫草油外涂；皮损泛发，渗液结痂较多者，1:10000 高锰酸钾溶液湿敷或药浴；口腔损害时可用 3% 硼酸溶液漱口，并涂糖皮质激素或糖皮质激素－抗生素油剂。疼痛明显者，在进食前涂 3% 苯佐卡因硼酸甘油溶液，或 1% 普鲁卡因溶液含漱。注意口腔念珠菌感染的防治。

第二节　火赤疮

火赤疮是一种慢性良性复发性大疱性皮肤病。临床以水疱为主的多形性皮损，常簇集成群或排列呈环形，对称分布，剧烈瘙痒，反复发作为特征。本病多发于中青年，儿童亦可发生。常伴有谷胶敏感的肠病。相当于西医的疱疹样皮炎。

一、病因病机

本病总由内有湿热，外感风湿热毒，内外合邪，蕴积肌肤而成。

1. 心火妄动　心肺内伏火毒，致血热生风，外发肌肤。

2. 脾虚湿盛　脾失健运，水湿停聚，复感风邪，风湿相搏，郁久化热，发于肌肤。

二、临床表现

本病好发于青、中年人，偶见儿童和老年患者。

皮损好发于腋后、肩胛、臀部及四肢伸侧，对称分布，起病可快可慢。皮损呈多形性，常有红斑、丘疹、丘疱疹、风团、水疱等，但多以一型为主，水疱常簇集成群或排列呈环形及不规则形，大小不等，周围有红晕，水疱紧张饱满，疱壁较厚，不易破裂，尼氏征阴性。愈后留下色素沉着，偶有瘢痕、萎缩及增生性损害。口腔黏膜损害较少见。（见彩图 16－3）

自觉症状为剧烈瘙痒，夜晚尤甚，常于皮损出现前发生。患者一般无全身症状。

大多数患者进食含有谷胶、碘、溴类食物或药物可使皮损加重。慢性病程，缓解与恶化常交替出现，预后良好。

三、实验室检查

1. 组织病理　早期真皮乳头顶端见嗜中性粒细胞聚集并形成微脓肿。乳头顶端与其上方表皮分离，形成表皮下水疱。真皮血管周围有多数嗜酸性粒细胞及嗜中性粒细胞浸润，偶见血管炎改变。

2. 直接免疫荧光　皮损、皮损周围皮肤和正常皮肤的真皮乳头顶端有 IgA 和 C_3 呈颗粒状沉积。偶见 IgM 和 IgG 沉积。

3. 电镜观察　基底板模糊、破坏，与真皮间有裂隙。免疫电镜发现 IgA 沉积于基底板下方及真皮乳头顶端，并与真皮胶原纤维、微胶原纤维结合。

4. 其他实验室检查

（1）外周血中嗜酸性粒细胞常增高，最高可达40%。

（2）用 25% ~50% 碘化钾软膏作斑贴试验，大多数患者呈阳性反应。

（3）血清学检查：60%的患者可测得抗谷胶抗体，30%可测得 IgA 类循环免疫复合物，并有报告可测得循环谷胶。部分患者可测得抗网状纤维抗体和抗甲状腺抗体等。

四、诊断依据

1. 多形性皮损，对称分布，好发于腋后、肩胛、臀部及四肢伸侧。

2. 剧烈瘙痒，尼氏征阴性。

3. 病理检查见表皮下水疱，真皮乳头有 IgA 呈颗粒状沉积。

4. 对碘剂、溴剂过敏。

五、鉴别诊断

1. 天疱疮　多发于壮年，疱壁松弛、易破、糜烂，不易愈合，尼氏征阳性，病理示表皮内水疱，无瘙痒，预后不良。

2. 大疱性类天疱疮　好发于老年，皮损无明显瘙痒，病理示基底膜带有 IgG 和 C_3 呈线状沉积，血清中有抗基底膜带抗体。

六、治疗

1. 内治法

（1）辨证论治

①心火炽盛证

主症：发病迅速，皮损以丘疹、水疱为主，可见血疱，剧烈瘙痒或有烧灼感，皮损此起彼伏；心烦口渴，小便短赤；舌尖边红，苔黄，脉滑数。

治法：清心泻火，祛风止痒。

方药：黄连解毒汤加白鲜皮、地肤子、紫草、竹叶等。

②脾虚湿盛证

主症：皮损以丘疱疹、水疱、脓疱为主，多聚集成簇，搔破后滋水浸淫，自觉剧痒；伴腹胀纳呆，便溏，四肢困重；舌质淡红，苔白腻，脉濡滑。

治法：健脾祛湿，疏风止痒。

方药：健脾除湿汤加减。

（2）中成药

①黄连上清丸9g，内服，每日 2 ~3 次。适用于心火炽盛证。

②参苓白术丸、当归苦参丸，前者6 ~9g，后者 5 ~8 粒，内服，每日 2 ~3 次。适用于脾虚湿盛证。

2. 外治法

（1）无明显渗出者，三黄洗剂或炉甘石洗剂外搽，每日 3～5 次。

（2）渗出者，苍耳子、地肤子、路路通、苦参各等量煎水外洗。

（3）祛湿散 30g，雄黄 3g，冰片 1.5g，用鲜芦荟取汁调匀外搽，每日 2～3 次。

七、预防与护理

1. 避免进食含有碘剂和溴剂的药物和食物，如紫菜、海带等。

2. 无谷胶（忌小麦、大麦、燕麦、黑麦等）饮食。

八、西医治要

1. 病因病理　西医认为，疱疹样皮炎病因尚未完全明了，可能是一种与遗传易感性有关的免疫性疾病。患者 HLA-B8 和 HLA-DW3 频率显著增高，约 90% 的患者有谷胶敏感性肠病，患者血清中存在 IgA 抗谷胶抗体，并可测得循环谷胶和 IgA 类循环免疫复合物，而且与谷胶的摄入有关。另可测得抗网状纤维抗体，推测这种抗体能与真皮乳头中的纤维起交叉反应而致病。由于在皮损周围和外观正常的皮肤真皮乳头顶端有 IgA 和 C_3 呈颗粒状沉积，可能是通过某些附加因素，IgA 激活补体替代途径，产生白细胞趋化因子，使嗜中性粒细胞聚集并释放各种蛋白酶，导致表皮基底膜损伤，引发各种皮损。

2. 治疗

（1）全身治疗：①首选氨苯砜，每日 100～150mg，病情控制后逐步减至维持量；②磺胺吡啶，每日 1.5～2.0g，加等量碳酸氢钠口服，皮损控制后渐减至维持量；③糖皮质激素，通常用强的松 30～40mg/d，症状控制后逐渐减量；④抗组胺药，如扑尔敏、西替利嗪、氯雷他定酌情选用。

（2）局部治疗：以止痒和防止继发感染为主。①选用炉甘石洗剂、薄荷或酚炉甘石洗剂外搽；②糠浴；③继发感染者，1:10000 高锰酸钾溶液浸泡后，外用 0.1% 雷夫奴尔锌氧油或 10% 紫草油。

第十七章

角化性皮肤病

第一节　蛇皮癣

　　蛇皮癣是一种常见的遗传性慢性角化异常的皮肤病。以皮肤干燥、粗糙，伴有形似鱼鳞样的鳞屑为临床特征。本病是一种先天性角化病，出生时或出生后不久即发病，随年龄的增长而皮疹加剧，到青春期最显著，以后可减轻或停止发展。皮疹常冬重夏轻。常有家族史。本病相当于西医的寻常性鱼鳞病，根据其遗传方式可分为常染色体显性遗传寻常鱼鳞病和性联隐性遗传寻常鱼鳞病，本节只讨论前者。

一、病因病机

　　本病的发病总由先天禀赋不足，后天脾胃失养，营血不足，以致血虚生风化燥，肌肤失于濡养而致肌肤甲错形成本病。

二、临床表现

　　一般出生时症状不明显，数月后在背部、肢体伸侧出现少量干燥鳞屑，随后延及胸腹部、四肢屈侧，鳞屑呈褐色深浅不一，形如多角形或菱形，边缘上翘，中央黏着，其形如鱼鳞之状，故名。后全身皮肤干燥，下肢更为明显，一般不波及腋下和臀部，头部有轻度鳞屑。手背部常见有毛囊角质损害及掌跖角化过度。病情随着年龄的增长而加重，有的在 5 岁前后达到高峰，有的可达到青春期。（见彩图 17 - 1，彩图 17 - 2）

　　每年春夏气温升高症状减轻，秋冬干燥则加重。青春期后，由于皮脂腺、汗腺功能活跃，症状可明显减轻，但不会完全消失，而伴随一生。

三、实验室检查

　　组织病理　表皮角化过度，伴颗粒层变薄或缺如，角化过度常可伸入毛囊形成大的角质毛囊栓。

四、诊断依据

1. 出生后不久即发病，病情随年龄增长而加剧。家族中男女性均可见同病患者。
2. 好发躯干及四肢伸侧，常对称分布，严重者皮损布满全身。

3. 皮肤干燥、粗糙，表面为深浅不一的褐色糠秕状鳞屑，多角形或菱形，鱼鳞状，常见掌跖部角化过度，头部有少许糠秕状鳞屑。

4. 一般无自觉症状，冬季偶有轻微痒感。

5. 病程慢性，常冬重夏轻。

五、鉴别诊断

1. 鳞状毛囊角化病　多发生躯干及股外侧，皮疹与毛囊一致的圆形小片状鳞屑，中央有小黑点，一般不融合。

2. 毛周角化病　皮疹为针头大小，尖顶性毛囊角化丘疹，质硬突出，中央有毳毛卷曲在内或穿出，常见于上臂及大腿外侧。

六、治疗

1. 内治法

（1）辨证论治

①血虚风燥证

主症：自幼发病，皮肤干燥，上覆鳞屑，其色污秽，间有白色网状沟纹，肌肤甲错，偶有轻微痒感，或见掌跖角化，冬重夏轻；伴见消瘦，面色无华，疲乏头昏；舌淡苔薄，脉细。

治法：养血活血，润肤止痒。

方药：养血润肤饮酌加阿胶、制首乌、女贞子等。

②瘀血阻滞证

主症：幼儿即发病，常有家族史，皮肤呈弥漫性角化，形似鱼鳞，干燥粗糙，甚者皲裂；伴见面色污尘或黯褐；舌质紫暗，有瘀点或瘀斑，脉涩。

治法：活血化瘀，润燥养肤。

方药：血府逐瘀汤酌加水蛭、土鳖虫、丹参等。

（2）中成药

①十全大补丸9g，口服，每日3次，适于血虚风燥证患者。

②大黄䗪虫丸3g，口服，每日3次，适于瘀血阻滞证患者。

③当归养血丸9g，口服，每日3次，适于血虚风燥证患者。

④丹参片3片，口服，每日3次，适于瘀血阻滞证患者。

2. 外治法

（1）血虚风燥证，用甘草100g，芝麻油1000g浸泡一周，过滤消毒，加入鸡蛋黄油至1000g，外涂皮肤，每日1至2次。

（2）瘀血阻滞证，生肌玉红膏外涂皮肤，每日1至2次。

3. 其他疗法

（1）针刺疗法

①体针：取血海、风池、肾俞、曲池、绝骨、阴陵泉等穴，留针20分钟。血虚风燥证

用平补平泻法；血虚风燥证用泻法。

②耳针：取内分泌、肾上腺、肺区、上肢、下肢等区域，每次 2～3 穴，单耳压丸，双耳交替，每周轮换一次。

（2）食疗：取阿胶 200g，胡桃仁 200g，芝麻 200g 共捣碎，加黄酒 100g，水适量蒸熟如果冻状，口服 15g，兑开水送下，每日 3 次。

七、预防与护理

1. 避免近亲结婚。
2. 禁用碱性去污剂洗澡，保护皮肤润泽，冬季少洗澡，多涂润肤保湿油膏。
3. 饮食营养合理，多吃新鲜蔬菜和水果、豆类食品、动物肝脏及蛋黄等，少吃辛香食品，戒烟、酒。

八、西医治要

1. 病因病理 西医认为寻常型鱼鳞病是一种常染色体显性遗传性疾病。发病率高，国外有资料显示发病高达三百分之一。目前其发病机理尚不十分明了。

2. 治疗 缺乏根治疗法，采用对症处理。外用润肤保湿剂，如 10%～20% 的尿素软膏等外涂。

第二节 肉刺毛

肉刺毛是一种表皮角化过度，毛孔有角质栓形成的慢性皮肤病。以棘刺状毛囊性丘疹，密集成片，对称分布，去除小刺，露出一个漏斗状小窝为临床特征。本病好发于儿童，男孩稍多于女孩，成人少见。相当于西医的小棘苔藓，又名棘状角化病、棘状毛囊角化病、小棘毛发苔藓、小棘毛囊角化病。

一、病因病机

本病总由先天禀赋不足，脾失健运，痰湿内生，蕴阻肌腠，导致营卫失和而成，或日久肌肤失于气血濡养，血虚生风，痰瘀互结发病。

二、临床表现

本病好发于四肢伸侧、颈、肩背、臀部等处，病程经过缓慢，冬重夏轻，持续数月或数年后部分可缓解。

皮疹为针头大小的毛囊性小丘疹，初起可为淡红色，多数为皮肤色，每个丘疹中央有一根细的纤维丝状角质小刺突，丘疹密集分布，形成圆形、卵圆形或不规则形的片状损害，直径可达 2～5cm，触之有刺手感，去除小棘突，留下一个漏斗状小窝，皮疹在短期内成群出现。

本病一般无自觉症状，部分患者可伴轻度瘙痒，一般不影响健康。

三、实验室检查

组织病理　表皮角化过度，毛孔有角质栓形成，毛囊周围有淋巴细胞浸润。

四、诊断依据

1. 主要为儿童发病，成年人少见。
2. 好发于颈、腹、肩背、臀、股及上臂外侧等处。
3. 皮疹为棘刺状毛囊性圆锥形丘疹，中央有丝状角质小棘突，去除小棘突，露出漏斗状小窝，皮疹密集成片，对称分布。
4. 一般无自觉症状或有轻微痒感。
5. 病程缓慢，大部分可自行消退。

五、鉴别诊断

1. 毛囊角化病　皮疹好发于皮脂溢出部位，常广泛对称分布，皮疹为针尖至豌豆大坚硬丘疹，表面附油脂性痂，伴臭味。

2. 维生素 A 缺乏症　皮疹发四肢伸侧，为针头至米粒大小的毛囊性丘疹，同时合并有夜盲、眼干燥等症状。

六、治疗

1. 内治法

（1）辨证论治

①痰湿蕴阻证

主症：多见于发病初期，角质小棘突起，成群出现，密集分布；可伴有胸闷不适，便溏；苔腻，脉濡或滑。

治法：健脾益气，化痰散结。

方药：除湿胃苓汤合二陈汤加浙贝母、淡海藻等。

②血虚风燥证

主症：皮疹日久，触之粗糙感明显，皮肤干燥；舌淡红，少苔，脉弦细。

治法：养血润燥，逐瘀散结。

方药：四物消风散加鸡血藤、乌梢蛇、土鳖虫、淡海藻等。

（2）中成药

①当归片和乌蛇片各 5 片，口服，每日 3 次。

②润肤丸 6g，口服，每日 3 次。

2. 外治法

（1）选用黄柏霜或 10% 五倍子膏外涂，每日 2 次。

（2）选用生肌玉红膏外涂，每日 2 次，吹风机加热熨之。

3. 针刺疗法 取阿是穴围针治疗，留针 30 分钟，10 次为 1 疗程。

七、预防与护理

1. 多吃水果、蔬菜（特别是胡萝卜），忌食辛燥食品。
2. 忌用碱性去污剂及过热水洗澡。
3. 忌用刺激性强的外用药。

八、西医治要

1. 病因病理 西医认为本病病因不明，可能与维生素 A 缺乏或内在感染有关，亦认为与遗传因素有关。

2. 治疗 治疗可内服维生素 A，或外用 20% 尿素软膏亦有效。本病常可自愈。

第三节　手足发胝

手足发胝是一种掌跖部皮肤呈弥漫性或局限性角化过度，边界清楚，对称分布的遗传性皮肤病。以掌跖部角质蛋白过度形成，产生弥漫性或局限性的掌跖皮肤增厚为特征。本病在婴儿时期开始发病，随年龄增长而加重，少数在青春期发病，可持续终身。男女发病无明显差异，常有家族史。本病相当于西医的掌跖角化病。

一、病因病机

由于脾虚失运，营血生化之源不足，四末失于濡养而成本病。或禀赋不足，气血两虚，四肢末端失养而成。

二、临床表现

多从婴儿期开始，有家族史。

轻者仅有掌跖部皮肤粗糙，重者掌跖出现弥漫性、对称性的斑块状增厚，边缘清楚，表面光滑，色黄或棕黄色，半透明状似胼胝，或呈疣状增厚，皮损厚而无弹性常发生皲裂，最严重者掌跖部皮损如松皮而龟裂，疼痛出血，其苦不可名状，影响活动及生活。局部一般无炎症，可伴有多汗，甲板增厚、混浊。皮损可波及掌跖边缘及手足背，对称分布，不会消退。（见彩图 17-3，彩图 17-4）

三、实验室检查

组织病理 角化过度，角化不良，粒层和棘层增厚，真皮浅层有轻度炎症细胞浸润。

四、诊断依据

1. 婴儿期发病，常有家族史。

2. 病变局限于掌跖部，偶尔累及手足背。

3. 皮损在掌跖部呈对称性、弥漫性角化增厚斑，色淡黄或棕黑，边缘清楚，常冬季皲裂加重，可伴掌跖多汗，甲增厚、混浊、弯曲或有纵嵴。

4. 一般无自觉症状，偶有痒感，皲裂后疼痛，重则影响行走。

5. 病程缓慢，不会消退。

五、鉴别诊断

1. 胼胝　仅发于掌跖部受摩擦、挤压部位，日久形成，皮损厚如茧，中央凸起，小如指甲，大如钱币，表面光滑坚实，色灰白或黄白，不对称发生。

2. 鹅掌风、脚湿气　皮损过度角化，掌跖增厚，伴脱屑，指趾常被累及，刮下鳞屑镜检或培养可找到致病真菌。

六、治疗

1. 内治法

（1）辨证论治

脾虚血亏证

主症：掌跖皮肤厚如胼胝，对称性、弥漫性增厚角化斑，冬季发生皲裂；日久伴有头晕、目眩，面色萎黄，疲乏，纳差；舌淡，少苔，脉细弱。

治法：健脾和营，养血润肤。

方药：八珍汤加制首乌、黄芪、丹参、牡蛎、红花等。

（2）中成药

①当归丸10粒，口服，每日3次。

②肥海参1条，浓煎取汁，顿服，每周1次。

③鲜山药50g，白木耳30g，冰糖30，加水500ml，浓煎顿服，每周1次。

2. 外治法　生肌玉红膏外涂患处，热吹风机熨化吸收，晚上涂药后封包。

3. 其他疗法

（1）体针：取合谷、曲池、血海、三阴交、脾俞、绝骨等穴，用补法或平补平泻法，留针15~20分钟，每日1次，10次为1疗程。

（2）耳针：选内分泌、手、足、脾、胃、神门、交感等区域，每次2~3穴，单耳埋针，双耳交替，每周轮换1次。

七、预防与护理

1. 注意皮肤保护，避免用碱性去污剂和刺激性药物。

2. 避免接触汽油、油漆、酒精、苯等化学物质，防止皮肤损伤。

3. 多食新鲜蔬菜、水果，忌食辛燥食物。

4. 冬季保暖，润肤防裂。

八、西医治要

1. **病因病理**　西医认为本病属常染色体显性遗传。
2. **治疗**　无特殊疗法，内服维生素 A、维生素 E；外用 5% 水杨酸软膏可改善症状。

第十八章

色素障碍性皮肤病

第一节　雀　斑

雀斑为好发于面部的一种黄褐色斑点。又称"面䵟黯"、"面䵟䵢"等。以面部发生散在或群集的黄褐色斑点，互不融合，无自觉症状为临床特征。浅色皮肤者及女性多见，有遗传倾向。西医亦称为雀斑。

一、病因病机

1. 肾水不足　由于肾水不足，虚火上炎，郁于孙络血分而致本病。

2. 风邪外搏　风邪外搏，肝肾阴虚，阴不制阳，以致亢盛于上，而发为本病。

二、临床表现

皮肤白皙的女子易于罹患。好发于面部，尤以鼻梁部及眶下为多，重者可累及颈肩部、背上部及手背部等处。

常在 5 岁左右出现皮疹，随年龄的增长而数目增多，至青春期达顶峰，到老年又逐渐减少。损害为黄褐色或暗褐色斑点，针尖至绿豆大小，境界清楚，不高出皮面，既无红肿，亦无鳞屑，数目不定，分布对称但互不融合。夏季或日晒后颜色加深，数目增多，冬季色变淡，数目减少。（见彩图 18 - 1，18 - 2）

无自觉症状。

三、实验室检查

组织病理　基底黑色素细胞颗粒增多，但黑色素细胞并不增多，多巴反应强阳性。

四、诊断依据

1. 多见于女性，夏季加重，冬季减轻。

2. 好发于颜面部，尤以鼻梁部及眶下为多。

3. 皮疹为黄褐色或暗褐色斑点，针尖至绿豆大小，分布对称但互不融合。

4. 无自觉症状。

五、鉴别诊断

1. 雀斑样痣　常在儿童期出现，皮损日晒后不加剧，与季节无关，好发于面颈部。

2. 着色性干皮病　有家族史，父母多为近亲结婚，多发于幼儿面部，呈褐色斑片，状如地图或蝴蝶，可融合成片，形状不一，大小不等，常伴有毛细血管扩张和萎缩，预后不良。

六、治疗

1. 内治法

（1）辨证施治

①肾水不足证

主症：多有家族史，自幼发病，皮损色泽淡黑，枯暗无华，以鼻为中心，对称分布于鼻额面，无自觉症状；舌脉如常人。

治法：滋阴补肾。

方药：六味地黄丸酌加枣仁、当归、麦冬等。

②火郁孙络证

主症：患者以青年女性为主，皮损呈针尖、粟粒大小黄褐色或咖啡色斑点，以颜面、前臂、手背等暴露部位为多，夏季或日晒后加剧，无自觉症状；脉舌如常。

治法：祛风散火，凉血活血。

方药：犀角升麻汤加减。

（2）中成药

①六味地黄丸6g，每日2次。适用于肾水不足证。

②知柏八味丸6g，每日2次。适用于肾水不足，阴虚火旺证。

2. 外治法

（1）可选用时珍玉容散、玉肌散或玉磐散等，外搽或洗面。

（2）皮损不多时，可用五妙水仙膏点治。

（3）麦冬、白及、白芷、白蒺藜、牵牛子等份研末，加水调匀外敷面部，每晚1次，每次30分钟。

3. 针刺疗法

（1）体针：取阴陵泉、足三里、绝骨、风池、血海、肾俞等穴位。

（2）耳针：取内分泌、面颊、交感、肾上腺、肺、肾等区域。

七、预防与护理

1. 避免日晒，夏季外出宜戴宽边帽，使用遮光剂，如5%二氧化钛霜、5%对氨基苯甲酸酊或软膏。

2. 保持心情舒畅，避免不良刺激。

3. 局部不宜滥用外用药物，以免伤害面容。

八、西医治要

1. 病因病理　西医认为本病与遗传关系密切，为常染色体显性遗传疾病，发病率较高，斑点深浅与日光照射有明显的关系，夏季色较深，冬季则较浅。

2. 治疗

（1）全身治疗：无特殊治疗，可口服维生素C及维生素E等。

（2）局部治疗：局部可外用脱色剂，如3%氢醌霜、10%白降汞软膏等。腐蚀及破坏性疗法如苯酚或30%～50%三氯乙酸溶液点涂。

（3）物理治疗：可选用液氮冷冻、CO_2激光等治疗。治疗时应小心，避免形成瘢痕或引起新的色素沉着。

第二节　黄　褐　斑

黄褐斑是发生于颜面部局限性黄褐色或淡褐色皮肤色素沉着斑，又称"肝斑"、"䵟黑斑"。男女均可发生，以中青年妇女多见。本病相当于西医的黄褐斑。

一、病因病机

本病的病因、病机较复杂，凡七情内伤，肝气郁滞，饮食劳倦，妇人经血不调等均可致病。

1. 肝气郁结　忧思抑郁，肝失条达，肝郁气滞，郁久化热，灼伤阴血，致使颜面气血失和而发病。

2. 脾虚湿阻　饮食不节，劳倦过度，偏嗜五味，脾土乃伤，健运失常，水湿内停上泛，气血不能润泽于颜面，故色如尘垢，萎暗不华。

3. 肾气亏损　房劳过度，伤及阴精，肾阴不足虚火上炎，以致肤失所养，或肾阳不足，阴气弥散，肾之本色泛于颜面而成。

二、临床表现

皮损常对称分布于面颊、前额、口鼻四周等处，以颧部、前额及两颊最为明显，但不累及眼睑。部分患者的乳晕、外生殖器、腋窝及腹股沟等处皮肤色素亦可加深。

皮损为黄褐色、淡黄灰色或咖啡色斑，大小不等，形态各异，一般以鼻为中心，分布在面颊两侧呈蝴蝶形，其境界明显，压之不褪色。若颜色较浅，则边境模糊不清。日晒后颜色加深。（见彩图18-3）

无自觉症状。

若因妊娠或服用某些药物（如避孕药）引起的黄褐色斑块，一般在分娩或停药后逐渐消失，但也有不退者，颜色稍淡。慢性肝病、结核病、肿瘤、妇女月经不调、附件炎等均可出现黄褐斑，可随着病情的加重而色素加深，当疾病痊愈，黄褐斑可自行消失。

三、实验室检查

无特异性改变。

四、诊断依据

1. 多发于中青年女性。
2. 好发于颜面部,尤以颧颊部、前额多见。
3. 皮损为淡褐色至深褐色斑片,形状不规则,边缘清楚,表面光滑,色素随季节、内分泌、日晒或其他因素而变化。
4. 无自觉症状。

五、鉴别诊断

1. 雀斑 皮疹分散而不融合,斑点较小,多发于青少年女性,有家族史。

2. 黧黑斑 好发于前额、颧部、颈及耳后,也可累及躯干及四肢,呈灰褐或蓝灰色损害,有时略呈网状,境界不清,色素斑上带有粉状鳞屑,可伴皮肤轻度发红及瘙痒。

3. 阿狄森病 色素沉着呈全身弥漫性分布,青铜色至黑褐色斑片,除面部外还可见于乳晕、外生殖器等处,有全身症状如体重减轻、乏力、血压降低等。

六、治疗

1. 内治法

(1) 辨证施治

①肝气郁结证

主症:颜面黄褐色斑片;伴有月经不调,经前斑色加深,乳房作胀,烦躁易怒,胸胁痞胀,纳谷不馨;舌红,苔薄白,脉弦滑。

治法:疏肝理气,活血退斑。

方药:丹栀逍遥散加减或柴胡疏肝散化裁。

②脾虚湿阻证

主症:颜面黄褐色斑片;伴有神疲、纳差、脘腹胀闷,或带下清稀,或宿有痰饮内停;舌淡红,苔腻,脉弦缓。

治法:健脾化湿,活血悦色。

方药:香砂六君子汤加味。

③肾阴亏损证

主症:颜面黄褐色斑片;伴有头晕耳鸣、五心烦热;舌红,少苔,脉细数。

治法:滋阴养肾。

方药:六味地黄丸加减。阴虚火旺者,选用知柏地黄汤加减。

④肾阳不足证

主症:颜面黄褐色斑片;伴有形寒肢冷,腰膝酸软、倦怠无力、夜尿频清;舌质淡红,苔少，脉沉缓。

治法：温阳益肾。

方药：金匮肾气汤加减。

（2）中成药

①丹参片4片，每日3次。适用于肝气郁结证。

②六味地黄丸10g，每日3次。适用于肾虚证。

2. 外治法

（1）玉容散或云苓粉擦面，每日3次。

（2）密陀僧散适量，每次取少许，蜜调外涂患处。

（3）二白药膏外涂患处。

3. 针刺疗法

（1）肝郁气结证：取三阴交、足三里、太冲，备穴为阴陵泉、行间、肝俞、脾俞。每次取2～5穴，用平补平泻法，留针30分钟，每日1次，连续10次为一疗程。

（2）脾虚湿阻证：取中脘、足三里、三阴交，备穴为脾俞、上脘、下脘。每次取2～4穴，用补法，留针20分钟，每日1次，连续7次为一疗程。

（3）肾虚证：取太溪、三阴交，备穴为肾俞、阴陵泉。每次取2～3穴，用补法，每日1次，连续7次为一疗程。

七、预防与护理

1. 避免过多日晒。

2. 育龄妇女，尽量不用口服避孕药，采用其他避孕方式。

3. 面部慎用化妆品。

4. 注意劳逸结合、锻炼身体，以减少慢性疾病的发生率。

八、西医治要

1. 病因病理 西医认为本病为多种原因引起的局部皮肤黑色素增加，与女性激素有关，亦与女性生殖器疾患、慢性酒精中毒、肝脏疾病、甲亢等一些慢性病以及某些药物、化妆品、日晒有关。

2. 治疗

（1）全身治疗：寻找可能的病因，分别给予处理。另外可口服维生素C、维生素E，或谷胱甘肽。

（2）局部治疗：局部外用脱色剂，如5%的白降汞、3%的氢醌霜或3%的双氧水。

第三节 黧黑斑

黧黑斑是一种发生于面部的色素沉着病。以面部等暴露部位发生灰褐色或蓝灰色斑片，弥漫分布，边缘不清，表面有糠状鳞屑或有痒感为临床特征。本病可发生于任何年龄，男女均可发病，但多见于中年妇女。相当于西医的黑变病。

一、病因病机

1. 肝郁气滞 肝气郁结，情志不遂，则气机紊乱，血弱失华，气血不能荣润肌肤，则变生黑斑。

2. 脾土虚弱 脾虚生化之源不足，气血亏虚，肌肤失养而变生黑斑。

3. 肾阴不足 禀赋素虚弱，房劳过度，损伤肾精，或热病伤灼真阴，则水亏火滞，外发为黑斑。

二、临床表现

皮损好发于面部，尤以前额、颞及颧部明显，也可扩展到颈部、上胸、前臂及手背等处。

皮损初起轻微发红，日光照射后加重。由于症状不甚明显，常不引起患者注意。病变缓慢进展，数月后渐渐在面部、颈部等日光暴露部位出现红褐色斑，弥漫分布，与周围正常皮肤境界不清。随后变为灰褐色、蓝灰色斑片，毛孔及毛孔周围呈点状色素沉着，使皮损呈网状。有时伴轻度毛细血管扩张，毛囊口角化及糠状鳞屑。（见彩图18-4，彩图18-5）

一般无明显自觉症状。初起时有瘙痒或烧灼感。

病程慢性，皮损发展到一定程度后即稳定不变，日久可有颜色逐渐变淡。

三、实验室检查

组织病理 病变部位基底细胞液化变性，真皮浅层血管周围有淋巴细胞及组织细胞浸润，真皮乳头及浅层血管周围有嗜黑素细胞及游离的黑素颗粒。

四、诊断依据

1. 多见于中年女性。

2. 皮损好发于面部，尤以前额、颞及颧部明显。

3. 为灰褐色到蓝灰色色素斑，初呈网状分布，后融合成片，其边界不清，伴毛细血管扩张，毛囊口角化及糠状鳞屑，呈"粉尘"样外观。

4. 无明显自觉症状。

五、鉴别诊断

1. 黄褐斑　多发于两面颊，呈蝴蝶状分布，不出现红斑，无自觉症状。

2. 阿狄森病　呈全身性色素斑，并有肾上腺皮质机能低下引起的全身症状，实验室检查尿 17 − 醇、17 − 羟酮及醛固醇降低，ACTH 试验、水试验皆可出现异常。

3. 焦油黑变病　往往有痤疮样皮炎反应，皮疹好发于暴露部位，弥漫分布，而不局限于面部。

六、治疗

1. 内治法
（1）辨证施治
①肝郁气滞证
主症：黑色或黑褐色斑片，分布于前额、耳后、颜面、四肢等处；伴有胸胁满闷，烦躁易怒；舌红苔薄白，脉弦滑。
治法：疏肝理气，活血消斑。
方药：逍遥散加减。

②脾虚证
主症：面及四肢有褐色斑片；食少纳差，食后腹胀，全身无力，倦怠，便溏；舌质淡，舌边有齿痕，苔白，脉沉细。
治法：健脾益气，调和气血。
方药：四君子汤加减。

③肾水不足证
主症：黑色或黑褐色斑片，分布于前额、颈侧、手背、前臂、脐等处；伴眩晕耳鸣，失眠健忘，腰膝酸软，遗精早泄，五心烦热；舌红少苔，脉细数。
治法：滋阴补肾，降火清斑。
方药：六味地黄丸加减。

（2）中成药：六味地黄丸 10g，每日 3 次。适用于肾水不足证。

2. 外治法　玉磐散或玉容肥皂外用。

3. 针刺疗法
（1）肝郁气滞证：取穴太冲、足三里、三阴交，备穴为阴陵泉、行间、肝俞、脾俞。每次选 2～5 穴，用平补平泻法或用泻法，留针 10～20 分钟，每日 1 次，连续 10 次为一疗程。

（2）脾土虚弱证：取穴三阴交、中脘、足三里，备穴为脾俞、上脘、下脘。每次选 2～4 穴，用补法，留针 20 分钟。

（3）肾水不足证：取穴太溪、三阴交，备穴为肾俞、阴陵泉。每次选 2～3 穴，用补法，留针 10～20 分钟，每日 1 次，连续 7 天为一疗程。

七、预防与护理

1. 避免日光暴晒。
2. 避免接触石油类物质。
3. 补充富含维生素 A、维生素 D 及烟酸的饮食。

八、西医治要

1. 病因病理 西医认为本病发病原因尚不十分清楚，可能与维生素缺乏、营养不良、内分泌变化、长期使用含有光感性物质的化妆品等因素有关。

2. 治疗

（1）全身治疗：可口服大剂量维生素 C、维生素 A、复合维生素 B 以及泛酸钙等。

（2）局部治疗：皮损初起炎症期，可外用糖皮质激素软膏；色素沉着期，可外用脱色剂，如 3% 氢醌霜、5% 白降汞软膏等，也可选用超氧化物歧化酶霜剂外涂。

第四节 白癜风

白癜风是一种原发性的局限性或泛发性皮肤色素脱失症，又称"白癜"、"白驳风"。以皮肤颜色减退、变白，境界鲜明，无自觉症状为临床特征。可发生于任何年龄，男女发病率大致相等，但以青年人多见。本病与西医病名相同。

一、病因病机

总因气血失和，瘀血阻络而致。

1. 气血不和 六淫外袭，七情内伤，五志不遂，皆可使气机逆乱，气血违和，卫外不固，风邪袭于肌表而成。

2. 瘀血阻络 跌仆损伤，郁怒伤肝，或久病因循失治，均可导致气滞血瘀，脉络阻滞，肌肤失养而成。

3. 肝肾不足 久病失养，损精伤血的各种病因，均可损及肝肾。肝藏血，肾藏精，肝肾亏虚，精血不能化生，以致皮毛失其所养而发病。

二、临床表现

全身任何部位的皮肤均可发生，但多见于颜面、颈部、前臂和手背、躯干及外生殖器等处。可孤立存在或对称分布，可沿神经分布，个别泛发全身。

皮损为局部色素脱失斑，呈乳白色斑点或斑片，皮损区内毛发可变白或正常，但无皮肤萎缩、硬化及脱屑。若经暴晒后可引起红斑或水疱。在进展期，白斑扩大、增多，有时机械刺激，如压力、摩擦，其他如烧伤、外伤后也可继发白癜风皮损（同形反应）；在稳定期，皮损停止发展，形成境界清楚的色素脱失斑，损害边缘的色素增加，在有的皮损中可出现散

在的毛孔周围岛状色素区。(见彩图 18 - 6, 彩图 18 - 7)

无自觉症状。

本病易诊难治。病程不定, 有少部分白癜风患者可自愈。可并发甲状腺疾患、恶性贫血、糖尿病、支气管哮喘、异位性皮炎及斑秃等疾患。

三、实验室检查

组织病理　表皮明显缺乏黑素细胞和黑素颗粒。多巴反应阴性。基底黑素颗粒完全消失。

四、诊断依据

1. 任何年龄均可发病, 青年人多见。

2. 可发生于任何部位, 对称或单侧分布, 甚至沿神经节呈带状分布, 常见于颜面、颈部、前臂、手背等处。

3. 皮损为大小不等的圆形或不规则形色素脱失斑, 呈乳白色, 境界清楚, 边缘可有色素沉着带, 可局限或泛发, 患处毛发亦可变白。

4. 无自觉症状。

5. 组织病理检查示表皮明显缺少黑素细胞及黑素颗粒, 基底层往往缺乏多巴染色阳性的黑素细胞。

五、鉴别诊断

1. **贫血痣**　为先天性白斑, 多在出生时即已存在, 摩擦局部周围皮肤充血发红而白斑处不发红, 因此白斑更趋明显。以玻片压之, 贫血痣与周围变白的皮肤不易区分。

2. **紫白癜风**　皮损为黄豆、绿豆大小的圆形、长圆形, 大小相似的淡白色斑片, 多发于胸前、躯干等多汗部位, 表面覆以极微细鳞屑, 鳞屑中可查见菌丝和孢子。

3. **虫斑**　好发于儿童头面部, 为圆形或长圆形浅色斑片, 白斑的周围无色素沉着, 表面覆以极微细之糠状鳞屑, 可自然痊愈。

六、治疗

1. **内治法**

(1) 辨证施治

①气血不和证

主症: 发病时间长短不一, 多在半年至三年左右, 皮损白斑光亮, 好发于头、面、颈及四肢或泛发全身, 起病速, 蔓延快, 常扩散为一片, 皮损无自觉症状或有微痒; 舌质淡红, 脉象细滑。

治法: 消风通络, 调和气血。

方药: 祛斑汤加减。

②湿热内蕴证

主症：皮损呈白粉红色，或有淡红色丘疹，发于颜面七窍周围或颈部，夏秋季发展快，冬春季不扩展，常感皮肤微痒，日晒后加重；舌苔薄黄微腻。

治法：调和气血，清热除湿。

方药：胡麻丸加减。

③瘀血阻络证

主症：病程日久，皮损局限于一处或泛发全身，但已停止扩展，亦可发生于外伤部位；舌质暗红，有斑点或瘀斑，脉象涩滞。

治法：活血化瘀，通经活络。

方药：通窍活血汤加减。

④肝肾不足证

主症：发病时间长，或有家族史，皮损呈乳白色，局限或泛发，皮损区毛发变白；舌质淡或有齿痕，舌苔白，脉细无力。

治法：滋补肝肾，养血活血。

方药：六味地黄丸加减。

（2）中成药：逍遥丸6g，每日3次。适用于气血不和证。

2. 外治法

（1）补骨脂、菟丝子、山栀、白芷、潼蒺藜、乌梅、三季红、益母草，浸泡入白酒中，1~2周后取液外搽。

（2）密陀僧、硫黄、雌黄、雄黄、白及、白附子、冰片各适量，共研细末，用黑醋调搽。

（3）30%补骨脂酊外搽。

（4）毛姜浸入75%酒精内，使成糊状涂搽患处；

（5）其他可选择三黄药粉、黄灵粉、增色散、白斑酊及密陀僧散等外搽。

3. 针刺疗法

（1）体针：取肝俞、肾俞、血海、三阴交，备穴为合谷、足三里、中脘。用平补平泻法。

（2）耳针：取与皮损相应的区域。备穴为内分泌、肾上腺、交感、枕部等区域。每次选用2~3穴，单耳埋针，双耳交替，每周轮换1次。

（3）梅花针：以梅花针刺激皮损处，边缘用强刺激手法，中心用弱刺激手法。

七、预防与护理

1. 避免滥用刺激性强的外用药物，以防损伤体肤。

2. 适当进行日光浴，有助于白癜风恢复。

3. 多食动物内脏，如肝、肾等。

八、西医治要

1. 病因病理 西医对本病病因病机的认识尚不完全明了，目前主要认为与遗传因素、神经精神因素、黑素细胞自身破坏和自身免疫等有关。

2. 治疗

（1）全身治疗：进展期可酌情口服糖皮质激素，或配合免疫调节剂。

（2）局部治疗：白斑处皮内注射去炎舒松－A、强的松龙混悬液、去炎松混悬液、氢化可的松混悬液等，或外涂0.2%倍他米松酒精剂或霜剂、肤轻松软膏、地塞米松软膏、氯倍他索软膏等。

（3）光化学疗法：口服8－甲氧基补骨脂素（8－MOP）或5－甲氧基补骨脂素（5－MOP），2小时后照射日光或中波紫外线。照射时间因人而异，可根据耐受性逐渐增加。

第十九章

结缔组织疾病

第一节 红蝴蝶疮

红蝴蝶疮是一种可累及皮肤及全身多脏器、多系统的自身免疫性疾病。在中医文献中尚未查到相似的病名，根据其症状一般认为属于"鬼脸疮"、"日晒疮"、"发斑"、"痹证"、"水肿"、"心悸"等病的范畴。本病为病谱性疾病，临床常见类型为盘状红蝴蝶疮和系统性红蝴蝶疮。盘状红蝴蝶疮好发于面颊部，主要表现为皮肤损害，多为慢性局限性；系统性红蝴蝶疮常累及全身多脏器、多系统，病变呈进行性经过，预后较差。本病男女皆可发病，而以育龄期女性为最多，男女之比约为 1:9 ~ 1:7。其发病率约为十万分之一，近年来有增加的趋势。本病相当于西医的红斑狼疮。

一、病因病机

红蝴蝶疮的发病总因先天禀赋不足，气血耗伤，肝肾亏虚，毒邪侵入所致。

本病发生多因先天禀赋不足，后天又失调养，致使阴阳不调，气血失衡，经脉阻隔，气血瘀滞；或因七情内伤，气急恼怒，过度疲劳等因素，伤及脏腑；而日光照射，外感毒邪等，又是发病的主要诱因。

急性活动期多属毒热炽盛，可出现气血两燔的证候，如红斑、高热、神昏谵语等；久热耗气伤阴，气阴两伤，可出现低热乏力，唇干舌红，言语低微等症状；毒热瘀滞，阻隔经络，可出现肌肉酸楚、关节疼痛等症状；病久不愈，致使五脏俱虚，可出现各种错综复杂的证候；病邪入心，证见惊悸怔恐；病邪入肝，证见两肋胀疼，口苦咽干；病邪入脾，则可见四肢无力，胸脘痞满，腹胀纳差，四肢水肿；邪入心包，则有神昏谵语；肾为先天之本，主一身之阴阳，阴阳互根，阴虚日久，亦可损阳，而出现阴阳俱虚之证，证见面色㿠白，腰膝酸软无力，发枯易脱，耳鸣失聪，尿色清长或为尿闭，四肢不温，全身浮肿等。

总之，此病在整个病程中可出现虚实夹杂、寒热交错等多种复杂现象，最后可因毒热内攻，五脏俱虚，气血瘀滞，阴阳离决而亡。

二、临床表现

1. 盘状红蝴蝶疮 皮损好发于面部，尤以两颊、鼻部为著，其次为头项、两耳、眼睑、额角，亦可发于手背、指侧、唇红部、肩胛部等处。

皮损初为针尖至黄豆大小或更大微高起的鲜红或桃红色斑，呈圆形或不规则形，境界清楚，边缘略高起，中央轻度萎缩，形如盘状，表面覆有灰褐色黏着性鳞屑，鳞屑下有角质栓，嵌入毛囊口内。皮损周围有色素沉着，伴毛细血管扩张。两颊部和鼻部的皮损可互相融合，呈蝶形外观。黏膜亦可累及，以下唇多见，表现除鳞屑红斑外，甚至可发生糜烂、溃疡。（见彩图19－1）

一般自觉症状不明显，进展时或日光暴晒后可有轻度瘙痒感，少数患者可有乏力、低热或关节痛等全身症状。

皮损超出头面部范围时称为播散性盘状红蝴蝶疮。头部皮损可导致永久性秃发。经久不愈的皮损可继发癌变。本病病程慢性，预后较好。少于5%的患者可转变为系统性红蝴蝶疮。

2. 亚急性皮肤型红蝴蝶疮　本病女性多见，患者以中青年为主。皮损好发于光照部位如面部、颈前V型区、上肢伸侧和躯干上部等。

本病有两种特征性皮损，环形红斑型和丘疹鳞屑型（又称白疕样型）。环形红斑型皮损为环形、多环形、半环形暗红色浸润斑，中心皮肤正常。丘疹鳞屑型皮损为红色丘疹和斑疹，表面有鳞屑，鳞屑较明显时呈白疕样。愈后皮肤不萎缩不留有瘢痕，可留毛细血管扩张和色素沉着或减退。

大部分患者有日光过敏。常伴有不同程度的全身症状如关节痛、低热和肌痛等，有时可伴浆膜炎，但严重的肾脏和神经系统受累较少。

3. 系统性红蝴蝶疮　本病临床表现较复杂，各种症状可同时或先后发生。早期症状中最常见的为关节痛、发热和面部蝶形红斑等，有时贫血、血小板减少或肾炎也可成为本病的初发症状。

（1）皮肤黏膜：病程中约70%～80%患者有皮损。面部蝶形红斑是系统性红蝴蝶疮的特征性皮疹，为分布于面颊和鼻梁部的蝶形水肿性红斑，日晒常加重。约5%～15%的系统性红蝴蝶疮患者可伴有盘状红蝴蝶疮皮损。有时可见掌红斑和血管炎样皮损。病情活动时患者常有弥漫性脱发（休止期脱发）或"狼疮发"（前额发际毛发细而无光泽，常在2～3cm处自行折断，形成毛刷样外观），约1/3患者可有日光过敏。还可有紫癜样皮损、雷诺征、大疱性皮损、多形红斑样皮损、荨麻疹样血管炎或血栓性静脉炎等表现。黏膜皮损主要表现为口腔溃疡。

（2）关节肌肉：关节受累是系统性红蝴蝶疮最常见的症状，90%以上患者均有不同程度的关节炎和关节痛，可伴有关节红肿，但关节畸形不多见，肌炎和肌痛也较常见，但肌无力不明显。（见彩图19－2）

（3）浆膜炎：心包炎和胸膜炎较常见，可为干性或有积液，腹膜炎较少见。

（4）系统受累：累及心脏可有心包炎、心肌炎和心内膜炎。肺部病变主要为间质病变，表现为活动后呼吸困难。约50%～60%患者有狼疮肾炎表现，可导致肾病综合征，甚至肾功能衰竭。中枢神经系统受累表现为头痛、癫痫样发作等，也可引起意识障碍、定向障碍等；周围神经受累可引起多发性神经炎的症状。多数患者在疾病活动期伴有血液系统的异常，表现为贫血、白细胞减少和血小板减少，还可有肝脾肿大、肝功能异常。视网膜可有棉花团样渗出。

三、实验室检查

1. 盘状红蝴蝶疮 少数患者抗核抗体（ANA）阳性，滴度较低。少数播散型患者有时可有白细胞减少，血沉增快，球蛋白增高等。

2. 亚急性皮肤型红蝴蝶疮 可有白细胞减少、血小板减少、血沉增快、免疫球蛋白增高等。80% 的患者 ANA 阳性，而抗双链 DNA（dsDNA）抗体和抗 Sm 抗体通常阴性。60% ~ 70% 患者抗 Ro（SSA）抗体阳性，为亚急性皮肤型红蝴蝶疮的标记抗体，大部分患者还伴抗 La（SSB）抗体。HLA – DR$_3$ 的频率也较高。

3. 系统性红蝴蝶疮

（1）血常规和尿常规检查：常有贫血、白细胞减少和血小板减少；尿中可有蛋白尿、血尿和管型尿。血沉增快常提示疾病活动。

（2）生化和血清学检查：常有血清蛋白异常如球蛋白升高，免疫球蛋白 IgG、IgM 或 IgA 升高，蛋白电泳 α_2 或 γ 球蛋白升高，补体常降低。此外，类风湿因子（RF）可为阳性，肾脏受累时可有血肌酐水平上升，部分患者有肝功能异常。

（3）自身抗体：系统性红蝴蝶疮患者体内有多种自身抗体，这些抗体是疾病诊断的主要依据。ANA 为过筛试验，抗 dsDNA 抗体对系统性红蝴蝶疮特异性较强，是监测疾病活动的指标之一。抗 Sm 抗体是系统性红蝴蝶疮的特异性抗体。此外，还可出现抗 SSA（Ro）抗体、抗 SSB（La）抗体、抗 UIRNP 抗体、磷脂抗体等自身抗体。

四、诊断依据

1. 盘状红蝴蝶疮

（1）皮损好发于面颊、眉弓、耳郭、手背等曝光部位。

（2）典型皮损为境界清楚的紫红色丘疹或斑块，表面有黏着性鳞屑，鳞屑下方有角栓，一般愈后留下色素减退的萎缩性瘢痕，严重的瘢痕可引起毁容，在头皮则引起萎缩性脱发。

（3）有不同程度瘙痒和烧灼感。

（4）皮肤病理检查有基底细胞液化变性，真皮血管和附件周围灶性淋巴细胞浸润，狼疮带试验阳性确诊。

2. 亚急性皮肤型红蝴蝶疮

（1）本病女性多见，中青年为主。

（2）皮损好发于光照部位，如面部、颈前 V 型区、上肢伸侧和躯干上部等。

（3）典型皮损有两种，环形红斑型和丘疹鳞屑型，愈后不留皮肤萎缩和瘢痕，可留毛细血管扩张和色素沉着或减退。

（4）大部分患者有日光过敏。

（5）常伴有不同程度的全身症状，如关节痛、低热和肌痛等，有时可伴浆膜炎，但严重的肾脏和神经系统受累较少。

（6）皮肤病理检查与盘状红蝴蝶疮接近，但炎症浸润较轻。

3. 系统性红蝴蝶疮　相继或同时出现下述症状4项以上，即可诊断。

（1）颧颊部红斑。

（2）盘状红斑。

（3）光敏感。

（4）口腔溃疡。

（5）非侵蚀性关节炎。

（6）浆膜炎：胸膜炎和（或）心包炎。

（7）肾脏损害：持续尿蛋白>0.5g/24h或>（+++），或有红细胞、血红蛋白、颗粒管型或混合型管型。

（8）神经受累：抽搐或出现神经精神障碍症状，排除药物或代谢紊乱所致。

（9）血液系统受累：溶血性贫血伴网织红细胞增多，或白细胞<4.0×10^9/L，或淋巴细胞<1.5×10^9/L，或血小板<100×10^9/L。

（10）免疫学异常：红斑狼疮细胞（LE细胞）阳性，或抗dsDNA抗体增高，或抗Sm抗体阳性，或梅毒血清实验假阳性。

（11）ANA阳性：排除药物性狼疮引起。

五、鉴别诊断

1. 皮痹　本病也多见于女性，但皮损以弥漫性肿胀、变硬为主，有蜡样光泽，以后萎缩，有色素沉着或色素减退，发热不常有，内脏多先累及食管，肾与心脏病变少见，白细胞记数正常。

2. 肌痹　皮损以眼睑周围实质性肿胀为主，呈暗红色斑片，四肢无力，近端肌肉酸痛明显，内脏病变少见，偶尔累及心脏，24小时尿肌酸显著升高，部分患者伴有恶性肿瘤。

六、治疗

1. 内治法

（1）辨证施治

①热毒炽盛证

主症：面部蝶形红斑鲜艳，皮肤紫斑；伴有高热，烦躁口渴，神昏谵语，肌肉酸痛，关节疼痛，大便干结，小便短赤；舌质红绛，苔黄腻，脉洪数或细数。

治法：清热凉血，化斑解毒。

方药：犀角地黄汤合黄连解毒汤加减。

② 阴虚火旺证

主症：斑疹暗红；伴有不规则发热或持续低热，手足心热，心烦，失眠，自汗盗汗，面浮肿色红，关节疼痛，足跟痛；舌红，少苔或无苔，脉细数。

治法：滋阴降火。

方药：六味地黄丸合大补阴丸、清骨散加减。

③ 脾肾阳虚证

主症：面色㿠白，少气懒言，腰膝酸冷，便溏或五更泄泻；或小便不利，面浮肢肿，甚则腹胀如鼓；舌质淡胖或边有齿痕，苔白滑，脉沉细。

治法：温肾壮阳，健脾利水。

方药：桂附八味丸合真武汤加减，重者用参附汤。

④脾虚肝旺证

主症：皮肤多有紫斑；胸胁胀满，腹胀纳呆，头昏目眩，失眠多梦，重者肝脾肿大，女子月经不调或闭经；舌紫暗或有瘀斑，脉弦细。

治法：健脾清肝。

方药：四君子汤合丹栀逍遥散加减。

⑤气滞血瘀证

主症：红斑暗滞，角栓形成及皮肤萎缩；伴倦怠乏力；舌暗红，苔白或光面舌，脉沉细。

治法：疏肝理气，活血化瘀。

方药：逍遥散合血府逐瘀汤加减。

（2）中成药

①常用者有雷公藤及昆明山海棠。二药均为卫矛科植物，具有祛风利湿，舒筋活络，活血化瘀作用，同时也具有抗炎和免疫抑制作用，对皮疹、关节痛、浆膜炎及肾炎均具有较好的治疗作用。副作用为月经减少或闭经、肝功能损伤、白细胞减少等。

雷公藤多苷片：单用于轻型病例或在糖皮质激素减量过程中加用。40~60mg/d，分2~3次口服，饭后服，注意副作用。

昆明山海棠片：适应证同上，300~600mg/d，分3次口服。

②其他中成药如秦艽丸、滋补肝肾丸、八珍丸、六味地黄丸、乌鸡白凤丸、定坤丹、养阴清肺膏、牛黄清心丸等，可根据不同情况选择使用。

2. 外治法 皮损处可外用黄连膏、清凉膏、化毒散膏等。

3. 针刺疗法

（1）体针疗法：本病是一种系统性疾病，体针疗法只能根据具体情况，有针对的在解决某一问题时选用，或可采用针刺来改善免疫状态，取穴命门、阳关、身柱、灵台、太冲、曲池、百会、足三里等。

（2）耳针法：参照病变部位，检测阳性反应点，对症选穴针刺，亦可埋针。

七、预防与护理

1. 建立战胜疾病的信心，配合医务人员，积极进行治疗。

2. 避免日光和紫外线照射。

3. 注意营养，忌食酒类和刺激性食品。水肿时应限制钠盐。

4. 避免劳累，注意保暖，急性期应卧床休息。

八、西医治要

1. 病因病理　西医认为本病是自身免疫病，病因较复杂。遗传素质、免疫学异常、病毒感染、性激素和环境因素等与发病有关。病理机制主要为自身免疫，认为 B 淋巴细胞多克隆活化，产生各种自身抗体，自身抗原与自身抗体形成的免疫反应是导致本病各脏器病变的基础。红蝴蝶疮患者应避免日晒，外出时宜外用防晒剂。

2. 治疗　原则上根据红蝴蝶疮的类型及病情轻重选择治疗药物。

（1）盘状红蝴蝶疮：局部可外用糖皮质激素霜剂，对顽固而局限的皮损可用糖皮质激素皮损内注射。皮损较广泛或伴有全身症状者须用全身治疗。①抗疟药：氯喹 0.25～0.5g/d 或羟氯喹 0.2～0.4g/d，病情好转后减为半量，疗程视病人耐受情况和病情而定，一般总疗程为 2～3 年，其主要的副作用为视网膜病变，服药期间应定期（每 3～6 个月）查眼底；②沙利度胺（反应停）：初量 200mg/d，分 2 次口服，出现疗效后减为 100mg/d 维持，并继续治疗 3～5 个月，主要的副作用是致畸，应慎重使用；③糖皮质激素：对皮损广泛，伴有低热和关节痛等全身症状者或单纯用抗疟药疗效不理想时可配合小剂量泼尼松（15～20mg/d）治疗，病情好转后再缓慢减量。

（2）亚急性皮肤型红蝴蝶疮：一般按系统性红蝴蝶疮的原则进行治疗。可先选用氯喹（或羟氯喹），如皮损广泛或全身症状较明显者须给予泼尼松 20～40mg/d，疾病控制后递减。

（3）系统性红蝴蝶疮：①糖皮质激素：是治疗系统性红蝴蝶疮的主要药物。普通病例可用泼尼松 0.5～1mg/（kg·d），对合并肾损害和脑损害者须用大剂量激素治疗，相当于泼尼松 100～200mg/d，或用甲泼尼龙冲击疗法即甲泼尼龙 0.5～1g 静点，连续 3 天。病情控制后逐步减少激素的用量。在治疗过程中应注意激素的副作用。②免疫抑制剂：对红蝴蝶疮肾损害如仅用糖皮质激素治疗疗效不满意时须加免疫抑制剂如环磷酰胺（CTX）或硫唑嘌呤，对疗效不理想的还可选用环胞素治疗。此类药物的毒副作用比较大，应慎重选择。③非甾体类抗炎药：可用于治疗关节炎和低热等症状。此外，对病情顽固的患者，还可选用血浆置换疗法、静脉注射丙种球蛋白等。

第二节　皮　痹

皮痹是一种以皮肤及各系统硬化为特征的结缔组织病。以皮肤肿胀、硬化，后期发生萎缩为临床特征。可局限于某一部位，亦可全身受累。相当于西医的硬皮病。

一、病因病机

总因患者平素营卫不足，复受风寒，致血行不畅，血凝肌肤；或因肺脾肾诸脏虚损，卫外不固，腠理不密，复感风寒之邪伤于血分，致荣卫行涩，经络阻隔，气血凝滞而发病。气血不足，外感寒湿风邪，致使寒凝肌腠；日久耗伤精血，脏腑虚损，气血瘀滞。

二、临床表现

根据病变范围及有无系统受累可分为局限性皮痹及系统性皮痹。

1. 局限性皮痹　主要侵犯皮肤某一局部，病程缓慢，初起呈淡红色略带水肿之斑块，以后逐渐硬化，表面光亮呈蜡样光泽，久之局部发生萎缩，毛发亦脱落，出汗减少，常见以下几种类型。

（1）斑状损害：好发于面部、胸部、四肢，开始为淡红色，水肿性红斑，边缘境界清楚，触之如板硬，以后皮肤逐渐萎缩，呈羊皮纸样，表面可见色素加深或色素脱失夹杂存在。

（2）带状损害：好发于前额、四肢，皮损呈带状。

（3）点状损害：多见于躯干，往往成群分布，呈小点状排列，边缘清楚，表面光滑发亮。

2. 系统性皮痹　此型侵犯全身，除皮肤外常出现内脏损害。多见于中青年女性。临床分为肢端型和弥漫型两种。前者占95%左右，病程缓慢，预后相对较好；后者约占5%，病变急速发展，预后差。

（1）肢端型皮痹：往往先有前驱症状如雷诺现象、关节痛、不规则发热、体重减轻等。皮肤硬化以手部和面部为最早和最有特征。手指手背硬化，手指僵硬，不能弯曲，形如香肠，指端可有点状坏死，久之手指末节吸收变短，面部皱纹消失，嘴唇变薄，鼻变尖，牙齿外露，口周放射状沟纹，散在点状毛细血管扩张。病变呈向心性发展。面部弥漫性色素沉着，发际部色素减退的基础上有毛囊性色素小岛为一特点。口、咽部、外阴等黏膜干燥萎缩。（见彩图19-3）

系统受累多见，可有关节痛、骨质破坏、牙齿脱落等。消化道受累可有吞咽困难、吸收不良、脂肪泻等。呼吸系统受累可有间质性肺炎及肺间质纤维化、肺气肿等。心脏受累可有心电图异常、心功能不全等。肾脏受累时可有高血压、蛋白尿、血尿、尿毒症。其他有末梢神经炎、多汗、肌肉疼痛、贫血等。

（2）弥漫型皮痹：一开始即为全身弥漫性硬化。无雷诺现象及肢端硬化。病情进展迅速，常在两年内全身皮肤和内脏广泛硬化，预后差。

本病大多数无内脏损害，病情进展缓慢，预后较好；若侵及内脏，呈弥漫性分布，则病情进展快，预后差，有生命危险。（见彩图19-4）

三、实验室检查

1. 抗核抗体（ANA）、抗Scl-70、抗UIRNP、抗着丝点等自身抗体阳性，ANA多为核仁型。

2. γ球蛋白升高，冷球蛋白阳性，补体下降等免疫学异常多见。

3. 贫血、血沉增快、尿蛋白阳性。

四、诊断依据

1. 可发生于任何年龄，但青、中年女性为多见，男女性别之比约为 1：11～1：3。

2. 皮损好发于头面、四肢、躯干。

3. 特征性皮损：局限性皮痹初起皮损为紫红色斑，慢慢扩大，颜色渐变淡，皮肤发硬，毳毛脱落，局部不出汗，后期皮肤萎缩，色素减退；系统性皮痹可分为浮肿期、硬化期、萎缩期。

4. 系统损害：系统性皮痹可侵犯内脏各器官，但以消化系统、呼吸系统多见；循环、泌尿、神经、内分泌等系统也可累及。

5. 实验室检查：血沉增快，类风湿因子阳性，有抗 Scl－70 抗体及抗着丝点等自身抗体，丙种球蛋白升高，X 线摄片示指骨末端骨质吸收或软组织钙沉着。

五、鉴别诊断

1. 系统性红蝴蝶疮　面部多有典型的蝶形红斑，有多脏器损害，肾脏损害较多且重，无肌肉症状，无皮肤发硬表现。

2. 肌痹　皮损以眼眶周围实质性肿胀为主，呈暗红色斑片，四肢无力，近端肌肉酸痛明显，无皮肤发硬表现，内脏病变少见，偶尔累及心脏；部分患者伴有恶性肿瘤。

六、治疗

1. 内治法

（1）辨证施治

①寒湿阻滞证

主症：多见于局限性皮痹，摸之坚硬，蜡样光泽，手捏不起，渐有萎缩；舌质淡或暗，苔薄白，脉沉缓或迟。

治法：温经散寒，通络化瘀。

方药：独活寄生汤合当归四逆汤加减。

②脾肾阳虚证

主症：初起皮损处水肿，逐渐变硬萎缩；自觉乏力，畏寒肢冷，关节痛甚至活动受限，腹胀纳呆，大便溏泻，月经不调或停经；舌淡胖嫩或边有齿痕，脉沉伏。

治法：温补肾阳，健脾通络。

方药：肾气丸合阳和汤加减。

（2）中成药

①口服药：人参健脾丸、人参归脾丸、大黄蟅虫丸、阳和丸、软皮丸、当归丸、八珍丸均可选择使用。

②丹参注射液 10～20ml 或复方丹参注射液 10～20ml 加于低分子右旋糖酐或 5% 葡萄糖溶液 500ml 中，静脉滴注，每日或隔日 1 次，10～15 次为 1 疗程。也可肌注丹参或口服丹参片。

③川芎嗪注射液 150~200mg 加于 5% 葡萄糖溶液中，每日或隔日 1 次静点，10~15 次为 1 疗程。

2. 外治法

（1）黑色拔膏棍外贴，每隔 3~4 日更换 1 次。亦可外贴阳和解凝膏，亦可用虎骨酒加温按摩。

（2）大黄、桂枝、川芎、细辛、苏木、红花、肉桂等，选其中 5~6 味，各 20~45g，水煎浸泡或熏洗患肢手足，每次 20~40 分钟，保持药温，每日 1~2 次，1 个月为 1 疗程。

（3）伸筋草 30g，透骨草 30g，蕲艾 15g，乳香 6g，没药 6g，煎水热洗。

3. 针刺疗法

（1）体针疗法：取曲池、足三里、中脘、大椎、气海、肾俞、脾俞、肺俞等穴位。

（2）梅花针疗法：在患处轻轻敲打，每日 1 次。

（3）耳针疗法：取耳、肺、枕、内分泌、肾上腺、肝、脾、脑点。

七、预防与护理

1. 吃富有营养的食物，以增强抵抗力。
2. 防止冷冻和外伤。

八、西医治要

1. 病因病理 西医对本病的病因及发病机理尚不清楚，大多认为与遗传因素、感染因素、血管异常、免疫异常等有关。

2. 治疗 原则应注意休息、保暖、进食高营养食物，适当运动，防止外伤。糖皮质激素早期使用有肯定疗效，特别在雷诺征及早期水肿炎症期用药效果较好，一旦发生纤维化则无效。一般用泼尼松 20~40mg/d。秋水仙碱对于减轻皮肤硬化及缓解动脉痉挛方面有一定疗效，0.5~1.5mg/d。D-青霉胺可抑制胶原分子的交联，开始为 250mg/d，每 2~4 周后增加 100mg，最大剂量 1000mg/d，维持量为 300~600 mg/d，副作用较多。其他还可用低分子右旋糖酐、蝮蛇抗栓酶、前列腺素 E_1、6-氨基己酸、尿激酶等。

第三节 肌 痹

肌痹是一种以皮肤和肌肉的炎症为主要表现的结缔组织病。以眼睑有水肿，紫红色斑片，肌肉乏力、酸痛、肿胀、触痛，并伴有毛细血管扩张，皮肤异色病样改变等症状为临床特征。成人和儿童均可发病，女性多见。相当于西医的皮肌炎。

一、病因病机

中医认为本病多因寒湿之邪侵于肌肤，阴寒偏盛，不能温煦肌肤；或因七情内伤，郁久化热生毒，致使阴阳气血失衡，气机不畅，瘀阻经络，正不胜邪，毒邪犯脏。

二、临床表现

本病发病多数缓慢，少数呈急性或亚急性发病，部分患者发病前可有前驱症状，如发热、咽喉肿痛、神疲乏力、消瘦、肌肉酸痛、关节疼痛等症状，以及有雷诺征和不典型的红斑。

1. 皮肤损害 特征性皮肤表现为双上眼睑紫红色水肿性红斑，此外还可有面部、头皮、前胸 V 型区等光暴露部位的红斑。在指间关节、指掌关节伸侧可有角化性丘疹，还可有皮肤异色症，即色素沉着、点状角化、毛细血管扩张性斑片，自觉瘙痒。还可有甲皱襞发红、毛细血管迂曲扩张、甲小皮角化。其他皮肤表现还有光敏感、血管炎性损害、脱发等。（见彩图 19－5，彩图 19－6）

2. 肌肉症状 肌肉无力、疼痛和压痛，主要累及四肢近端肌群、肩胛肌肌群、颈部和咽喉部肌群，出现相应表现，如上肢上举困难、握力下降、站立和行走困难、平卧时抬头困难、吞咽困难、发音困难等。严重时可累及呼吸肌和心肌，出现呼吸困难、心率加快、心电图改变甚至心力衰竭。

3. 恶性肿瘤 本病患者中相当一部分伴发恶性肿瘤，发生率约 5%～30%，特别是 40 岁以上患者恶性肿瘤发生率更高，各种恶性肿瘤均可发生，女性患者乳腺癌、卵巢癌多见，其他如胃癌、肺癌、肝癌、鼻咽癌、淋巴瘤等。恶性肿瘤可发生于肌痹的之前或之后，也可同时发生，部分患者在恶性肿瘤控制后肌痹得到缓解。

4. 其他 可有发热、消瘦、贫血、关节痛等。部分患者发生间质性肺炎和肺间质纤维化，预后不好。部分患者可有心包炎、胸膜炎等浆膜炎表现。也可有肝、脾、淋巴结肿大、末梢神经炎等。

三、实验室检查

1. 血清肌酶 急性期有磷酸激酶（CK）、乳酸脱氢酶（LDH）、醛缩酶（ALD）等肌酶的升高，其中 CK、ALD 的特异性更高。肌酶升高可早于肌炎，LDH 升高持续时间较长。

2. 肌电图 呈肌源性损害，应取疼痛和压痛明显的肌肉进行检查。

3. 其他 尿肌酸排出增加。少数患者 ANA 阳性、Jo－1、PL－7 抗体阳性。其他有血沉增快、贫血、白细胞升高、C 反应蛋白阳性等。

四、诊断依据

1. 本病好发于青年女性。

2. 皮损多先发于面部，尤以上眼睑为最显著，颈、胸、肩部、四肢伸侧也可发生；肌肉主要损伤横纹肌，但平滑肌和心肌有时亦可受累，一般四肢近端肌肉先受累。

3. 皮损主要为紫红色水肿性红斑，呈对称分布，毛细血管扩张，色素减退和上覆糠状鳞屑，具有特征性。

4. 肌肉症状主要表现为肌肉的疼痛、肿胀和触痛，以后酸胀无力，进行性萎缩，肌力减退，活动困难。

5. 全身症状有不规则发热，消瘦，贫血，关节酸痛，神疲乏力，肝脾肿大及淋巴结肿大，病情急性者可有高热，寒战，咽喉疼痛，多汗，便秘溲赤等。

6. 40 岁以上患者合并肿瘤明显增多。

7. 实验室检查：① 贫血，白细胞正常或升高，血沉增快；②血清肌酶：CK、LDH、ALD 均显著增高；③ 尿肌酸：24 小时尿肌酸明显增高；④ 类风湿因子和抗核抗体阳性。

8. 肌电图：显示电位和波幅明显降低。

五、鉴别诊断

1. 系统性红蝴蝶疮　面部多有典型的蝶形红斑，有多脏器损害，肾脏损害较多且重，无肌肉症状，24 小时尿肌酸正常。

2. 系统性皮痹　早期症状多见于肢端，雷诺征多见，皮肤实质性肿胀，蜡样光泽，后期皮肤明显硬化、萎缩，肌肉症状不明显，无眼睑水肿性紫红斑，24 小时尿肌酸正常。

六、治疗

1. 内治法

（1）辨证施治

①毒热证

主症：病情急性发作，皮损呈紫红色水肿样；常伴有发热，肌肉疼痛无力，胸闷食少；舌质红绛，舌苔黄厚，脉数。

治法：清营解毒，活血止疼。

方药：用解毒清营汤合普济消毒饮加减。

②寒湿证

主症：疾病后期皮损呈暗红色肿胀，全身肌肉疼痛，酸软无力；畏寒肢冷，疲乏气短；舌淡，苔薄白，脉沉缓或沉细。

治法：温经散寒，活血通络。

方药：温经通络汤加减。

③气血两虚证

主症：病程长，皮损暗红或不明显，消瘦，疲乏无力；倦怠头晕，食少纳差，睡眠不好，便溏腹胀；舌淡体胖，少苔，脉沉细。

治法：调和阴阳，益气养血通络。

方药：八珍汤加减。

（2）中成药

①雷公藤多苷片：用于糖皮质激素效果不佳或减量中加用，60mg/d，每日 3 次口服，或昆明山海棠，每次 3 片，每日 3 次口服。

②亦可根据不同情况选择使用中成药，如人参归脾丸、当归丸、人参健脾丸、补中益气丸、滋补肝肾丸、秦艽丸、全鹿丸或黄精丸、鸡血藤片等。

2. 外治法

（1）一般皮损无需特殊的用药，只作安抚治疗。

（2）局部可用清凉膏、香腊膏，亦可用紫色消肿膏兑10%活血止疼散混匀，局部按摩，亦可用虎骨酒按摩。

3. 其他疗法　按摩、推拿、针刺疗法、水疗、电疗等在缓解期应用，对恢复肌肉功能有一定疗效，以防止肌肉萎缩和挛缩。

七、预防与护理

1. 急性期应卧床休息，病情不严重应适当活动。

2. 给予高蛋白和维生素含量多的饮食。

3. 避免日光照射。

4. 40岁以上的患者应进行全身检查确定有无恶性肿瘤，若未发现肿瘤，也应3～6个月定期随访。

八、西医治要

1. 病因病理　西医认为本病病因不明，可能与自身免疫失调、病毒感染等因素有关。目前认为系自身免疫性疾病。过劳、日晒、中毒亦可为本病的发病诱因。

2. 治疗　一般治疗包括卧床休息、避光，积极寻找可能潜在的疾病，特别是恶性肿瘤。皮疹可服用氯喹或羟氯喹。糖皮质激素对控制本病有较好疗效，剂量应根据肌肉受累程度及血清酶的水平而定，一般用量40～60mg/d，疾病控制后递减。糖皮质激素药物治疗不理想时可选用免疫抑制剂，常用的有甲氨蝶呤（MTX）、环磷酰胺（CTX）、硫唑嘌呤、环孢菌素等。以上药物可与糖皮质激素合并应用，疗效较好，并可减少糖皮质激素用量，但长期应用此类药物，能降低白细胞和肝脏损伤，应加以注意。

第二十章

皮肤血管炎类疾病

第一节 葡萄疫

葡萄疫是毛细血管和细小动脉的过敏性血管炎，可侵犯皮肤或其他器官，因其皮损颜色为紫红色，似葡萄之色，故中医称之为葡萄疫。以双下肢紫癜，血小板计数正常，可伴腹痛、关节痛及肾脏受损为临床特征。好发于儿童及青少年。相当于西医的过敏性紫癜。

一、病因病机

本病总由热迫血妄行或气不摄血致血不循经，溢于脉外而瘀阻为斑。

1. 血热壅盛，迫血妄行，血不循经，溢于脉络，凝滞成斑。
2. 脾胃虚弱，中气不足，脾气虚衰，统摄无权，血不归经，外溢脉外成斑。

二、临床表现

初起可有上呼吸道感染、全身不适等先驱症状。

皮疹对称性，好发于双下肢伸侧及臀部，亦可见于双上肢伸侧。

皮损早期为针头至甲盖大小的紫红色瘀点、瘀斑或斑丘疹，紫癜可融合成大片瘀斑，亦可发生水疱或溃疡。皮疹分批陆续出现，此起彼伏，经约2~3周消退，亦可复发。（见彩图20-1，彩图20-2）

仅累及皮肤者称单纯型葡萄疫。若发生胃肠道出血、肠套叠、肠穿孔，伴腹痛、呕吐、呕血、便血等症状，称腹型葡萄疫；若伴血尿、蛋白尿、管型尿等症状，称肾型葡萄疫；若滑膜受累，伴膝、踝等关节肿胀疼痛称关节型葡萄疫。

好发于儿童及青少年，自觉瘙痒，也可无明显自觉症状。

病程从数月至数年不定，易复发，除严重并发症外，一般预后较好。

三、实验室检查

1. 血小板及凝血因子正常。
2. 毛细血管脆性试验阳性。
3. 有肾脏受累时，尿常规常可发现红细胞、蛋白及管型。
4. 病理检查真皮浅层毛细血管及小血管管壁有纤维素样物质沉积、红染，血管周围有嗜中性粒细胞为主的浸润，可见核尘及红细胞外渗。

四、诊断依据

1. 多发于儿童及青少年。易复发，除严重并发症外，一般预后较好。
2. 皮损出现前，可有上感及全身症状。
3. 好发于四肢伸侧及臀部，呈对称性。
4. 皮损为小而分散的紫红色瘀点至大片瘀斑，亦可发生水疱或溃疡。
5. 可伴腹痛或关节痛。
6. 血小板及凝血因子正常；毛细血管脆性试验阳性；有肾脏受累时，尿常规可发现红细胞、蛋白及管型。

五、鉴别诊断

1. 特发性血小板减少性紫癜　皮肤、黏膜发生广泛严重的出血，可见瘀点，大片瘀斑，甚至血肿、血疱，常伴口腔、鼻腔、胃肠道、泌尿生殖道出血，严重者颅内出血，实验室检查血小板减少，出血时间延长，凝血时间正常，血块回缩不良，毛细血管脆性试验阳性，骨髓巨核细胞数增多，但血小板生成型巨核细胞减少。

2. 进行性色素性紫癜样皮肤病　新发皮疹为胡椒粉样瘀点，陈旧的皮疹为淡棕黄褐色；多见于成年男性，好发部位为小腿及踝部周围，病程缓慢，进行性发展，亦可自行消退。

六、治疗

1. 内治法

（1）辨证论治

①血热夹风证

主症：突然发生的瘀点、瘀斑，初起色鲜红，后渐变紫，亦可有血疱；伴身热，口干，咽痛；舌质红或绛红，苔薄黄，脉细数或弦细数。

治法：清热凉血，活血散风。

方药：犀角地黄汤加减。

②湿热熏蒸证

主症：皮疹发于四肢及臀部，以下肢最重，伴足踝肿胀，常见血疱，疱破糜烂；有关节肿痛或腹部绞痛；可有恶心、纳呆、溲赤；舌质红，苔黄腻，脉濡数。

治法：清热利湿，凉血活血。

方药：茵陈蒿汤、凉血五根汤加减。

③脾不统血证

主症：病程日久，反复发作，皮疹紫暗，面色萎黄；伴体倦无力；舌淡或有齿痕，苔白，脉细弱或沉缓。

治法：健脾益气，养血止血。

方药：补中益气汤加减。

（2）中成药

①复方青黛胶囊4粒，每日3次。适用于血热夹风证。

②二妙丸6g，每日2次。适用于湿热熏蒸证。

③补中益气丸1丸，每日2次。适用于脾不统血证。

2. 外治法 甘草油外涂皮损处。

3. 针刺疗法

（1）血热夹风证：取穴血海、三阴交、太冲、委中。

（2）湿热熏蒸证：取穴中脘、天枢、血海、三阴交。

（3）脾不统血证：取穴血海、三阴交、脾俞、足三里。

七、预防与护理

1. 急性期时要卧床和少活动。

2. 寻找并去除过敏因素，预防上呼吸道感染、扁桃体炎、龋齿等，避免摄入可疑致敏食物及药物。

八、西医治要

1. 病因病理 西医认为过敏性紫癜的发病原因复杂，可因上呼吸道感染、药物、食物及寒冷等因素诱发。发生机理是由于抗原抗体反应形成免疫复合物沉积于血管壁而损伤血管，血管壁通透性增加，产生皮肤及全身的一系列症状。

2. 治疗 以降低血管通透性为治疗原则。

（1）全身治疗：单纯皮肤型紫癜可应用钙剂、维生素C、抗组胺药；有感染病灶如扁桃体炎者，予抗生素治疗；合并腹型、肾型者，选用糖皮质激素和免疫抑制剂；合并关节型者，应用非甾体类消炎药。

（2）局部治疗：皮疹局部外用炉甘石洗剂以安抚止痒。

第二节 梅核火丹

梅核火丹是一种发生在真皮深部或皮下中小血管的血管炎性皮肤病，因皮肤之下似有一杨梅之核，局部感觉像刚从火中取出的丹丸一般灼热不适，故中医称之为梅核火丹。以小腿反复出现皮下结节或浸润斑块，分布不对称，自觉疼痛，压痛为临床特征。男女均可发病，但以中青年女性为多。本病相当于西医的结节性血管炎。

一、病因病机

发病总由阴阳失调，气血凝滞所致。风湿痰核结聚，兼感毒热之邪，导致阴阳不调，气血失和，经络阻滞肌肤而发病。

二、临床表现

好发于下肢，尤其是小腿后侧，亦可发生于大腿及上臂。

皮损为分布不对称，大小不等的皮下结节或斑块。急性发作时表面红热，偶有无痛性溃疡，3~6周愈合，无瘢痕。无溃疡者，约2~4周皮疹消失或遗留纤维性结节。皮疹在一定时间内常反复发作。

自觉疼痛或压痛。

病程长，预后好。

三、实验室检查

组织病理 血管壁增厚，血管腔闭塞，血管周围淋巴细胞呈袖口状浸润，并可见肉芽肿性浸润或不同程度的脂膜炎。

四、诊断依据

1. 中青年女性多发。

2. 好发于小腿后侧。

3. 成批出现数十个大小不等的皮下结节或斑块，呈暗红色，水肿性，数周后皮疹逐渐消退，可反复发作。

4. 自觉疼痛及触痛。

5. 组织病理示血管壁增厚，有不同程度的闭塞变化，血管周围淋巴细胞呈袖口状浸润，并可见肉芽肿性浸润或不同程度的脂膜炎。

五、鉴别诊断

瓜藤缠 春秋季节好发，多见于中青年女性，常侵犯小腿伸侧，基本损害为红色结节和斑块，经3~6周不留任何痕迹而消退。

六、治疗

1. 内治法

（1）辨证论治

①湿热内蕴，气血凝滞证

主症：皮下结节或斑块，色鲜红，坚硬，触之疼痛；伴口干口苦，大便干燥，小便黄赤；舌红，苔黄，有瘀斑，脉弦滑。

治法：清热利湿，活血散瘀。

方药：栀子金花丸加减。

②阴阳不调，气血失和证

主症：皮下结节或斑块，色暗红，自觉疼痛且触痛；伴发热，周身不适，倦怠无力，纳食不佳等全身症状；舌质淡红，苔薄白或少苔，脉沉细。

治法：调和阴阳气血。

方药：养血荣筋丸加减。

（2）中成药

①内消连翘丸6g，每日2次。适用于湿热内蕴，气血凝滞证。

②复方秦艽丸1丸，每日2次。适用于阴阳不调，气血失和证。

2. 外治法

（1）皮疹初起，硬结较痛时，外用紫色消肿膏、芙蓉膏，等量混匀，每日换药一次。

（2）结节溃破者，外用化毒散膏，每日换药一次。

（3）结节溃破，长期不愈者，外用甘乳膏、蛋黄油、黑降丹等，每日一次。

3. 针刺疗法

（1）体针疗法：取足三里、阴陵泉、三阴交、血海、复溜、太冲等，急性期可用泻法，中强刺激，慢性期宜用补法。

（2）耳针疗法：取肾上腺、皮脂下、交感等，或找敏感点，用中强刺激。

七、预防与护理

1. 加强体育锻炼，增强个体素质。

2. 增加营养，适当休息，避免患肢过劳。

八、西医治要

1. 病因病理 西医认为结节性血管炎的发病病因不明，可能与链球菌、结核感染、寒冷、淋巴管阻塞、血管壁损伤等因素有关。

2. 治疗 尚无特殊治疗方法。可选用糖皮质激素；因结核病引起者，选用全疗程规律抗结核治疗；因其他细菌感染引起者，可选用抗生素治疗。

第三节　瓜藤缠

瓜藤缠是由真皮脉管炎和脂膜炎所引起的炎症性结节性皮肤病，因数枚结节，如藤系瓜果绕腿胫而生，故中医称之为瓜藤缠。以好发于小腿伸侧的散在性皮下结节和红色斑块，有压痛为临床特征。春秋季节好发，多见于中青年女性，相当于西医的结节性红斑。

一、病因病机

发病总由风寒湿热之邪侵袭，气血瘀阻，经络不通所致。

1. 血分蕴热，兼感毒邪，壅滞肌肤，而致气血运行不畅。

2. 素有蕴湿，郁而化热，湿热下注，凝滞血脉，经络阻隔。

3. 脾虚湿盛，阳气不足，腠理不固，风寒湿邪侵入，流注经络。

二、临床表现

多见于中青年女性。好发于小腿伸侧。

病情初起可有上呼吸道感染和发热、轻微的肌痛、关节痛等全身不适症状。

皮损为鲜红色、对称性、疼痛性结节，蚕豆至核桃大小，数个至数十个。一般经过数周皮损颜色由鲜红变暗变淡，逐渐自行消退无破溃。

自觉局部疼痛。

三、实验室检查

1. 组织病理　间隔性脂膜炎，脂肪小叶间隔细胞浸润，早期以嗜中性粒细胞、淋巴细胞为主，以后逐渐出现以组织细胞及多核巨细胞为主的肉芽肿性炎症，后期以纤维母细胞及胶原纤维增生为主。小血管管壁有炎症浸润及内膜增生。

2. 其他　可有白细胞增高，血沉增快，抗链"O"升高。

四、诊断依据

1. 多发于春秋季，中青年女性好发。
2. 好发于小腿胫前。
3. 结节红斑性损害，无溃破。
4. 局部自觉疼痛、压痛。
5. 间隔性脂膜炎的典型病理表现。

五、鉴别诊断

1. 硬红斑　起病缓慢，结节位于小腿屈侧，数目较少，可相互融合成斑块，常可破溃，病理示皮下组织的小叶性脂膜炎。

2. 变应性血管炎　多发于下肢，皮疹形态多样，主要为出血性斑丘疹，瘙痒、疼痛，亦可见到红斑、丘疹、风团、紫癜、血疱、小结节及溃疡等表现，痊愈后可留有色素沉着或浅表瘢痕，重症有内脏受累，病理为真皮全层及皮下组织毛细血管和小血管管壁纤维素样物质沉积，嗜中性粒细胞浸润为主，可见核尘及红细胞外渗。

六、治疗

1. 内治法

（1）辨证论治

①血热壅滞证

主症：起病急，结节表面鲜红，灼热疼痛；伴头痛、咽痛、心烦、微热及关节疼痛，口干渴，大便干燥，小便黄赤；舌质红或红绛，苔白腻，脉弦滑或数。

治法：凉血解毒，散结止痛。

方药：凉血五根汤加减。

②湿热阻络证

主症：起病较急，结节表面较红，自觉胀痛；伴口渴不欲饮，身重体倦，足踝肿胀，小便黄少；舌质红，苔黄腻，脉滑数。

治法：清热利湿，活血通络。

方药：三妙丸加减。

③脾虚湿盛证

主症：结节反复发作，消退缓慢；伴关节疼痛，遇寒加重；舌质淡，苔薄白或腻，脉沉迟或缓。

治法：健脾燥湿，疏风散寒。

方药：除湿胃苓汤加减。

（2）中成药

①牛黄解毒丸1丸，每日2次。适用于血热壅滞证。

②内消连翘丸6g，每日2次。适用湿热阻络证。

③参苓白术丸6g，每日2次。适用于脾虚湿盛证。

2. 外治法

（1）血热壅滞证：外敷化毒散膏，芙蓉膏。

（2）湿热阻络证：外敷芩柏膏。

（3）脾虚湿盛证：外敷紫色消肿膏。

3. 针刺疗法　主穴取合谷、内关、足三里、三阴交。病变在小腿加阳陵泉；延及膝上加伏兔、血海；足背加解溪、太溪、昆仑；病变在臂加曲池。施平补平泻法，针刺得气后留针30分钟，2日1次。

七、预防与护理

1. 积极寻找病因并予治疗，注意休息，防止劳累，调摄饮食，避免复发。

2. 急性发作期，卧床休息，抬高患肢以减轻局部肿痛。

八、西医治要

1. 病因病理　西医发病机理尚不十分明了。一般认为结节性红斑的发病可由病毒、真菌或细菌，如链球菌、结核杆菌等感染及药物（如溴剂、碘剂、避孕药等）引起。某些自身免疫性疾病，如结节病、溃疡性结肠炎和白塞病、恶性肿瘤、白血病等疾病亦可并发本病。

2. 治疗　以积极寻找致病因素，消炎止痛治疗为原则。

（1）全身治疗：选用非甾体类消炎药，如阿司匹林、消炎痛等，益于减轻疼痛和病情缓解。有明显感染者，选用抗生素治疗。疼痛剧烈、结节多、红肿明显者，可加用糖皮质激素。

（2）局部治疗：可外用糖皮质激素软膏、10%鱼石脂软膏，10%樟脑软膏等。

第四节　血　疳

血疳是一种毛细血管炎性皮肤病。以好发于小腿的对称性紫癜性扁平丘疹为临床特征。好发于中老年男性。相当于西医的色素性紫癜性苔藓性皮炎。

一、病因病机

发病总由热迫血妄行，血溢脉外所致。

1. 内有郁热，外感风邪，风热闭塞腠理发于肌肤。
2. 血不循经，溢于脉外，日久耗血伤阴，肌肤失养而致。

二、临床表现

中老年男性多发。

好发于小腿，亦可见于大腿及躯干。

皮损为多发性，针尖大小、压之不褪色的红色或紫色胡椒粉状紫癜样斑丘疹，伴轻度苔藓样变，可融合成境界不清的斑块，上覆少许脱屑。（见彩图20-3）

自觉有不同程度的痒感。病程缓慢，易反复发作。

三、实验室检查

组织病理　早期真皮上部和真皮乳头内毛细血管内皮细胞肿胀，毛细血管周围有大量淋巴细胞、组织细胞。

四、诊断依据

1. 中老年男性多发。
2. 好发于小腿。
3. 胡椒粉状紫癜样斑丘疹，伴轻度苔藓样改变。
4. 自觉瘙痒。
5. 组织病理：真皮上部和乳头内毛细血管内皮细胞肿胀，毛细血管周围大量炎性细胞浸润，真皮乳头内有血管外红细胞，并可见嗜含铁血黄素细胞。

五、鉴别诊断

1. 下肢湿疮　小腿处浅表静脉曲张和交通静脉机能不全，患肢水肿、疼痛，多形性皮损，踝部及小腿周围含铁血黄素沉着。

2. 葡萄疫　儿童及少年多发，好发于双下肢伸侧，针头至甲盖大小的紫红色瘀点、瘀斑或斑丘疹，毛细血管脆性试验阳性。

六、治疗

1. 内治法

（1）辨证论治

①热盛伤络证

主症：皮疹急骤发作，为颜色较红的苔藓样丘疹，间见紫癜性损害；伴口干舌燥，心烦易怒；舌质红，苔黄，脉弦数。

治法：凉血清热，活血清斑。

方药：凉血五根汤加减。

②血虚失养证

主症：皮疹为橙黄或铁锈色苔藓样变，伴皮肤粗糙肥厚、干燥脱屑，肌肤甲错；口干舌燥；舌淡少苔，脉细弱或涩。

治法：养血滋阴润燥。

方药：当归饮子加减。

（2）中成药

①西黄丸 3g，每日 2 次。适用于热盛伤络证。

②润肤丸 6g，每日 2 次。适用于血虚失养证。

2. 外治法 茯苓粉 60g，寒水石粉 10g，冰片粉 3g 混匀，用去皮之芦荟蘸药外擦，每日 1~2 次。

3. 其他疗法

（1）洗浴疗法：苍耳秧、楮桃叶各 150g，煎水外洗。

（2）耳针疗法：取肾上腺、皮质下、内分泌等穴，可用强刺激手法，两耳交替，每日 1~2 次。

七、预防与护理

1. 适当休息，避免长时间站立和持重物，多吃蔬菜水果。

2. 积极治疗静脉曲张等原发性疾病。

八、西医治要

1. 病因病理 西医认为色素性紫癜性苔藓性皮炎病因不明，可因重力、静脉压升高或服用某些药物（非那西丁、阿司匹林）等诱发。

2. 治疗 可内服维生素 C、芦丁改善血管通透性，外用糖皮质激素类制剂。

第二十一章

营养代谢障碍性疾病

第一节 雀 目

雀目，是一种维生素 A 缺乏所致的皮肤黏膜营养障碍性疾病，临床表现为全身皮肤干燥和粗糙，四肢伸侧毛囊角化性丘疹、夜盲、角膜干燥和软化等。因其夜间视物不清，远视不佳，故中医称之为雀目；又因其皮肤粗糙、角化，中医形象地称之为蟾皮病，以儿童和青年多见，男多于女。相当于西医的维生素 A 缺乏病。

一、病因病机

发病总由后天饮食不节，脾失健运，营血不足，肌肤失养所致。.

二、临床表现

儿童和青年多见，男多于女。好发于四肢伸侧、外侧。

皮损为针头大丘疹，坚实而干燥，色暗红或暗棕色，圆锥形或半球形，中央有棘刺状角质栓，触之坚硬，去除后留有坑状凹陷，无炎症和自觉症状。丘疹密集时状如蟾皮。毛发干燥，无光泽，易脱落，可呈弥漫性稀疏。甲板变薄变脆，透明，表面有纵横沟纹或点状凹陷。皮脂腺和汗液分泌减少，皮肤干燥，自觉瘙痒。

夜盲症最早出现。严重者出现毕脱症，结膜干燥，可伴结膜炎，角膜干燥，角膜软化，甚至形成溃疡、穿孔、失明。毕脱症为在球结膜上因脂肪物质和碎片堆积，出现的圆形、卵圆形或三角形，尖端向眼角，大小不一、境界清楚、起皱、肥皂泡沫样或蜡状的白斑。后有呼吸道、泌尿生殖系统、外分泌腺上皮角化和增殖，继发感染，引起呼吸道炎症甚至感染性结核，亦可引起脓尿，膀胱可形成结石。由于女性阴道和卵巢受累，排卵减少，男性睾丸萎缩，精子发育不良。婴儿出现反复感染，脑压升高，脑水肿，智力发育和生长受阻。

三、实验室检查

1. 暗适应试验 异常，中心视野生理盲点面积扩大；角膜上皮细胞学检查见角质上皮细胞；血浆维生素 A 水平低于 $0.35\mu mol/L$（正常 $0.7 \sim 1.4\mu mol/L$）。

2. 组织病理 表皮角化亢进，毛囊口扩大，毛囊角栓形成及皮脂腺萎缩。

四、诊断依据

1. 儿童和青年多见，男多于女。

2. 四肢伸侧、外侧的毛囊性角化性丘疹。

3. 夜盲，毕脱症，眼和皮肤干燥。

4. 暗适应试验异常，血浆维生素 A 水平低于 $0.35\mu mol/L$，组织病理示毛囊角栓形成及皮脂腺萎缩。

五、鉴别诊断

1. 毛囊角化病 有家族史，皮疹位于脂溢区，丘疹可融合成疣状斑块，组织病理示表皮内裂隙和角化不良细胞。

2. 毛囊周围角化病 多发于青年人，于上臂和股外侧有针头大小毛囊角化性丘疹，不伴其他症状，冬季明显，血浆维生素 A 水平正常。

六、治疗

1. 内治法

（1）辨证论治

①脾虚血亏证

主症：四肢伸侧皮肤干燥、粗糙；伴面色萎黄，精神疲倦，纳差；舌淡苔薄白，脉沉缓或细。

治法：健脾补血。

方药：八珍汤酌加当归、西党参、首乌、白菊花等。

②肝肾不足证

主症：全身皮肤干燥、粗糙；伴入夜视物不清，头发稀疏、干燥、无光泽，指（趾）甲脆裂；舌淡红，少苔，脉细数或沉数。

治法：滋补肝肾。

方药：杞菊地黄汤酌加当归、西党参、首乌、谷精草、青葙子等。

（2）中成药

①润肤丸6g，每日2次，适用于脾虚血亏证。

②八珍丸6g，每日2次，适用于脾虚血亏证。

③杞菊地黄丸9g，每日2次，适用于肝肾不足证。

2. 外治法

（1）大风子油、甘草油或蛋黄油等量混匀后外搽，每日2次。

（2）杏仁30g，猪油60g，捣烂如泥涂擦，每日2次。

3. 食物疗法 猪肝、瘦肉泥各50g，粳米150g，加水熬煮成粥内服，每日2次。

七、预防与护理

予富含维生素 A 和胡萝卜素的食物，如动物肝脏、牛奶、蛋黄、胡萝卜等。

八、西医治要

1. 病因病理　西医认为本病由维生素 A 缺乏引起。

2. 治疗　治疗原则为去除病因。

（1）全身治疗：选用维生素 A。轻症者，予 1 万 IU/d；重症者 5 万～8 万 IU/d，口服。口服吸收不良者选用肌注，症状改善后逐步减量。

（2）局部治疗：皮损局部可外用水杨酸软膏、尿素霜或 0.025%～0.1% 迪维霜。眼部病变需作局部治疗。

第二节　青腿牙疳

青腿牙疳是维生素 C 缺乏所引起的疾病，因其下肢受到外力后易发生片状青色瘀斑，牙龈出血故中医称之为青腿牙疳。以毛囊角化，牙龈炎和出血为临床特征。好发于营养不良、蔬菜水果匮乏的人群。相当于西医的维生素 C 缺乏病，即坏血病。

一、病因病机

发病总由后天脾胃失养，气虚血燥所致。脾胃失养，脾失健运，气虚血亏，肌肤失荣而致皮肤粗糙、肌肤甲错；脾气不足，气不统血，则血溢行脉外，出现瘀点瘀斑出血。

二、临床表现

好发于长期新鲜水果蔬菜摄入量不足者。

起病缓慢，早期有倦怠、食欲不振、烦躁或精神抑郁。

好发于臂外侧，背、臀、股、小腿外侧。

皮损早期为毛囊角化，角栓下毛囊内有卷曲毛发，皮肤干燥。可出现瘀点、瘀斑，毛囊周围瘀斑和出血，久之留以色素沉着，少数严重者有血疱，破后形成溃疡。亦可出现皮肤大片出血。

无明显自觉症状。

可并发牙龈炎、鼻衄、血便、血尿、月经过多、心包和胸腹腔出血，偶有颅内出血。皮下组织、肌肉、关节、腱鞘和骨膜下可有瘀血或血肿，肢体肿胀疼痛，活动受限，

三、实验室检查

1. 贫血，毛细血管脆性试验阳性。

2. 维生素 C 负荷和饱和试验、空腹血清维生素 C 浓度、白细胞和血小板测定、24 小时

维生素 C 排泄量异常或低下。

3. 骨 X 线示骨质稀疏，皮质变薄，骨膜下出血，长骨骨骺端钙化带变密变厚，骨折，骨骺分离移位，增厚的骨骺向两旁凸出形成骨刺等。

四、诊断依据

1. 好发于长期新鲜水果蔬菜摄入量不足者。
2. 初位于臂外侧，渐向背、臀、股、小腿外扩展。
3. 皮损初为毛囊性丘疹、角栓；逐渐出现瘀点、瘀斑，重者可有血疱，溃疡。
4. 易并发牙龈炎，皮下组织、肌肉、关节、腱鞘和骨膜下有瘀血或血肿，肢体肿胀疼痛，活动受限。
5. 实验室检查：贫血，毛细血管脆性试验阳性；维生素 C 负荷和饱和试验、空腹血清维生素 C 浓度、白细胞和血小板测定、24 小时维生素 C 排泄量异常或低下；骨 X 线改变。

五、鉴别诊断

1. 维生素 A 缺乏病　毛囊性丘疹，中央有棘刺状角质栓，夜盲症，血浆维生素 A 水平下降。

2. 毛囊周围角化病　多发于青年人，于上臂和股外侧有针头大小毛囊角化性丘疹，不伴其他症状，冬季明显，血浆维生素 C 水平正常。

六、治疗

1. 内治法
（1）辨证论治
气虚血燥证
主症：肌肤甲错，牙龈、肌肤可有出血；伴体倦乏力，动甚气促；舌淡，苔白，脉沉缓。
治法：益气养血润燥。
方药：归脾汤加减。
（2）中成药
①人参健脾丸 1 丸，每日 2 次。
②人参归脾丸 1 丸，每日 2 次。
2. 外治法　肌肤甲错、干燥者，外用清凉膏、蛋黄油、甘草油。
3. 针刺疗法
耳针疗法：可选用胃、脾、肝、内分泌、皮质下等区域。每次用 2～4 穴，单耳埋针，或耳穴压豆，双耳交替，每周轮换 1 次。

七、预防与护理

1. 注意日常摄入所需维生素 C，如各种水果、蔬菜等。

2. 四肢肿痛剧烈者应减少移动或轻轻搬动，防止骨折和脱位。

八、西医治要

1. 病因病理　西医认为维生素 C 缺乏病的发病是由于青菜、水果摄取不足而致维生素 C 缺乏引起。

2. 治疗　以及时补充维生素 C、积极防治并发症为原则。

（1）全身治疗：选用维生素 C 口服。轻症者，口服维生素 C，每次 0.1g，一日三次。重症者、口服有困难或吸收不良者，肌肉注射或静脉给药。严重贫血者给予铁剂或输血。

（2）局部治疗：可外用维甲酸类药膏于毛囊性丘疹处。有牙龈渗血时，保持口腔清洁，预防和治疗继发感染。

第三节　睑黄疣

睑黄疣是一种脂质局限于眼睑真皮的脂质代谢障碍性皮肤病。以发生于两侧上眼睑的黄色或棕色的扁平柔软的结节或斑块，无自觉症状为临床特征。好发于中年女性。本病与西医名称相同。

一、病因病机

发病总由风热顽湿结聚所致。素有脾虚，湿盛于内，复外感风热之邪，袭之于上，发于眼睑内眦；湿性黏腻，日久顽湿结聚，皮疹呈斑块状。

二、临床表现

中年女性多发，尤其好发于患有肝胆疾病的妇女。
好发于眼睑内眦部，对称分布。
皮损呈淡黄色、黄色或棕色扁平柔软的结节或斑块，米粒至蚕豆大小。（见彩图 21 - 1）
皮损较持久，无明显自觉症状。
可无或有高脂血症。

三、实验室检查

组织病理　真皮中见泡沫细胞，或黄瘤细胞呈群集浸润，常见 Touton 巨细胞。

四、诊断依据

1. 常见于患有肝胆疾病的中年妇女。
2. 好发于眼睑内眦部，对称分布。
3. 皮损为淡黄色、黄色或棕色扁平柔软的结节或斑块，米粒至蚕豆大小。
4. 无明显自觉症状。

5. 组织病理：真皮中见泡沫细胞，或黄瘤细胞呈群集浸润，常见 Touton 巨细胞。

五、鉴别诊断

汗管瘤 多见于中青年妇女下眼睑，皮疹为 $1\sim2mm$ 的扁平丘疹，皮色，质软，多发，散在或密集而不融合。病理见双层上皮细胞形成囊样结构。

六、治疗

1. 内治法

（1）辨证论治

顽湿结聚证

主症：上眼睑或双侧内眦可见淡黄色柔软扁平斑块；伴口淡口黏；舌淡有齿痕，苔白腻，脉滑。

治法：疏风清热利湿。

方药：萆薢渗湿汤加减。

（2）中成药

①内消连翘丸6g，每日2次。

②醒消丸3g，每日2次。

2. 外治法 脱色拔膏棍，外贴，每 $3\sim5$ 天更换1次，连续应用 $1\sim2$ 个月。

3. 针刺疗法

梅花针疗法：睑黄疣病久者，可用梅花针在皮损周围轻叩，或从皮损外至皮损内轻轻叩刺。

七、预防与护理

控制食物结构，对合并高脂蛋白血症者，根据不同类型，分别给低脂、低胆固醇、低糖饮食，寻找原发病积极治疗。

八、西医治要

1. 病因病理 西医认为睑黄疣的发病是由脂质代谢障碍引起。

2. 治疗 治疗原则为降低血脂。

（1）全身治疗：可选用安妥明、消胆胺、烟酸等降脂药物。

（2）局部治疗：可用冷冻、激光治疗。

第四节 松 皮 癣

松皮癣是一种由于淀粉样物质沉着于皮肤组织中所引起的慢性皮肤病。因皮损表面粗糙，似苍松之皮，故中医称之为松皮癣。以皮肤出现多数黄褐色圆锥形的坚硬丘疹，自觉剧烈瘙痒为临床特征。多发于中青年，男性多于女性。相当于西医的皮肤淀粉样变。

一、病因病机

发病由气血瘀阻所致。先天气血不足，复外感风湿之邪，客于肌肤，郁于血分，使气血运行失调，肌肤失养而成。

二、临床表现

多发于中青年。

可于皮疹1~2月前出现瘙痒，搔抓后皮纹加深，或丘疹融合成斑片，表面呈疣状。

皮损多对称分布在两小腿胫前，其次在臂外侧、腰、背和大腿。早期为针头大小褐色斑点，后逐渐增大，达小米至绿豆大圆锥形丘疹，质硬，暗褐色或正常肤色，表面粗糙，有鳞屑及疣状角化过度，皮损处色素沉着或色素减退。皮损密集成片，但不融合，小腿和上背部皮疹沿皮纹呈念珠状排列，具特征性。（见彩图21-2，彩图21-3）

自觉瘙痒剧烈。

病程缓慢，可长期无明显变化，亦可逐渐进展。

三、实验室检查

1. Nomland 试验阳性　以1.5%刚果红溶液注入可疑皮损（皮内），24~48小时后仅在有淀粉样蛋白处残留红色，用皮肤显微镜观察，阳性率达80%。

2. 组织病理　苔藓样和斑状皮肤淀粉样变的沉积物局限于真皮乳头，在真皮乳头顶部有均一红染的团块状物即淀粉样蛋白，甲基紫染色淀粉样蛋白呈鲜明紫红色。

四、诊断依据

1. 中青年多发。

2. 好发于两小腿胫前。

3. 典型皮损为圆锥形丘疹，不相互融合，呈念珠状排列。

4. 自觉瘙痒严重。

5. 实验室检查：Nomland试验阳性，病理为在真皮乳头顶部有均一红染的团块状物即淀粉样蛋白，甲基紫染色淀粉样蛋白呈鲜明紫红色。

五、鉴别诊断

1. 牛皮癣　好发于颈部、肘部、腰骶部，皮肤粗糙肥厚，扁平或多角形丘疹，苔藓样变，瘙痒较剧。

2. 紫癜风　皮疹为紫红色多角形小丘疹，融合成斑块，好发于前臂屈侧、小腿和口腔黏膜。

3. 胶样粟丘疹　面部针头至黄豆大小半透明淡黄色扁平丘疹，具蜡样光泽。

4. 顽湿聚结　好发于四肢，尤多见于小腿伸侧的剧烈瘙痒性结节，结节表面粗糙呈疣状，顶端可见表皮剥脱、出血、结痂，周围皮肤色素沉着。组织病理见表皮高度角化，呈乳头瘤状增生或上皮瘤状增生，真皮非特异性炎细胞浸润。

六、治疗

1. 内治法

（1）辨证论治

①风湿蕴结证

主症：皮疹肥厚粗糙，阵发性剧痒，多有抓痕；舌红，苔白，脉弦滑。

治法：祛风利湿，散结止痒。

方药：全虫方加减。

②血虚风燥证

主症：皮疹色较淡，角化粗糙，面色不华；舌质淡红，苔白，脉沉细。

治法：养血润肤，活血软坚。

方药：润肤丸加减。

③气血瘀滞证

主症：皮疹暗褐色，呈疣状，瘙痒剧烈，大便干燥；舌质暗红，苔白，脉沉涩。

治法：活血化瘀，软坚止痒。

方药：大黄蟅虫丸加减。

（2）中成药

①防风通圣丸6g，每日2次，适用于风湿蕴结证。

②润肤丸6g，每日2次，适用于血虚风燥证。

③大黄蟅虫丸1丸，每日2次，适用于气血瘀滞证。

2. 外治法

（1）龙葵洗剂、楮桃叶洗剂外用。

（2）雄黄洗剂外用。

（3）10%黑豆馏油软膏外用。

（4）黑色拔膏棍外用。

3. 其他疗法

滚刺疗法：用滚刺筒在病变部位进行推滚，后用伤湿止痛膏或橡皮膏外封，每隔5~7天推滚1次，7次为1疗程。

七、预防与护理

积极治疗原发病，避免搔抓。

八、西医治要

1. 病因病理　　西医认为皮肤淀粉样变沉积的淀粉样蛋白，实际为一种糖蛋白。原发性皮肤淀粉样变原因尚不明，继发性皮肤淀粉样变可继发于脂溢性角化病、日光性角化病、

Bowen 病等。

2. 治疗　治疗原则为对症治疗。

（1）全身治疗：有明显瘙痒者，选用抗组胺药物；皮损泛发，瘙痒剧烈者，选用静脉封闭普鲁卡因或维生素 C 静注。

（2）局部治疗：局部以糖皮质激素外搽后封包，小面积皮损可局部用去炎松混悬液或普鲁卡因局封，亦可应用磨皮术，或手术、冷冻等方法。

第五节　痛　风

痛风是由于嘌呤代谢障碍，引起血尿酸水平升高，尿酸盐沉积于皮下、关节及肾脏等组织中，而出现的代谢障碍性疾病。以急性发作时第一跖趾关节红肿热痛、病久可见痛风石、痛风结节等为临床特征。常于中年以后发病，男性发病率明显高于女性，约 20∶1。西医也称之为痛风。

一、病因病机

中医认为原发性痛风的主因在于脾肾功能失调。脾失健运，肾分清泌浊的功能失调均可致痰浊内生，如又酗酒暴食、劳倦过度或关节遭受外伤，则痰浊流注于关节、肌肉，造成气血运行不畅而形成本病。

二、临床表现

临床分为无症状期、急性关节炎期和慢性关节炎期。

1. 急性关节炎期　多发于一侧单关节，尤以第一跖趾关节最常见，也可见于其他中小关节。关节红肿热痛，常于夜间发作，可伴发热，数日或数周后症状缓解，后可再发，并转为慢性。

2. 慢性期　可在皮下组织形成痛风石，痛风石沉积于肾脏时可出现剧烈肾绞痛。

三、实验室检查

血尿酸升高；X 线摄片检查关节面附近有骨损。

四、诊断依据

1. 多见于中老年男子，可有痛风家族史，常因劳累、暴饮暴食、高嘌呤饮食、饮酒及外感风寒等诱发。

2. 初起可单关节发病，以第一趾关节为多见，继则足踝、跟、手指和其他小关节，出现红、肿、热、痛，甚则关节腔可有渗液，反复发作后，可伴有关节周围及耳郭、耳轮和趾（指）骨间出现"块"（痛风石）。

3. 血尿酸、尿尿酸增高；发作期白细胞总数可升高；X 线摄片检查可示软骨缘邻近关节的骨质有不整齐的穿凿样圆形缺损。

五、鉴别诊断

1. 假性痛风 多见于老年人，由关节软骨钙化所致，多膝关节受累，急性发作时疼痛症状很像痛风，但血尿酸不高，X 线示软骨钙化。

2. 钙质沉着症 有时类似痛风，但自觉症状较轻，血尿酸不高，X 线示有钙质沉着。

3. 丹毒 尽管急性痛风发作时，白细胞也可增高，临床表现和丹毒相似，但丹毒患者血尿酸不高。

4. 类风湿性关节炎 血尿酸不高，不会出现痛风石。

六、治疗

1. 内治法

（1）辨证施治

①湿热蕴结证

主症：下肢小关节卒然红肿疼痛，拒按，触之局部灼热，得凉则舒；伴有发热口渴，心烦不安，溲黄；舌红，苔黄腻，脉滑数。

治法：清热利湿。

方药：用当归拈痛汤加减。

②寒湿痹阻证

主症：关节疼痛较剧，屈伸不利，多在夜间发生，痛处得温则减，局部皮色不变，皮温不高，或有凉感，关节僵硬，活动受限；伴纳差，大便稀；舌质淡，苔白腻，脉沉紧。

治法：温化寒湿，通络止痛。

方药：独活寄生汤加减。

③气滞血瘀证

主症：关节持续疼痛，夜间尤甚，痛不可近，局部肿胀，关节畸形，僵硬，甚至不能活动，面色黧滞；舌质紫暗，或有瘀点，苔薄白，脉弦涩。

治法：活血化瘀。

方药：活血散瘀汤加减。

（2）中成药：新癀片 4 片，每日 3 次。

2. 外治法 急性痛风性关节炎，可用金黄膏外敷，每日 1 次。

七、预防与护理

1. 注意调理饮食，少食含嘌呤的食物，多饮水。肥胖者应适当控制饮食，禁饮酒。

2. 避免各种诱因，防止关节损伤，积极防治感染。

3. 急性发作期应卧床休息，局部热敷或冷敷。有肾结石和肾功能受损者，忌用排尿酸药物。

八、西医治要

1. 病因病理　西医认为痛风是人体嘌呤代谢障碍，引起血尿酸水平升高，尿酸盐沉积于皮下、关节及肾脏等组织中，而出现的代谢障碍性疾病。

2. 治疗

（1）全身治疗：①促进尿酸排出药物，如羧苯磺胺（丙磺舒）0.25g，每日2~4次，1周后可增至0.5~1g，同时大量饮水；②抑制尿酸合成药物，别嘌呤醇100mg，每日1~3次，待尿酸正常后渐减至50~100mg，每日1次；③急性发作时可用秋水仙碱1mg，每日2~4次，1~2日内症状缓解，改为0.5mg，每日2~3次，1周即可停药；强的松10mg，每日2~3次；④非甾体类消炎止痛药，如保泰松0.1g，每日3次；炎痛喜康20mg，每日1次。

（2）局部治疗：急性发作期可局部热敷或冷敷，痛风石可手术切除。

第二十二章

毛发及皮肤附属器疾病

第一节 白屑风

白屑风是指皮脂腺分泌功能亢进所致的皮脂分泌过多症。以头发、皮肤多脂发亮，头皮油腻，鳞屑较多为特征。本病与年龄和性别有关，大多有遗传倾向，常见于初生婴儿及青壮年，男性多于女性，好发于头面、胸背等皮脂腺较多的部位。根据临床表现可分为干性和油性两种类型。相当于西医的皮脂溢出症。

一、病因病机

多由风热之邪外袭，郁久血燥，血虚生风，风燥热邪蕴阻皮肤，皮肤失去濡养而干燥、脱屑所致；或因肠胃湿热，过食肥肉油腻、辛辣、酒类等，引起肠胃运化失常，积湿生热，湿热蕴积皮肤而糜烂、流滋所致。

二、临床表现

多发于青壮年。

好发于皮脂腺较多的部位，如头皮、颜面（眉弓、鼻翼两侧）、腋窝、上胸和背部等处。

干性白屑风表现为头部出现弥漫性、灰白色细小略带油腻的糠秕状鳞屑，日久头发稀疏脱落。油性白屑风表现为皮脂分泌旺盛，在头皮特别是额部、鼻翼等处非常油腻，头发油光发亮。

自觉有不同程度的瘙痒。

病程慢性，油性白屑风往往可并发脂溢性皮炎、脂溢性脱发和痤疮等。至年老后症状可逐渐减轻。

三、实验室检查

无特异性改变。

四、诊断依据

1. 常见于初生婴儿及青壮年，男性多于女性。

2. 好发皮脂腺较多的部位，如头皮、颜面（眉弓、鼻翼两侧）、腋窝、上胸和背部等处。

3. 干性白屑风表现为头部出现弥漫性、灰白色细小略带油腻的糠秕状鳞屑，日久头发稀疏脱落；油性白屑风表现为皮脂分泌旺盛，在头皮特别是额部、鼻翼等处非常油腻，头发油光发亮。

4. 自觉有不同程度的瘙痒。

五、鉴别诊断

1. 头部白疕 头皮有鲜红色或暗红色斑疹，上附多层银白色鳞屑，皮损处头发呈束状，皮损常超过发际，身体其他部位常有同样损害。

2. 白秃疮 主要见于儿童，损害为头皮有局限性灰白色鳞屑斑，毛发无光泽，有折断现象，真菌检查阳性。

六、治疗

1. 内治法

（1）辨证施治

①脾胃湿热证

主症：皮脂分泌旺盛，皮肤表面异常油腻，毛发油光，颜面如涂脂，毛囊口扩大，能挤出黄白色线状粉汁；伴多汗、口苦、腹泻；舌红，苔黄腻，脉濡或弦数。

治法：清热化湿。

方药：清胃散加减。

②血虚风燥证

主症：头皮堆叠飞起的细小鳞屑，鳞屑稍感油腻，头皮自觉瘙痒，日久头发变细、变软、容易折断和脱落；舌红，苔薄白或薄黄，脉浮或细数。

治法：祛风清热，养血润燥。

方药：祛风换肌汤加减。

（2）中成药

①龙胆泻肝丸9g，每日3次。适用于脾胃湿热证。

②祛风换肌丸6g，每日3次。适用于血虚风燥证。

2. 外治法

（1）皮损脱屑、干燥者，用可用润肌膏外涂，或用青黛散调麻油外涂。

（2）皮损湿润、渗液者，用三黄洗剂外洗后，再扑三石散或青黛粉。

3. 其他疗法

（1）铜绿、胆矾、轻粉及石膏各适量，研为细末，湿则干搽，干则用猪胆汁调搽。

（2）鲜山楂及鲜侧柏叶各适量，捣烂后取汁，外涂患处。

七、预防与护理

1. 生活规律化，有充足的睡眠。
2. 避免过多进糖类、脂肪和刺激性饮食，多吃蔬菜。

八、西医治要

1. 病因病理　西医认为本病可能是在皮脂溢出过多的基础上，继发的由真菌（卵圆形糠秕孢子菌）和细菌的寄生，或（和）由皮肤表面游离脂肪酸的增加引起的皮炎。皮脂溢出过多则可能与遗传因素、神经精神障碍、内分泌失调、代谢异常、年龄因素、化学物质刺激、感染等有关。

2. 治疗　治疗以去脂、杀菌、消炎、止痒为原则。

（1）全身治疗：可口服维生素 B_2、维生素 B_6 及复合维生素 B。必要时短暂服用雌激素，如己烯雌酚或抗雄激素制剂，如螺内酯等。

（2）局部治疗：干性脂溢者，可外用 2% 间苯二酚酊剂或 5% 水杨酸软膏；油性脂溢者，可外用 5% 硫黄霜或复方硫黄洗剂。酮康唑洗剂、氢化可的松霜剂及二硫化硒等药物也可酌情选用。

第二节　面游风

面游风是皮脂溢出部位的红斑、丘疹、干性或油性鳞屑性亚急性或慢性皮炎。以皮肤鲜红色或黄红色斑片，表面覆有油腻性鳞屑或痂皮，常有不同程度的瘙痒为临床特征。本病好发于成年人及婴幼儿，常分布于皮脂腺较多的部位。相当于西医的脂溢性皮炎。

一、病因病机

1. 肠胃湿热　多因过食肥肉油腻、辛辣酒燥之品，以致肠胃运化失常，生湿生热，湿热蕴结肌肤而成，表现以油性皮损为主。

2. 风热血燥　因风热之邪外袭，郁久血燥，血虚生风，风燥热邪蕴阻肌肤，肌肤失去濡养，以致皮肤粗糙、干燥，表现以干性皮损为主。

二、临床表现

好发于头皮、颜面、胸前、背、腋部、会阴等部位，也可泛发全身。

皮损表现为程度轻重不同的黄红色斑片，上覆油腻性鳞屑或痂皮。头皮损害可分为鳞屑型和结痂型。鳞屑型常呈小片糠秕状脱屑，较干燥，头皮可有轻度红斑，或有散在针头大小红色毛囊丘疹。结痂型多见于肥胖者，头皮厚积片状油腻性黄色或棕色结痂，痂下炎症明显，间有不同程度的糜烂、渗出。（见彩图 22－1）

自觉有不同程度的瘙痒。

病程慢性，时轻时重，易反复发生。严重者全身皮肤弥漫性潮红，脱屑显著，称为脂溢性红皮病。

三、实验室检查

无特殊改变。

四、诊断依据

1. 好发于成年人及婴幼儿。
2. 常分布于皮脂腺较多的部位。
3. 损害为鲜红色或黄红色斑片，表面有油腻性鳞屑或结痂，境界清楚，有融合倾向，严重者，可呈大片弥漫性损害，炎症明显，可有渗液、糜烂、结痂等湿疮样改变。
4. 常有不同程度的瘙痒。头皮损害可引起头发细软、稀疏脱落；面部皮损常与痤疮、酒齄鼻并发。

五、鉴别诊断

1. **头部白疕**　损害为红色斑块，表面呈银白色云母状鳞屑，无油腻性，边界清楚，头发呈束状，无脱发，其他部位有相同皮损。
2. **白秃疮、肥疮、黑秃疮**　白秃疮很少见于成年人，黑秃疮颇似鳞屑型脂溢性皮炎，但有断发点，肥疮颇似结痂型脂溢性皮炎，但有特征性肥疮和鼠臭味，且有瘢痕形成，病发真菌检查有助诊断。
3. **风热疮**　好发于颈、躯干及四肢近端，常先有母斑，皮损呈椭圆形，鳞屑细薄不油腻，皮疹长轴与肋骨及皮纹走向一致。

六、治疗

1. **内治法**
（1）辨证施治
①肠胃湿热证
主症：头面红斑，油腻性鳞屑，可有点状糜烂渗液、结痂；大便干，尿黄；舌红，苔黄腻，脉滑数。
治法：清热，利湿，通腑。
方药：清热除湿饮加减。
②血热风燥证
主症：皮损色红，皮肤干燥，糠秕状鳞屑，自觉瘙痒，抓破出血；舌质红，苔薄黄或薄白，脉弦滑。
治法：凉血，清热，祛风。
方药：凉血清风散加减。
（2）中成药

①三黄丸 4.5g，每日 3 次。

②清解片 5 片，每日 3 次。

2. 外治法

（1）皮损脱屑、干燥者，可用润肌膏外涂，或用青黛散调麻油外涂。

（2）皮损湿润、渗液者，用三黄洗剂外洗后，再扑三石散或青黛粉。

（3）亦可用透骨草、苍耳子、石菖蒲、木贼草、白花蛇舌草、王不留行、生山楂、苦参、威灵仙、明矾，煎水外洗或湿敷。

（4）铜绿、胆矾、轻粉及石膏各适量，研为细末，湿则干搽，干则用猪胆汁调搽。

（5）鲜山楂及鲜侧柏叶各适量，捣烂后取汁，外涂患处。

七、预防与护理

1. 宜食清淡之品，如多吃水果蔬菜，避免多脂多糖饮食，忌饮酒及辛辣刺激性食物。

2. 保持充足的睡眠，良好的排便习惯，纠正便秘。

3. 避免各种化学性、机械性刺激，忌用刺激强的肥皂洗涤，洗头不宜太勤，不宜搔抓和用力梳头。

八、西医治要

1. 病因病理 西医认为本病可能与性激素平衡失调，致使皮脂腺分泌增多，在此基础上发生皮肤炎症改变有关。也有人认为本病与卵圆形糠秕孢子菌、棒状杆菌等分解皮脂产生较多游离脂肪酸，刺激皮肤产生炎症有关。此外，精神紧张可促使皮脂分泌增加和出汗增多，使病情加重。

2. 治疗 治疗以消炎、抗菌、止痒为原则。

（1）全身治疗：口服维生素 B 族制剂，如维生素 B_6、核黄素、复合维生素 B 等；抗生素、维胺酯胶囊及糖皮质激素，适用于严重病例，如脂溢性红皮病。

（2）局部治疗：以减少脂溢、溶解皮脂、抗菌、抗真菌及止痒为原则。2% 酮康唑洗液或二硫化硒洗液，洗头每周 2 次；外搽 10% 磺胺醋酸钠溶液、水氯酊；面部尚可外用硫黄粉刺洗剂；重者可在外用制剂中加入抗生素和糖皮质激素。

第三节　肺风粉刺

肺风粉刺是一种毛囊皮脂腺的慢性炎症性皮肤病。以皮肤出现散在性粉刺、丘疹、脓疱、结节、囊肿及瘢痕等损害，且常伴皮脂溢出为临床特征。多发生于青春期男女，但也可见于青春期以后或成人发病者。相当于西医的痤疮。

一、病因病机

中医认为本病总由内热炽盛，外受风邪所致。肺经感受风邪，或内热炽盛，致肺热熏蒸，蕴阻肌肤而发；过食辛辣、油腻之品，生湿生热，结于肠腑，不能下达反蒸于上，阻于肌肤而成；青年人阳热偏盛，复外感风热毒邪，蕴结于肌肤所致；脾虚生痰，郁而化热，阻滞经络，气血运行不畅而成瘀，痰瘀互结，凝滞肌肤所致。

二、临床表现

本病多见于 15～30 岁的青年男女。

损害主要发生于面部，尤其是前额、双颊部、颏部，其次是胸部、背部及肩部。

初起为粉刺，可分白头粉刺与黑头粉刺两种，黑头粉刺为明显扩大毛孔中的小黑点，略高于皮面，较易挤出黄白色脂栓。白头粉刺为皮肤色或暗红色小丘疹，无黑头，不易挤出脂栓。粉刺在发生过程中可演变为炎性丘疹、脓疱、结节、脓肿及囊肿，最后形成瘢痕等。往往数种同时存在，并以其中一二种较为显著，常伴有皮脂溢出。临床上常根据皮损的主要表现分为丘疹性肺风粉刺、脓疱性肺风粉刺、囊肿性肺风粉刺或结节性肺风粉刺等。（见彩图 22－2，彩图 22－3）

病情时轻时重，常持续数年或到中年时期逐渐缓解而痊愈，留下萎缩性瘢痕或疙瘩性损害。

三、实验室检查

组织病理　粉刺含有角化细胞、皮脂和某些微生物，阻塞在毛囊口内。丘疹是毛囊周围以淋巴细胞为主的炎症浸润，同时可见一小部分毛囊壁开始碎裂。脓疱是毛囊壁破裂后在毛囊内形成的，内含较多的中性粒细胞。结节发生于毛囊破裂部位，是由皮脂、游离脂肪酸、细菌和角化细胞自毛囊进入真皮而成。毛囊周围的浸润可发展成囊肿，其中有很多中性粒细胞、单核细胞、浆细胞和少数异物巨细胞浸润。在痊愈过程中，炎症浸润被纤维化所取代而形成瘢痕。

四、诊断依据

1. 患者多为青年男女。
2. 损害主要发生于面部、胸部、背部、肩部等皮脂腺较多的部位。
3. 以粉刺、丘疹、脓疱、结节、囊肿及瘢痕等损害为主要表现，且常伴皮脂溢出。
4. 无自觉症状，或有不同程度痒痛。

五、鉴别诊断

1. 酒齄鼻　多于中年时期发病，好发于颜面中部，损害为弥漫性红斑、丘疹、脓疱及毛细血管扩张。

2. 职业性肺风粉刺　常发于经常接触焦油、机油、石油、石蜡等的工作人员，可引起痤疮样疹，损害较密集，可伴毛囊角化；除面部外尚可见于手背、前臂、肘部等接触矿油部位。

3. 颜面扩散性粟粒狼疮　损害为棕黄色或暗红色半球状或略扁平的丘疹，对称分布于眼睑、鼻唇沟及额部，在下眼睑往往融合成堤状，病程慢性。

六、治疗

1. 内治法

（1）辨证施治

①肺经风热证

主症：丘疹色红，或有痒痛；舌红，苔薄黄，脉浮数。

治法：宣肺清热。

方药：枇杷清肺饮加减。

②湿热蕴结证

主症：皮损红肿疼痛，或有脓疱；口臭，便秘，尿黄；舌红，苔黄腻，脉滑数。

治法：清热化湿通腑。

方药：三黄丸合茵陈蒿汤加减。

③血瘀痰凝证

主症：皮损以结节、囊肿为主，可伴有粉刺、丘疹、脓疱、窦道、瘢痕等多形损害；舌黯红或紫暗，苔薄黄，脉滑。

治法：活血化瘀，化痰散结。

方药：桃红四物汤合二陈汤加减。

（2）中成药

①丹参酮胶囊2粒，每日3次。

②暗疮片2片，每日3次。

③牛黄解毒片5片，每日3次。

2. 外治法

（1）皮损红肿明显者，可外敷金黄膏或玉露膏等。

（2）颠倒散用凉茶水调涂患部，或用硫黄洗剂、肤炎灵、克痤隐酮乳霜等外搽。

（3）取硫黄、浙贝母、煅石膏、枯矾、冰片各适量，共研细末，稀蜜水调搽。

（4）中药面膜石膏倒膜术，先用克痤隐酮乳霜外涂面部，并沿皮纹方向按摩面部各穴位后，再做石膏倒膜。

七、预防与护理

1. 应少吃富含脂肪、糖类食物和刺激性饮食，多吃蔬菜水果，多饮水，保持大便通畅。常用温热水洗涤患处，避免挤压。

2. 避免长期服用碘化物、溴化物及糖皮质激素等药物。

3. 保持生活规律，避免精神紧张。

八、西医治要

1. 病因病理　西医认为本病的发生与雄激素及其代谢产物增多，使皮脂分泌增加；痤疮丙酸杆菌增多；毛囊漏斗部导管角化，皮脂排出受阻有关；遗传也可能是本病发生的重要因素。

2. 治疗　治疗以纠正毛囊内的异常角化；降低皮脂腺分泌；减少毛囊内的菌群，特别是痤疮丙酸菌；抗炎及预防继发感染为原则。

（1）全身治疗：炎症明显者可口服抗生素；囊肿及聚合性痤疮较重者可口服维 A 酸制剂如 13 – 顺维 A 酸；严重女性患者可用性激素类药物。

（2）局部治疗：结节性、囊肿性损害可用去炎松混悬液 0.05～0.1ml（10mg/ml），利多卡因等量，皮损内注射；结节性或囊肿性痤疮可用紫外线（红斑量）或液氮冷冻疗法（喷雾法）；久不愈合的脓肿和窦道可考虑整形手术。

第四节　酒齇鼻

酒齇鼻是一种主要发生于颜面中部的慢性炎症性皮肤病。以面部中央出现弥漫性潮红，伴发丘疹、脓疱、水肿及毛细血管扩张为特征。本病好发于中年人，女性多于男性。相当于西医的酒齇鼻。

一、病因病机

中医认为本病主要由于肺胃积热上蒸，或因嗜酒，或喜食肥甘厚味，助升胃火，肺胃积热，熏蒸颜面，故生红斑、丘疹、脓疱，再因风寒外束，气血瘀滞，故成鼻赘。

二、临床表现

好发于面部中央，尤其是鼻部及其两侧和前额中部，多对称分布。常伴有皮脂溢出，面部多油，鼻尖部毛囊口扩张等。

皮损按病情发展可分为三期：①红斑期，损害初为暂时性的阵发性红斑，以后可持续不退，伴有浅表的毛细血管扩张（见彩图 22 – 4）；②丘疹脓疱期，在红斑基础上出现针头至黄豆大小丘疹和脓疱，毛细血管扩张加重；③鼻赘期，鼻部组织肥大，形成大小不等、高低不平的暗红色柔软的结节，毛细血管扩张更为显著。

皮损常在春季及情绪紧张和疲劳时加重，一般无自觉症状。

三、实验室检查

无特异性改变。

四、诊断依据

1. 好发于中年人，女性多于男性。
2. 好发于面部中央，尤其是鼻部及其两侧和前额中部，多对称分布。
3. 皮损按病情发展可分为红斑期、丘疹脓疱期、鼻赘期三期。

4. 一般无明显自觉症状，有时可有痒痛。

五、鉴别诊断

1. 肺风粉刺 常见于青春期，皮损除侵犯面部外，胸背部也常受侵犯，有典型的黑头粉刺，鼻部常不受侵犯。

2. 面游风 分布部位较广泛，不只局限于面部，有油腻状鳞屑，不发生毛细血管扩张，常有不同程度瘙痒。

六、治疗

1. 内治法

（1）辨证施治

①肺胃热盛证

主症：鼻部、双颊、前额皮肤起轻度红斑，且有淡红色丘疹或伴有少数脓疱，自觉瘙痒；舌质红，苔薄黄，脉滑数。

治法：宣肺清胃。

方药：枇杷清肺饮加减。

②气滞血瘀证

主症：鼻尖部结缔组织和皮脂腺增殖，毛囊口扩大或见囊肿、丘疹、脓疱，皮损暗红；舌质暗红，苔薄黄，脉弦。

治法：活血通窍。

方药：通窍活血汤加减。

（2）中成药

①丹参酮胶囊2粒，每日3次。

②大黄䗪虫丸1丸，每日2次。

③栀子金花丸6g，每日2次。

2. 外治法

（1）鼻部红斑、丘疹为主，可外涂去斑膏或用颠倒散茶水调涂。

（2）鼻部丘疹、脓疱为主，可用四黄膏外涂。

（3）鼻赘形成，可用三棱针放血后，用脱色拔膏棍贴敷。

（4）取白蔹、白石脂、杏仁、雷丸、鹤虱、川椒、蛇床子、甘松、白牵牛、狼毒、硫黄，煎水外洗或浸泡患处，适用于各期酒齄鼻。

七、预防与护理

应禁酒及禁食刺激性饮食，纠正胃肠障碍，防止便秘，去除病灶，避免局部过热过冷刺激。

八、西医治要

1. 病因病理　西医对本病病因的认识尚不明了，认为往往有体质因素。在皮脂溢出的基础上，各种内外刺激因素包括进食酒类、辣椒、浓茶、咖啡、精神紧张、情绪激动、冷热刺激、胃肠功能紊乱、内分泌失调、病灶感染等均可引起患者面部血管运动神经功能失调，逐渐导致毛细血管长期扩张。部分学者认为某些酒齄鼻患者可能与寄生在毛囊皮脂腺内的蠕形螨（即毛囊虫）的刺激及其代谢产物和排泄物引起的炎症有关。

2. 治疗　治疗以抗菌、消炎、杀虫为原则。

（1）全身治疗：重者可选用四环素 0.25g 或美满霉素 50mg，每日 2 次，好转后改为每日 1 次，需用 3～6 月。丘疹、脓疱较明显者及查到较多蠕形螨的患者可用灭滴灵 0.2g，每日 2 次，共 4～6 周，加外用 3% 灭滴灵霜。

（2）局部治疗：应避免使用糖皮质激素制剂，可用含硫黄的制剂如白色洗剂、复方硫黄洗剂、复方硫黄等。鼻赘期可采取外科手术治疗。

第五节　油　风

油风为突然发生的非炎症性、非瘢痕性的片状脱发。头发全部脱落称全秃，全身毛发均脱落则称普秃。以突然出现的圆形或椭圆形斑片状脱发，脱发区皮肤正常，无自觉症状为特征。多见于青年人。相当于西医的斑秃。

一、病因病机

中医认为肝藏血，发为血之余，肾主骨，其华在发。因腠理不固，风邪乘虚而入，郁久化燥，或饮食不节损伤脾胃，心神失守，心脾气虚，或肝肾不足，精血亏损，精血亏损，或情志不遂，气滞血瘀等均可导致发失所养，毛发脱落。

二、临床表现

头部出现圆形或椭圆形斑状脱发，边界清楚。

秃发区皮肤正常，秃发区边缘处的头发下段逐渐变细，如惊叹号，毛球显著萎缩，易被拔出。轻者可仅有一片或数小片脱发区，重者继续发展或相互融合，于短期内大片或全头毛发脱落，称全秃。更重时眉毛、胡须、腋毛、阴毛、毳毛等均可脱落，称为普秃。（见彩图 22－5，彩图 22－6）

病情的发展可分为三个时期：①进展期一般为 3～4 月，秃发范围不断扩大或增多，边缘的头发较松很易拔出；②稳定期一般为数月至数年，秃发斑不再扩大或增多，边缘头发较紧，不易拔出；③恢复期，秃发斑内有新发长出，起初细软，虽呈黄色毫毛状，以后逐渐增多，并变粗变黑，终于恢复正常，即由异常的休止期（末期）恢复到生长期。有的头发恢复后变灰白色。整个病程可持续数月至数年，最长者可 10 多年始恢复正常。青壮年大多能自愈，但常反复发作或边长边脱。

脱发区逐渐扩大或增多，无自觉症状，常为无意中或为他人发现。

三、实验室检查

组织病理　早期毛乳头血管襻可有栓塞，毛囊内有淋巴细胞浸润，特别是毛囊的下1/3最为明显，毛母质和真皮之间的基底板破裂，毛囊细胞蜕变，进而毛母质被破坏。长期不愈的病人，秃毛区毛囊的面积大大缩小并上移至真皮的顶上部。

四、诊断依据

1. 青壮年多见。
2. 首发可见于任何部位，但多见于头部。
3. 圆形或椭圆形斑片状脱发，发生较快，大多钱币大小，境界清楚，脱发区皮肤正常。进展期脱发区边缘头发松动，易于拔下，可见其下段逐渐变细，如惊叹号样。
4. 一般无自觉症状，可在无意中或被他人发现。
5. 慢性经过，有自愈倾向，一般在脱发停止后3~6个月内恢复。

五、鉴别诊断

1. 假性油风　患者头皮萎缩、光滑，呈白色或淡红色，看不清毛囊口，秃发区边缘头发不松动，进展缓慢，可形成永久性秃发。

2. 头皮局限性皮痹　多在头皮前部，呈条带状，秃发似刀砍状，局部变硬，常有色泽改变。

3. 肥疮　自幼开始发病至成人，可引起萎缩性瘢痕及脱发，常见于头顶部，而在头皮边缘有正常头发及肥疮痂，真菌检查阳性。

六、治疗

1. 内治法

（1）辨证施治

①心脾气虚证

主症：毛发脱落；常伴有头晕目眩、夜寐多梦、失眠；舌淡，苔少，脉细。

治法：补益心脾，养血安神。

方药：养血归脾汤加减。

②肝肾不足证

主症：毛发脱落；常伴有腰背痛、头眩耳鸣、遗精滑泄、阳痿、口干；舌红苔薄，脉弦细。

治法：滋补肝肾，养血祛风。

方药：七宝美髯丹加减。

③气滞血瘀证

主症：毛发脱落；常伴有气滞胸闷、肝脾肿大、胸胁胀痛；舌质紫暗或有瘀斑，脉弦细。

治法：疏肝理气，活血化瘀。

方药：四物汤合逍遥散加减。

（2）中成药

①养血生发胶囊 2 粒，每日 2 次。

②雷公藤片 3～4 片，每日 2 次。

2. 外治法

（1）生姜切片，烤热后涂擦患处，每天数次。

（2）5%～10% 斑蝥酊、1% 辣椒酊外搽，每天数次。

3. 针刺疗法　梅花针弹刺治疗，间日 1 次，连续 7 次，休息 1～2 周后，可再连续治疗 7 次。

七、预防与护理

解除精神顾虑，坚定治愈信心。选择适当的洗发水。补充头发生长所需各种营养及维生素。

八、西医治要

1. 病因病理　西医对本病病因尚不完全清楚，可能与精神、内分泌、遗传、自身免疫性疾病等有关。

2. 治疗　治疗以促进毛发生长为原则。

（1）全身治疗：可服胱胺酸、泛酸钙、维生素族等；有明显精神因素者，可服镇静剂如溴剂、安定等；全秃、普秃或久治不愈的斑秃可试服强的松 3～4 周，有效即有新发生长者，可继续服 3～6 月，以后逐渐减量，维持 3～6 月（无效者应即停用）。

（2）局部治疗：局部治疗的原则为改善局部血行，促进毛发生长。常用可改进毛发生长的药物，如 10% 辣椒酊和鲜姜等，或用糖皮质激素软膏或二甲基亚砜溶液外搽。

第二十三章

物理性皮肤病

第一节 日晒疮

日晒疮是一种因日光照射而引起的皮肤病。以暴露部位出现红斑、水疱或多形性皮损，自觉灼热、瘙痒，有明显的季节性为临床特征。好发于春夏季节，以青年男女、儿童多见。本病相当于西医的日光性皮炎和多形性日光疹。

一、病因病机

日晒疮总因禀赋不耐，腠理不密，日光暴晒所致。由于禀赋不耐，腠理失去其防卫之功，以致不能耐受阳光照射，毒热之邪郁于肌肤，不得外泄而发病。盛夏暴晒，毒热夹湿，蕴蒸肌肤，故出现红斑、丘疹，甚至水疱，自感灼热、瘙痒、刺痛。

二、临床表现

1. 红斑、水疱型日晒疮 常见于盛夏及春末夏初。多在照射后数小时或数十小时内发病，好发于日光照射部位，皮损表现为红斑、肿胀、水疱，甚至为大疱；自觉局部灼热、刺痛、瘙痒，可伴有发热、头痛、恶心呕吐等全身症状。愈后留下不同程度的色素沉着。（见彩图 23 - 1）

2. 多形皮损型日晒疮 常见于夏秋季节。多发于暴露部位的皮肤，如颜面（尤其是额部、颧部及耳颈部）、颈前三角区、手背、前臂等处，穿短裙的女性亦可发于小腿、足背，严重者亦可发于躯干等被遮盖部位处。皮疹呈多形性，有红斑、丘疹、斑丘疹、水疱、丘疱疹、结节，或起浸润性斑片或呈苔藓化，亦有破溃、抓痕、血痂等，重者可化脓、坏死，愈后留下浅表性瘢痕。自觉瘙痒、灼热、刺痛。本病发作与日光照射及季节关系明显，若避免日晒，气候凉爽，可迅速好转，日晒后又可加重，可反复发作数年。

三、实验室检查

无特异性改变。

四、诊断依据

1. 常发于盛夏及春末夏初，有日光暴晒史，青年男女、儿童多见。

2. 多发于日光照射的部位，如颜面、颈前三角区、手背、前臂、背部等处。

3. 红斑、水疱型日晒疮主要皮损为红斑、水疱；多形皮损型日晒疮皮损有红斑、丘疹、水疱、结节、苔藓化等，皮损呈多形性，亦有破溃、抓痕、血痂等，重者可化脓、坏死，愈后留下浅表性瘢痕。

4. 自觉灼热、瘙痒、刺痛。

五、鉴别诊断

1. 药毒 有用药史，常于用药后突然发生，与季节、日晒无关。

2. 漆疮、膏药风 发病突然，皮损发于接触部位，与接触物形态基本一致，脱离接触后可缓解。

3. 植物日光性皮炎 有食用红花草等植物蔬菜史，日光照射后骤然发病，面部及其他暴露部位皮肤红肿，甚至眼睑不能睁开。

4. 盘状红蝴蝶疮 病程缓慢，皮损中有皮肤萎缩，毛细血管扩张，角质栓，无瘙痒。

5. 猫眼疮 皮疹好发于手足及面颊，多发于春秋季节，与日晒无关，皮损为多形性，红斑中可见虹彩状损害。

六、治疗

1. 内治法

（1）辨证论治

①热毒外侵证

主症：受日光暴晒后皮肤出现潮红、肿胀、红斑、丘疹，自觉刺痛、灼热、瘙痒；伴口干欲饮，大便干结，小便短黄；舌红，苔薄黄，脉数。

治法：凉血清热解毒。

方药：凉血地黄汤合黄连解毒汤加减。

②湿毒蕴结证

主症：受日光暴晒后皮肤出现潮红、红斑、丘疹、水疱、糜烂、渗液、结痂等多形性损害，自觉瘙痒、刺痛，伴身热、神疲乏力、食欲不振；舌红，苔黄腻，脉濡或滑数。

治法：健脾除湿解毒。

方药：清脾除湿饮加减。

（2）中成药

①防风通圣丸6g，每日2次，适用于湿毒蕴结证。

②三妙丸6g，每日2次，适用于湿毒蕴结证。

2. 外治法

（1）三黄洗剂外洗，每日2~3次，用于有红斑、丘疹、水疱、结节者。

（2）玉露膏外搽，每日2~3次。

（3）生肌白玉膏外搽，每日2~3次。

3. 其他疗法 可饮绿豆汤、酸梅汤，每日2~3次。

七、预防与护理

1. 避免日光暴晒，外出应戴宽边遮阳帽、打阳伞、穿长袖衣裤等，夏季应缩短在室外劳作时间。

2. 有本病发作史者，皮肤暴露部位可外搽防晒霜剂。

3. 避免搔抓，以免继发感染，忌食辛辣刺激食物。

八、西医治要

1. 病因病理 西医认为本病的发生与日光照射有最直接的关系，引起本病的作用光谱常为中波紫外线，发生机理为光毒性反应和光线照射诱发的光代谢物产生的细胞免疫反应。

2. 治疗

（1）全身治疗：一般患者可服用抗组胺药、维生素 B_6、烟酰胺片等，反复发作者可服氯喹。

（2）局部治疗：局部可用炉甘石洗剂、振荡洗剂、单纯糖皮质激素制剂，也可外用遮光剂，如二羟基丙酮、奈醌洗剂、5% 二氧化钛霜等外搽。

第二节　皲　裂　疮

皲裂疮又称为裂口疮、手足破裂，是发生在手足部的皮肤干燥粗糙，继而出现裂口的一种病证。以手足皮肤发生枯裂、疼痛为临床特征。多发于冬季，常见于成年人及体力劳动者。本病相当于西医手足皲裂。

一、病因病机

皲裂疮的发病多与寒冷风燥及血虚不荣有关。

1. 寒冷风燥 寒冷之邪可痹阻阳气，瘀滞营卫气血运行，风燥之邪伤人津液气血，两者皆可使肌肤失养，加之各种物理、化学因素刺激，而致皲裂。

2. 血虚不荣 素体阴血不足，或疾病耗损气血，以致血不养肤，气不温肤，卫外和抗邪能力不足，血虚化燥，燥胜则干，加之外界因素的影响作用，导致皲裂发生。

二、临床表现

本病多见于工人、农民、家庭妇女等。好发于掌面、指尖，或手侧、足侧、足跟等经常受摩擦的部位。

初起皮肤干燥、发紧、变硬，继而变为粗糙、肥厚，从而失去光泽，进一步出现深浅、长短不一的裂隙。浅者无疼痛，深者出血，疼痛难忍，常影响劳动和工作。病程缠绵，以深秋及冬季多发，多数至春暖花开时自愈，亦有终年不愈者。（见彩图 23 -2）

三、实验室检查

无特异性改变。

四、诊断依据

1. 好发于手指、手掌屈侧，足跟、足趾、足缝和足侧等处。
2. 皮损为深浅、长短不一的裂口，裂口深者可见出血，常有疼痛。
3. 病程缓慢，常在秋冬季发生。

五、鉴别诊断

1. 手足湿疮　手掌及足底有红斑，境界较清楚，对称分布，瘙痒甚，搔抓后皮肤有裂隙。

2. 掌跖角化症　一般幼年发病，有家族史，双侧掌跖皮肤角化肥厚显著。

3. 鹅掌风、脚湿气　夏季皮肤起水疱，冬季皮肤干燥开裂，真菌镜检阳性。

六、治疗

1. 内治法

（1）辨证论治

①营卫失和证

主症：冬季多发，多见于手指伸侧及足跟两侧，肤温偏低，皮肤变硬、发紧，表面粗糙、肥厚，有裂纹、出血、疼痛，接触水湿或刺激物加重，伴畏寒，天热后可好转；舌红，苔薄白，脉细。

治法：疏风散寒，调和营卫。

方药：桂枝汤加减。

②血虚失荣证

主症：皮肤有细小丝形开裂、疼痛，有一定麻热感，接触水湿或肥皂等碱性物质加重，夜间皲裂处有灼痛感；舌红，苔薄白，脉细。

治法：补益气血，养血润肤。

方药：当归饮子加减。

（2）中成药

①十全大补丸6粒，每日2次，适用于血虚失荣证。

②八珍丸6粒，每日3次，适用于血虚失荣证。

③苍术膏20ml，每日3次，适用于营卫失和证及血虚失荣证。

2. 外治法

（1）用透骨草、苍术、陈皮、威灵仙等煎水外洗，以软化角质。

（2）紫草油外搽，每日2~3次。

（3）玉肌膏或生肌膏外搽，每日2~3次。

3. 其他疗法

（1）热烘疗法：患处涂一层疯油膏，然后用电吹风热烘，每次 30 分钟，每日 2 次。

（2）贴膏疗法：可据病情选用橡皮膏、伤湿止痛膏、麝香风湿膏、皲裂胶皮膏等贴之。

七、预防与护理

1. 宜用温水浸洗手足，然后外搽油脂性润肤保护剂，冬季注意皮肤保暖。

2. 应积极治疗合并症，如湿疮、鹅掌风、脚湿气等。

3. 尽可能减少物理、化学等不良刺激，如需接触，应戴手套等防护用品。

八、西医治要

1. 病因病理 西医认为本病的发生常与某些职业有关，如经常接触水泥、石灰、碱性物质或粗糙、干燥、吸水、脱脂的物理性或化学性刺激，以及严冬露天作业，可使皮肤皮脂分泌减少，引起皮肤干燥、粗糙、弹性减退，再加上手足活动伸展牵拉，即可发生皲裂。此外手足部其他疾病，如手足癣、湿疹、指掌剥皮症等，均可出现手足皲裂现象。

2. 治疗

（1）全身治疗：可服用维生素 E、维生素 AD 等。

（2）局部治疗：局部可用润肤霜或软膏，如 10% 鱼肝油软膏、10% ~ 20% 尿素软膏、维生素 E 霜等外搽，亦可用愈裂贴膏。

第三节 痱 痱 疮

痱痱疮是一种常见的发生于夏秋炎热季节的皮肤病。以多数密集或散在红色小丘疹或小水疱，夏季发病为临床特征。多见于婴幼儿及肥胖者。本病西医称为痱子，临床可分为红痱子、白痱子、深痱子、脓痱子四型。

一、病因病机

痱痱疮的发病总由暑湿热盛所致。

1. 盛夏之际，气候炎热，暑气当令，侵袭体表，腠理闭塞，玄府不通，汗液失于宣泄，故生本病。

2. 炎热之时，体热汗出，冷水洗浴或淋受雨水，毛孔闭郁，亦可发病。

3. 高温作业，厚衣加身，体热汗出，湿热交蒸，易生本病。

二、临床表现

好发于头面、颈项、胸背、腋窝、肘膝、腹股沟等处。

1. 红痱痱疮 为最常见的一型，发病较急。为圆而尖的针头至粟米大小丘疹或丘疱疹，周围绕有红晕，对称分布，排列密集而不融合，摸之碍手。自觉轻度瘙痒，灼热刺痛，搔后有少量渗液。气候凉爽，如治疗适当，很快痊愈。

2. 白痱痱疮　多于突然高温、湿度大时发生。皮损为多个形如针头大小的丘疹或水疱，壁薄且晶莹透亮，轻擦易破，呈多数散在或簇集，周围无红晕。一般无自觉症状，多于 1 ~ 2 日内吸收，留有菲薄糠状鳞屑。

3. 深痱痱疮　多发于持久性高温的热带地区，我国仅在最南方的少数地区可见。皮损为深在坚实性丘疹、水疱，色泽淡红，皮疹随出汗的刺激可明显增大。自觉瘙痒，遇热时瘙痒加剧。部分严重的病人可伴食少、体倦、头痛、烦渴等症。

4. 脓痱痱疮　表现为孤立、表浅的粟粒状脓疱，即痱子的顶端出现针头大小的浅表性小脓疱，多发于皮肤皱褶部位，如四肢屈侧和阴部或小儿的头顶部，破裂后可继发感染。

本病有时可因搔抓引起染毒，发生成簇脓疱或小疖，成为痱毒，或者继发黄水疮、毛囊炎或疖肿。

三、实验室检查

一般无异常，合并感染者，可有外周血白细胞总数及嗜中性粒细胞升高。

四、诊断依据

1. 本病多见于夏秋之时，湿热环境之中。
2. 好发于皮肤皱褶部位或小儿头面部等处。
3. 发病突然，在皮肤、汗孔处出现针头大小密集的丘疹，或红、或白、或深红，很快变成水疱或脓疱，成批出现，遇热皮损加重。
4. 自觉瘙痒、灼热、刺痛。

五、鉴别诊断

1. 药毒　多有服药史，常突然发生，起麻疹样或猩红热样皮疹，与季节无关。
2. 膏药风　有接触病史，皮损局限，不对称，局部多潮红肿胀，且限于接触部位，境界清楚，去除病因后，皮损可较快消退。

六、治疗

1. 内治法
（1）辨证论治
①暑湿蕴蒸证
主症：皮肤发生密集小丘疹或水疱，周围有红晕，刺痒灼热；伴口渴，身倦；舌苔腻，脉濡数。
治法：清暑化湿为主，佐以宣透。
方药：清暑汤酌加桑叶、青蒿、绿豆衣等。
②暑热湿郁证
主症：皮肤出现密集的浅表的针头大小的白色小水疱；伴刺痒，无汗；舌淡红，苔腻，

脉弦或滑。

治法：清热利湿。

方药：连薏汤酌加金银花、冬瓜皮等。

③暑热化毒证

主症：皮肤潮红，起小水疱、丘疹，反复发作，因搔抓出现脓疱，疼痛；伴身热口渴，哭闹不安，小便短赤；舌红，苔黄，脉数。

治法：清暑祛湿解毒。

方药：五神汤酌加薄荷、黄芩、山栀、桑叶等。

（2）中成药

①六神丸6粒，每日3次，适用于暑湿蕴蒸证。

②六应丸10粒，每日3次，适用于暑湿蕴蒸证。

③金银花露20ml，每日3次，适用于暑湿蕴蒸证及暑热化毒证。

2. 外治法

（1）六一散加枯矾少许研细，外搽患处，每日2~5次；或用止痒扑粉、滑石粉外扑，每日多次；或用痱子水，温水洗浴后外搽，用于暑湿蕴蒸证。

（2）积苏散加冰片少许，外搽，每日2~5次，用于暑热湿郁证。

（3）马齿苋或蒲公英、败酱草、虎杖各15~30g，煎水外洗，或用青黛散外擦，每日2~3次，用于暑热化毒证。

3. 其他疗法

（1）薄荷粥：取新鲜薄荷30g，加水煎汁候冷，另用粳米30~100g煮粥，待粥将好时，加入冰糖适量和薄荷汁，再煮1~2沸即可，午后凉服。

（2）冬瓜饮：取冬瓜150~300g，加水适量，小火浓煮直至瓜熟，再放白糖少许，连汤带瓜食之，每日1~2次。

七、预防与护理

1. 在炎热季节，保证室内通风凉爽，穿衣不宜过多，出汗多时，宜勤洗温水澡，勤换干净衣物，保持皮肤清洁干燥，浴后扑痱子粉。

2. 避免搔抓，以防继发感染。

八、西医治要

1. 病因病理　西医认为因夏季炎热，高温环境使人体出汗过多，汗孔阻塞，汗液潴留汗管内，引起汗管周围及汗腺管口的急性炎症，婴幼儿汗腺及汗管功能不健全，尤易患病。

2. 治疗

（1）全身治疗：一般轻症不需内服药，重症以消炎止痒为主。

（2）局部治疗：局部可用清凉粉剂，如痱子粉外扑，或用清凉止痒洗剂，如1%薄荷炉甘石洗剂、1%薄荷醑；脓痱可外用2%鱼石脂炉甘石洗剂。当天气凉爽后，皮疹可迅速消退。

第四节　暑热疮

暑热疮是指因暑夏炎热而发生的一种常见皮肤病。以每年夏季高温时发作的细小红色丘疹，灼热、奇痒难忍，天凉后自愈为临床特征。多见于成年人。本病相当于西医的夏季皮炎。

一、病因病机

本病多因暑热炽盛所致。

1. 禀赋不耐，血热内蕴，盛夏暑热毒邪外侵，与血热相搏而成。
2. 炎热暑令，贪凉饮冷，脾阳受遏，运化失司，湿热蕴结，外发肌肤所致。

二、临床表现

好发于四肢伸侧，对称分布，严重者可累及前胸、两胁、背部等处。

初起患处皮肤焮红，触之灼手，压之褪色，轻度肿胀；继而生有成片粟粒状或细小丘疱疹，集簇成片，自觉灼热刺痒，搔抓后常有抓痕、血痂。可伴烦躁、胸闷、食少、睡眠不安、小便短赤等全身症状。

病程与气温和湿度有关，气温高、湿度大的天气持续时间长则病程长，天凉后自行消退，皮损处可遗留暂时性色素沉着。

三、实验室检查

一般无异常改变。

四、诊断依据

1. 发于夏季，成年人多见，以往夏季有相同发作史，至秋凉后自行消退。
2. 好发于四肢伸侧，呈对称分布，严重者可累及其他部位。
3. 皮损先为潮红，继而出现成片针尖样的细小红色丘疹，自觉灼热刺痒，一般无全身症状。

五、鉴别诊断

1. 痱痈疮　儿童多见，好发于头面、躯干和褶皱部位，皮损为密集针头大小的丘疹或丘疱疹。

2. 急性湿疮　皮损呈多形性，除红斑、丘疹外，大多伴有水疱、糜烂及渗液，至秋凉后不会自愈，且可转为慢性。

六、治疗

1. 内治法

（1）辨证论治

①暑热毒邪证

主症：皮肤焮红作痒，成片细小红色丘疹，灼热难忍；伴胸满心烦，食少纳呆，唇焦口干，渴喜冷饮，面赤多汗，小便短赤；舌红，苔腻，脉洪大。

治法：驱暑解毒，凉血清热。

方药：清暑汤酌加银花、丹皮、生石膏、知母、绿豆衣、鲜荷叶等。

②暑热湿邪证

主症：患处皮肤发红，迭起粟疹或水疱，隐隐作痒；伴胸闷脘胀，食少纳呆，小便黄赤，大便不调；舌红，苔腻，脉滑数。

治法：清暑解热，化浊利湿。

方药：藿香正气散酌加鲜佩兰、银花、六一散、冬瓜皮、西瓜翠衣、生薏仁等。

（2）中成药

①六神丸 10 粒，每日 3 次，适用于暑热毒邪证及暑热湿邪证。

②金银花露 20～30ml，每日 3 次，适用于暑热毒邪证及暑热湿邪证。

2. 外治法

（1）1% 薄荷三黄洗剂外搽，适用于皮损以丘疹为主者。

（2）止痒洗剂外涂，然后用止痒扑粉，每日 3～4 次。

（3）徐长卿、莶草各 30g，煎浓汁待凉后外洗。

3. 其他疗法

（1）药露：银花露、菊花露，任选一种，每次 15～30ml，开水冲服，日数次。

（2）针灸疗法：取曲池、合谷、足三里、血海等。施泻法，留针 30 分钟，每日 1 次。

七、预防与护理

1. 做好防暑降温工作，室内保持通风，经常洗澡，保持皮肤清洁。

2. 避免日光暴晒，不要用力搔抓和使用刺激性强的外用药物。

3. 多食西瓜、凉茶等，以清解暑热。

八、西医治要

1. 病因病理　西医认为本病是由于持续高温和闷热引起，气温高，湿度大，高温环境下工作，发病可增加。

2. 治疗

（1）全身治疗：痒剧者可口服抗组胺药。

（2）局部治疗：可用 1% 薄荷炉甘石洗剂、1% 薄荷酒精或 0.1% 地塞米松霜等外搽患处。

第五节 冻 疮

冻疮是由于寒冷引起的局灶性瘀血性皮肤病。临床以皮肤紫红、麻木刺痛，遇热作痒，或局部肌肤坏死，甚至全身冻僵为特征。常见于寒冷季节。西医亦称冻疮。

一、病因病机

本病总因寒冷伤于皮肉，气血凝滞所致。

1. 因素体阳气不足，外受严寒侵袭，寒冷伤于皮肉，搏结于血脉，阳气失于温通，导致经络阻滞，瘀血凝结而成。

2. 气血不足，又触冒风雪寒毒之气，肌肤外露，导致气血壅涩，运行不畅而致。

二、临床表现

好发于手指、手背、足趾、足背、足跟、耳部、颧颊等处，少数还可发于臀部，单侧或双侧发生。

轻者初起损害为局限性红斑或青紫色肿块，触之冰冷，压之褪色。有痒感，受热后更剧，或伴灼热感。重者肿胀加剧，起水疱、血疱，疱破后形成溃疡，有渗液或渗血，自觉肿胀疼痛。天气变暖后皮损可自愈，有的留有轻度瘢痕或色素减退斑。

严重者可发生全身性冻伤，可出现畏寒肢冷，麻木乏力，唇甲青紫，神志迟钝，甚至肢体僵硬，知觉消失，呼吸变浅，救治不及时，可致死亡。

三、实验室检查

一般无异常改变。

四、诊断依据

1. 有在低温环境下停留较长时间的病史。
2. 好发于手足背、耳部、面颧颊等暴露部位。
3. 主要表现为红斑、水肿、灼热、瘙痒、水疱及溃破等。

五、鉴别诊断

1. 猫眼疮 好发于手足心及手足背、面部等处，皮疹多形性，典型者呈特殊虹膜样损害，可伴关节疼痛，多见于春秋季及冬季，一般 2~3 周可自愈。

2. 类赤丹 多见于肉类及渔业工人，在手指及手背处出现深红色肿胀性皮疹，伴痒痛，可游走，与寒冷无关，不发生溃破。

六、治疗

1. 内治法

（1）辨证论治

①寒凝血瘀证

主症：皮肤麻木发凉，冷痛，肤色紫暗红肿，发痒，灼热；舌淡，苔白，脉细。

治法：温经散寒，祛瘀活血。

方药：当归四逆汤酌加麻黄、苍术、厚朴等。

②气血两虚证

主症：患处皮肤暗红微肿，疼痛，或皮肤溃烂腐臭，脓水淋漓，筋骨暴露；伴头晕口干；舌质淡，苔白，脉细缓。

治法：补益气血，生肌敛疮。

方药：八珍汤酌加黄芪、川芎等。

（2）中成药

①附子理中丸9g，每日2次，适用于寒凝血瘀证。

②人参养荣丸9g，每日2次，适用于寒凝血瘀证。

③八珍丸9g，每日2次，适用于气血两虚证。

④十全大补丸9g，每日2次，适用于气血两虚证。

2. 外治法

（1）早期红肿者，用紫草、艾叶、虎杖、花椒、甘草各15～30g，煎水温热泡洗，每日1～2次，每次20～30分钟。

（2）红肿未破者，可用马勃膏外搽，每日3～4次。

（3）溃烂者，可用紫珠膏或生肌膏、生肌白玉膏外搽，每日3～4次。

3. 其他疗法

（1）毫针疗法：病在上肢取阳池、阳溪、合谷、外管、中渚；病在下肢取解溪、通谷、侠溪、公孙。

（2）艾灸疗法：取大椎、足三里、涌泉、合谷，用直接灸或隔姜灸。

七、预防与护理

1. 平时加强体育锻炼，促进血液循环，增强耐寒能力。

2. 冬季注意身体保暖，特别是手足面部等暴露部位的保暖。

3. 受冻后不宜立即着热，或用火烘烫熨。冻疮未溃发痒时，尽可能避免搔抓，以防破溃继发感染。

八、西医治要

1. 病因病理　西医认为多因寒冷刺激，引起局部血管痉挛、血液循环障碍而发病，周围血液循环不良者尤易患病。阴冷潮湿、衣着欠缺不足御寒、缺乏运动、营养不良、植物神经功能紊乱、贫血及一些慢性病等常为冻疮发病的诱因。

2. 治疗

(1) 全身治疗：口服烟酸、硝苯地平等血管扩张剂，或静滴低分子右旋糖酐。

(2) 局部治疗：维生素 E 软膏外搽患处。

第六节　淹尻疮

淹尻疮是一种由于受尿布刺激的婴幼儿臀部、外阴、股部、肛门周围等尿布遮盖部位的皮炎。临床以臀部、阴部等尿布包裹部位起红斑、丘疹、水疱、浸渍、糜烂、流滋为特征。多见于肥胖之婴幼儿。相当于西医的尿布皮炎。

一、病因病机

本病的发病总由湿热秽浊蕴蒸肌肤致肌肤擦烂而成。中医认为本病常因饮食失节，伤及脾胃，脾失健运，致使湿热内蕴，复因尿液浸渍皮肤，外感风湿毒邪，内外相合，充于腠理，湿郁化热蕴积肌肤所致。热毒蕴积臀部肌肤则发红斑、丘疹，湿浊浸淫则发丘疱疹及糜烂。

二、临床表现

多发于婴幼儿使用尿布者。

皮损好发于尿布覆盖部位的皮肤，如臀部突出部位、尾骶部、外生殖器、股上部和肛门周围皱褶部位。其范围与尿布遮盖部位相当，为本病特征。

发病初为水肿性红斑，常呈深红色，边缘较清楚，压之褪色，继则出现丘疹、水疱、丘疱疹、糜烂、渗出，继发染毒者可引起脓疱、溃疡。局部红肿疼痛，伴腹股沟臖核肿大。（见彩图 23 - 3）

患儿多哭闹不安，或伴发热等症。本病时好时坏，反复发作，易形成慢性疾患。

三、实验室检查

一般无特异性，合并感染者，可有外周血白细胞总数及嗜中性粒细胞升高。

四、诊断依据

1. 发生于婴儿，皮损主要发生于尿布接触部位。

2. 初起出现水肿性红斑，与尿布遮盖范围吻合，境界清楚，边缘整齐，继而可见丘疹、水疱、糜烂，甚则出现浅表溃疡。

3. 部分患儿哭闹不安、发热，不喜进食等。

五、鉴别诊断

1. 汗渍疮 发病不局限于尿布覆盖部，亦不限于婴幼儿，发生于皮肤皱褶部位，多发于多汗、肥胖之人，多因天热多汗，皮肤皱褶部位潮湿与摩擦而致。

2. 念珠菌性红斑 口腔内往往有鹅口疮，损害也不限于尿布覆盖部，皮损处取材镜检可见菌丝及孢子。

六、治疗

1. 内治法

（1）辨证论治

①湿热蕴结证

主症：患处皮肤潮红肿胀，丘疹、水疱丛生，部分糜烂渗出，脂水流溢；大便秘结，小便黄；舌质红，苔黄，脉濡数。

治法：清热解毒利湿。

方药：导赤散酌加赤苓、泽泻等。

②毒染成疱证

主症：尿布浸渍日久不除，患处出现丘疱疹、脓疱、糜烂，甚则浅表溃疡，自觉灼热疼痛；大便秘结；舌质红，少苔，脉数。

治法：清热利湿，解毒止痛。

方药：银花甘草汤酌加车前子、绿豆衣、生黄芪、赤小豆等。

（2）中成药：参苓白术散6g，内服，每日3次。适用糜烂渗出者。

2. 外治法

（1）轻者，用青黛散外扑。

（2）有糜烂渗出者，用大黄、黄柏、野菊花、千里光各20g，煎水冷湿敷。

（3）合并感染者，可黄连膏或青黛膏外涂。

3. 其他疗法

物理疗法：用特定电磁波谱辐射器预热后照射局部，灯距患处30~40cm，每次照20~30分钟，每日1~2次。照射时注意局部温度，避免灼伤皮肤，照射后局部涂以含水软膏或红花草油以保护皮肤。

七、预防与护理

1. 经常更换尿布，保持婴儿外阴部干燥，清洁后扑粉。

2. 尿布要选吸水性强，白色细软者为宜，用开水浸泡，再以日光暴晒。

3. 不要用橡皮布或塑料包扎于尿布之外。

4. 有婴幼儿腹泻者，应及时治疗。

5. 出现皮损时，清洗或涂药时动作应轻柔，忌用热水烫洗或用力擦拭。

八、西医治要

1. 病因病理 西医认为，婴幼儿皮肤细嫩易受到刺激，如果尿布更换不及时，不保持尿布干燥，加用不透气的橡皮胶、油布、塑料，使局部皮肤经常处于潮湿或浸渍状态，或尿布洗涤不净，或婴儿大便溏泻，残留的尿渍及粪便分解而产生氨，由于氨的刺激作用而发生皮炎，或尿布上的染料、残留的肥皂及橡胶或塑料本身有时也为刺激因素，诱发本病。

2. 治疗 治疗以保持局部清洁、干燥，防止继发感染为原则。

（1）全身治疗：无特殊治疗，重在局部治疗。继发感染严重者酌选抗生素。

（2）局部治疗：红斑为主，炎症轻者，可用炉甘石洗剂外搽，糜烂渗出者，应作冷湿敷，可用2%硼酸水、复方硫酸溶液或醋酸铝溶液湿敷。继发感染者，可用0.1%雷锁辛利凡诺溶液或1:8000高锰酸钾溶液湿敷，脓性分泌物控制后可改用莫匹罗星软膏、金霉素软膏或红霉素软膏外搽。

第七节　鸡　眼

鸡眼又名肉刺、鸡眼疮、鸡眼睛、百脚疔等，是因足部（亦偶见于手部）长期受挤压或压迫所致，是一种根陷肉里，顶起硬结，形似鸡眼的皮肤病。以皮损表面为绿豆至黄豆大小，淡黄色，边界清楚，稍透明，微隆起于皮肤表面，根部呈圆锥状嵌入真皮，触压时疼痛明显为临床特征。以手足的突起处易发，局部刺激消除后，可缓解或自愈。好发于运动量大的青壮年男性，西医称本病亦为鸡眼。

一、病因病机

本病总由足趾等处长期受挤压或摩擦，气血凝滞，经络阻隔，血流不畅，肌肤失养所致。由于穿紧或松的鞋子，或足骨畸形，使高出的脚趾长期受压或摩擦，造成气血运行不畅，气血凝滞，经络阻隔，外感毒邪，内外相搏，外溢肌肤，故见蚕豆大小的淡黄色角质增生，患处皮损呈圆锥状嵌入皮下，质坚硬，摩擦疼痛。

二、临床表现

青壮年男女多发。多见于穿紧窄鞋靴，长期行走或站立或足部畸形者。

皮损好发于经常摩擦及受压部位，如足底趾间，偶见手部。数目不定，通常1~2个，大小似豌豆。皮损为境界清楚的淡黄色、深黄色圆锥形角质增生，其基底向外略高于皮面，表面光滑有皮纹，质坚实，尖端楔入皮内抵压真皮乳头层神经末梢，状如鸡的眼睛。有时可见灰白色薄膜即鸡眼滑膜。

由于坚硬的角质尖端压迫真皮乳头丰富的血管神经末梢，当站立或行走时，有剧痛，甚至呈切割样、顶撞样锐痛。

发生在两趾间的皮损，表面浸软、潮湿，呈灰白色，伴恶臭，常见于脚汗多，常穿不透气胶鞋的情况下，称其为软鸡眼。而发生于趾背趾侧的损害表面角化明显的称硬鸡眼。在骨刺的部位常出现顽固性鸡眼。

如致病原因未消除或处理不当，病损则长期不愈，偶然有因处理不当而感染化脓者。

本病病程较长，如除去或排除受压因素后，常能自行消退减轻。

三、实验室检查

一般无特异性。

病理检查病变为增厚的角质层，紧密呈板状排列形成角质栓，呈楔形钉入真皮。角质栓内常有排列成柱状的角化不全细胞，角质栓尖端正下方粒层消失，棘层萎缩。病变周围表皮正常或轻度肥厚。受压处真皮乳头变平，少许淋巴细胞浸润。

四、诊断依据

1. 皮损呈豌豆大小，微黄，圆锥形硬结，质坚实，略高于皮面，表面光滑，有明显皮纹。
2. 好发于摩擦及受压部位，以足底、趾间等多见，有明显压痛。
3. 鞋履不适、长时间受压、足畸形、长期步行者易发本病。

五、鉴别诊断

1. 跖疣 好发于足底，表面皮纹不清楚，粗糙不平，中心部稍凹陷，有刺状物，不局限于受压部位，有挤压痛。

2. 胼胝 为中央厚边缘薄的不规则片状角质板，表面粗糙，皮纹清楚，范围比鸡眼大，境界不明显，无压痛。

3. 掌跖点状角化病 为好发于掌跖部的多发性孤立和圆锥形角质物，不楔入皮内，不限于受摩擦部位。

六、治疗

1. 内治法 以外治为主，皮损多发，疼痛剧烈者，可予以辨证论治。

（1）痰湿凝结证

主症：表面呈圆锥形硬结，灰黄色或蜡黄色，压之疼痛；舌苔薄白，脉滑。

治法：化痰除湿，行气活血，化瘀通络。

方药：养血润肤汤酌加鸡血藤、紫花地丁、香附、陈皮、苦参等。

（2）湿热毒聚证。

主症：结块四周稍红，略肿，压痛；舌红，苔薄，脉微数。

治法：清热利湿，化瘀解毒。

方药：五神汤酌加赤芍、白鲜皮、连翘、木贼草、丹参等。

2. 外治法

（1）水晶膏外敷：先将氧化锌胶布中央剪 1 小孔，大小与皮损相同，黏贴在皮肤损害处，并使皮损露出，另用胶布细条搓成索状围住孔，成堤状，然后敷上水晶膏，再用大块胶布覆盖封包，3~5天换药1次，直至脱落。

（2）鲜鸦子仁或鲜苦参子去壳，或鲜半夏捣烂，贴于鸡眼上。用药前用有孔胶布保护周围正常皮肤，用橡布膏盖贴固定，然后用纱布包好，隔5~7天换药一次，直至脱落。

（3）外洗：陈皮15g，金毛狗脊30g，威灵仙30g，地肤子30g，红花10g，煎水，每日热泡患处30分钟，每日1~2次，每剂药可浸泡3~4次。

3. 其他疗法

（1）针刺疗法

①体针：用毫针在鸡眼中心先刺一针，然后沿鸡眼四周刺4~5针，针尖要刺入鸡眼根底部，留针20~30分钟，中间行针2~3次。起针后挤出少量血，用酒精棉球挤压片刻即可。隔日一次，至枯萎脱落。

②火针：局部常规消毒，将火针在酒精灯上烧红，对准鸡眼中心坚硬如钉处，快速刺入，至针下有落空感或冒出少许白色分泌物，立即拔针，然后用消毒棉球挤压，外贴胶布固定即可。

③穴位注射法：取患侧太溪穴，如鸡眼在小趾或足跟部，另加后溪穴。常规普鲁卡因皮试及局部消毒后将针头直刺入皮肤，如有回血或触电感，应稍退针，向旁边刺入，每进针0.5cm，即注入部分0.5%普鲁卡因，共1~1.5ml，封闭一个方向后，将针头退至皮下，再刺入另一个方向，最深可达3cm。1周1~2次。

（2）艾灸疗法：鸡眼表面涂凡士林或麻油后，置上艾柱，连灸4~5壮，使鸡眼枯焦，3~5日后剔除。注意勿烧伤周围皮肤。

七、预防与护理

1. 减少摩擦和挤压，鞋靴应柔软合脚，鞋内可衬厚软的鞋垫或海绵垫。
2. 足部有畸形者，应予矫治。

八、西医治要

1. 病因病理　西医认为，本病由物理性刺激引起，好发于经常行走或长久站立之人，往往与职业有关，其重要诱因是局部摩擦和外界压迫，如穿不合适的靴鞋。脚被长期刺激和摩擦以及足骨畸形等可使足部遭受摩擦或受压部位的角质层增厚，且向内推进，成为顶端向内的圆锥形角质物。

2. 治疗　不需内服药物，以局部治疗为主。

（1）市售鸡眼膏外贴：先用热水浸泡患处，削去表皮角质增生部分，尽可能地将中心角栓小心削去，用鸡眼膏的红色药块对准此核心部位，每周换药1次，换药前削去已浸白的部分，直至损害脱落。

（2）鸡眼挖除术：常规消毒后，用尖手术刀将鸡眼剥离挖去。

（3）冷冻治疗。

（4）二氧化碳激光治疗。

第八节 胼胝

胼胝是指因手足久受摩擦压迫所致的皮肤局限性扁平角质增生。另有医家又依据病情的演变过程，分别有土栗、玻璃疽（形象特征）、跟疽、牛茧蚕、足跟疽（病变部位）等病名。本病好发于掌跖突起易受挤压与摩擦部位，其特征为局限性、半透明的黄色片状角质增厚斑块。发病与机械性摩擦压迫有关，也与职业及个体素质有关。西医称本病亦为胼胝。

一、病因病机

本病总由挤压劳损，气血不畅，肌肤失濡而成。

1. 气血不畅 手足久受挤压或摩擦，使之气血痹涩，或气血不畅，肌肤失养而成。

2. 脏腑瘀热 脏腑蕴热，汗出涉水，远行伤筋，以致气滞血瘀，营卫不滋，结成顽硬皮肉。

二、临床表现

本病多见于劳动者，往往与职业有关，如铁匠、鞋匠、搬运工、机械工等。

皮损好发于手足部，以掌跖骨突起处多见，常对称发生。

患者皮肤增厚，以中央为最甚，小如指甲，可局限于长期摩擦的指趾部位，大如鸡卵或整个前部足底部发生角质板样改变，表面光滑，颜色为灰白色、黄白或淡黄褐色，触之坚实。皮损处皮纹清晰，有时皮损可发生皲裂。

通常不引起疼痛及其他不适之感，但也有局部感觉迟钝，行走疼痛或足胀感。

若患处发生微小损伤，或因皲裂继发感染，则可在皮下化脓，中央有灰黄色脓点，周围肿胀。

本病病程缓慢，常在不知不觉中发生，解除病因后可以自行消退。

三、实验室检查

一般无特异性。组织病理特点为角化过度，颗粒层增厚，乳头变平，真皮轻度炎症反应。

四、诊断依据

1. 皮损呈蜡黄色局限性扁平斑块，中央部分最厚，边缘损害较薄，可有轻度压痛。

2. 好发于掌跖等易受压迫及易摩擦部位。

五、鉴别诊断

1. 跖疣 表面粗糙，境界清楚，挤痛明显，压痛较轻，削去皮面角质层，可见出血点，或疣表面少量渗血，凝固后形成小黑点，不能自愈。

2. 鸡眼 皮损较小，境界清楚，根陷肉里，顶起硬凸，削去表面可见鸡眼状的圆锥形角质栓，行走时疼痛剧烈。

六、治疗

1. 内治法

（1）气血不畅证

主症：皮肤变厚，顽硬肿起，呈蜡黄色，或有压痛；舌淡，苔少，脉细涩。

治法：理气活血，解毒止痛。

方药：仙方活命饮酌加木瓜、杜仲等。

（2）脏腑瘀热证

主症：初起局部结块肿胀，四周紫红，溃破脓汁外溢，日久难敛，压痛明显；舌红，苔黄，脉微数。

治法：清热解毒，活血化瘀。

方药：人参养荣汤酌加银花、薏苡仁、丹参等。

2. 外治法

（1）鲜半夏适量捣烂贴敷，或半夏粉撒上，再外用胶布黏紧，3～5天后温水泡足，修平再贴至愈。

（2）五妙水仙膏外敷：局部用热水泡软，削去过厚的角质，常规消毒后，取五妙水仙膏适量敷于患处，消毒敷料包扎，2～3日换药1次，一般连续用3～4次。

3. 其他疗法

（1）针刺疗法

①毫针：局部常规消毒，用4～6枚毫针从胼胝周围向中间平刺，留针20～30分钟，中间行针2～3次，以加强针感，起针后挤出少量血，用消毒棉球按压。隔日1次，5次为1疗程。

②火针：局部常规消毒，火针烧红后，迅速针刺胼胝中央，立即拔出，以患者刚觉疼痛针已拔出为宜。用消毒棉球按压片刻，外贴胶布固定，5日1次。

（2）艾灸：先用淡盐水洗净患处，用刀片削薄过厚之硬茧，置上艾粒，连灸2～3壮，每周1次。

七、预防与护理

1. 减少机械性的摩擦与压迫，胼胝可渐渐自行消退。

2. 若因足畸形，如平足等引起的胼胝，则应纠正足的畸形。

3. 穿鞋宜宽松、柔软、舒适，在鞋内衬以海绵或棉垫，勿穿硬塑料底鞋或皮鞋，可减少胼胝发生。

4. 不宜用刀剪随便削割，以防感染。

八、西医治要

1. 病因病理 西医认为，本病系长期的机械刺激所引起，好发于手足底部，主要系畸形足的异常步态、不合适的靴鞋使局部长期受摩擦和挤压所致。也可见于神经质儿童，因咬指癖而使指端或手背处发生胼胝。

2. 治疗 治疗以消除病因，使角质软化至皮损脱落为原则。一般不需全身治疗，局部治疗可外用角质剥脱剂，如25%水杨酸火棉胶、0.3%维甲酸软膏或40%尿素霜。亦可定期用手术刀切削。

第二十四章

皮肤肿瘤

第一节　血　瘤

血瘤是因体表血络扩张、纵横丛集而形成的一种体表良性肿瘤，又称"血痣"。以瘤体或红或紫，按之或暂时褪色或缩小，触破后出血不止为临床特征。相当于西医的皮肤血管瘤，可分鲜红斑痣、毛细血管瘤和海绵状血管瘤。

一、病因病机

1. 心火妄动　心火妄动，迫血蒸腾，逼血入络，血不循经，外受寒凉，相互凝结，以致气血纵横，脉络交错，凝集成形，显露于肌肤所致。

2. 胎火妄动　得之先天，受之父母，胎火妄动，肾中伏火，火热逼络，溢肤成瘤。

3. 肝火郁结　郁怒伤肝，肝气郁结，气郁化火，火逼肝血，血热妄行，离络溢肤而发。

二、临床表现

可发生于任何部位，但以四肢、面颊部尤为多见。

临床一般分为三型，鲜红斑痣、单纯性血管瘤和海绵状血管瘤，常可混合存在。

1. 鲜红斑痣　又称毛细血管扩张痣或葡萄酒样痣。多见于前额、鼻梁、眉间、枕后。

常在出生或出生不久发生淡红、暗红或紫红斑片，不高出皮肤，压之褪色，形态不规则，边界清楚。部分病例1周岁左右自行消退。

2. 毛细血管瘤　又称草莓状血管痣。好发于头面部和躯干，也可发生于四肢。

出生后1～2个月内出现，表现为鲜红色比较清楚的分叶状小肿块，质软，表面光滑，似草莓样，压之褪色，1周岁内生长迅速。

3. 海绵状血管瘤　好发于头面部，亦可发于它处。

出生时或出生后发生，损害为隆起的质地柔软而有弹性的肿块，呈淡蓝色或紫蓝色，挤压后可缩小，如海绵状，瘤体较大时可影响或压迫邻近器官。可恶变为血管肉瘤。

三、实验室检查

组织病理　鲜红斑痣为真皮内毛细血管增多与管壁扩张。毛细血管瘤为毛细血管增生，婴儿期以血管内皮增生为主。海绵状血管瘤见广泛扩张的薄壁，大而不规则的血管腔，其似静脉窦。

四、诊断依据

1. 常见于出生或出生不久的婴幼儿。

2. 好发于头面、颈、躯干部。

3. 鲜红斑痣表现为淡红、暗红或紫红斑片，不高出皮肤，压之褪色，形态不规则，边界清楚。毛细血管瘤表现为鲜红色比较清楚的分叶状小肿块，质软，表面光滑，似草莓样，压之褪色。海绵状血管瘤表现为隆起的质地柔软而有弹性的肿块，呈淡蓝色或紫蓝色，挤压后可缩小，如海绵状。

五、鉴别诊断

血管痣 血管痣的多数皮损局限在3cm内，手压检查时，大小和色泽均无变化。

六、治疗

1. 内治法

（1）心火妄动证

主症：瘤体色泽鲜红，按之灼热；伴烦躁不安，易口舌生疮，面赤口渴，小便短赤，大便秘结；舌红，苔薄黄，脉数有力。

治法：清心泻火，凉血散瘀。

方药：芩连二母丸合泻心汤加减。

（2）肾伏郁火证

主症：血瘤生来具有，多见于颜面、颈部，瘤体表面灼热明显；伴五心烦热，潮热盗汗，发育迟缓，尿黄便干；舌红，苔少，脉细。

治法：滋阴降火，凉血化斑。

方药：凉血地黄汤合六味地黄丸加减。

（3）肝经火旺证

主症：血瘤由扩张、迂回、曲折的血管构成瘤体，挤压后膨胀性较好，瘤体常因情志不遂或恼怒而发生胀痛；胸胁不适，咽干，小便短赤，大便秘结；舌红，苔黄且干，脉弦数或弦细数。

治法：清肝凉血祛瘀。

方药：凉血地黄汤合丹栀逍遥散加减。

2. 外治法

（1）血瘤不大者，可以用针穿刺抽出血液，压迫止血后，外敷清凉膏，并加压包扎固定，可以使瘤体消失。

（2）根蒂细者，可用手术切除，并立即用银烙匙烙之，有止血、不溃、不再生之效，复发者仍依前法或结扎亦可。

（3）初起而表浅者，可用五妙水仙膏外搽，使其脱落。

3. 其他疗法

（1）注射疗法：消痔灵注射液加1%普鲁卡因按1:1混合注入瘤体，缓慢注入，以至整个瘤体高起为止。每次用药3~6ml。隔1周可再次注射。若瘤体尚未发硬萎缩，可用消痔灵2份，普鲁卡因1份，如上法进行注射。

（2）手术：瘤体较大而局限者，经充分准备，可行手术切除。

七、预防与护理

1. 谨防碰破瘤体。
2. 如遇误碰触破，出血不止，应及时止血。

八、西医治要

1. 病因病理 西医认为血管瘤是一种新生血管形成的良性肿瘤，表现为一过性的、迅速的血管过度增生。目前已发现血管内皮细胞的过度增殖可能与其本身生理、生化、基因的异常或缺陷、血管形成因子升高和（或）形成抑制因子降低、相邻细胞对内皮细胞的影响、血管稳定性激素、免疫状态、肝素及其片断、微量元素、机械因素等有关。其分类多主张分为血管瘤和血管畸形两类。由于本病有特定年龄，具有特征的临床表现，因此诊断比较容易，一般不需要实验室检查。血管瘤的实验室检查主要为组织病理检查。

2. 治疗 治疗以局部治疗为主，主要应用外科切除、注射硬化剂、冷冻治疗、放射治疗、激光疗法以及糖皮质激素的大剂量、短疗程、全身用药和局部用药等方法进行治疗。

第二节 脂 瘤

脂瘤是皮肤皮脂腺中皮脂瘀积或郁积而形成的肿瘤。由于瘤体中的潴留物呈粉状故又称"粉瘤"。以好发于皮脂腺丰富的部位，肿块为球状囊肿，边界清楚，基底可以推动，瘤体生长缓慢为临床特征。多见于青壮年。相当于西医的皮脂腺囊肿。

一、病因病机

中医认为皮肤疏于洗理，腠理津液滞聚不散，渐以成瘤；或脾失运化，湿浊化痰，痰气凝结而成。若被抓搔染毒、痰湿化热，则脂瘤红、肿、热、痛，甚至酿脓、溃破，形成溃疡。

二、临床表现

好发于皮脂腺丰富的头面部、胸背部、臀部，位于皮肤浅层。

肿物呈半球状隆起，小者如豆粒，大者如柑橘，边界清楚，质软，或有囊性感，张力较大，与表皮粘连，不易分开，但基底活动，可推移。瘤体表面皮肤常可发现一黑色皮脂腺开口，挤压时有少许白色分泌物溢出。局部不洁或外伤染毒，则局部出现红、肿、热、痛，并可化脓,甚至出现发热、畏寒、头痛等全身症状。

一般无疼痛,生长缓慢。

三、实验室检查

无特异性改变。

四、诊断依据

1. 本病多发于青壮年。
2. 常见于头面、项背、臀部等处,单个或多个。
3. 皮损为皮肤内肿物,大小不定,质软或囊性感,界限清楚,与表皮有粘连,推之可动,中央有针头大小凹陷,可挤出粉渣样物质。
4. 一般无自觉症状。

五、鉴别诊断

肉瘤 四肢表浅的肉瘤肿块与脂瘤相似。但肉瘤与皮下无粘连,瘤体与皮肤间可推移,表面无黑色小孔。

六、治疗

1. 内治法

(1)痰气凝结证

主症:瘤体色白而肿,中央有黑点;舌淡,苔腻,脉滑。

治法:理气化痰散结。

方药:二陈汤合四七汤加减。

(2)湿毒积聚证

主症:瘤体红肿、灼热、疼痛,甚至化脓跳痛;伴发热,恶寒,头痛,尿黄;舌红,苔薄黄,脉数。

治法:清热利湿解毒。

方药:萆薢渗湿汤合五味消毒饮加减。

2. 外治法

(1)未染毒的脂瘤,应首选手术切除。

(2)对已染毒但未酿脓的脂瘤,可金黄膏或玉露膏外敷。

(3)已成脓的脂瘤,应作十字切开引流,清除皮脂和脓液,再用棉球蘸取适量升丹粉或七三丹;或用稀释后的白降丹塞入腔内,化去脂瘤包囊,待囊壁被完全腐蚀,并清除坏死组织后再用生肌药收口,尽量减少复发率。

七、预防与护理

1. 患者忌食辛辣食物,少食油腻和甜的食物。

2. 宜勤洗澡，并用硫黄药皂洗擦。

3. 肿块处不宜挤压，以免继发感染而化脓。

八、西医治要

1. 病因病理　西医认为本病为皮脂腺导管阻塞，皮脂潴留，因而形成皮脂囊肿。

2. 治疗　一般不需治疗，若有感染可选用抗生素。也可用 CO_2 激光治疗，治疗过程为常规消毒→局麻→顶部打一小洞→挤出内容物→将囊壁夹除干净。

第三节　肉龟疮

肉龟疮是发于枕骨及项后发缘之间的化脓性皮肤病，又称"黄瓜痈"、"黄瓜疽"。以硬结成块，脓成不出，形如肉龟为临床特征。多见于壮年以上男性。相当于西医的枕骨下硬结性毛囊炎。

一、病因病机

1. 湿热上蒸　湿热上蒸，壅结于项后发际间，加之局部肉厚，发刺入肉，日久不瘥，形如卧瓜而成本病。

2. 风寒外束　风寒外束，寒湿凝滞，结而成块，形如肉龟。

3. 气滞血瘀　气滞血瘀，湿热内蕴，阻隔经络，结成硬块。

二、临床表现

好发于枕部。

初起在枕骨处皮肤出现针头大小的毛囊丘疹，散在分布，以后皮损渐渐增多，密集成群，并融合成不规则形的硬结节，常排列成带，与后发际平行，触之非常坚硬，按压之有粉渣样物质及脓水溢出，或成脓肿，时破时敛，久之可增生形成瘢痕疙瘩，上面毛发脱落，表现光滑，或仅有数根头发成簇地从一处皮肤穿出。

自觉有不同程度的痒痛。

病程缠绵，反复发作，多年或十多年不愈。

三、实验室检查

血常规　一般正常，急性发作时白细胞总数、嗜中性粒细胞增多。

四、诊断依据

1. 好发于壮年以上男性。

2. 发于枕骨及项后发缘之间，一般不延及它处。

3. 初起为散在分布的针头大小的毛囊性丘疹，后密集成群，融合成不规则的硬性小块，坚硬，压之有脓溢出，可见几根头发成簇地从一处皮肤穿出。

4. 自觉有不同程度的痒痛。

五、鉴别诊断

发际疮 初起为针头大小的毛囊丘疹，中央顶端很快化脓形成一黄色脓点，中央有一根毛发穿出，3～4天破溃，结痂，痂脱即愈，不形成瘢痕。

六、治疗

1. 内治法

（1）辨证施治

①湿热内蕴证

主症：病程较短，局部红肿，压之有脓溢出，自觉痛痒不适，此愈彼起，难以消尽；可伴有口干不欲饮，身热不扬；舌红，苔黄微腻，脉象濡数。

治法：清热解毒，排脓消肿利湿。

方药：仙方活命饮酌加蒲公英、苦参、丹参等。

②正虚邪恋证

主症：病程较长，皮损融合，肿胀不甚，或成脓肿，时破时敛，脓流清稀，或愈后遗留增生瘢痕，自觉疼痛；少气懒言，口干喜饮；舌淡红，少苔，脉细弱。

治法：养阴益气，和营解毒。

方药：黄芪蚤休饮酌加连翘、天花粉等。

（2）中成药

①三黄片3片，每日3次。

②黄连上清丸10g，每日2次。

③黄柏30g，乳香9g，研细末，槐花煎水调敷，每日1次。

2. 外治法

（1）初起外敷玉露膏、金黄膏；形成硬结，敷千捶膏或贴琥珀膏、黑布化毒膏；溃后用提脓丹、五五丹、九一丹等提脓祛腐。

（2）脓成不溃时，宜切开排脓，或脓胎形成，脓泄不畅，脓液蓄积，宜行手术扩创。

（3）脓腐脱净，疮面红活可用冰石散掺黄连膏以生皮敛疮。

3. 针刺疗法

（1）体针：取身柱、灵台、合谷、委中（放血），施泻法，隔日1次。

（2）耳针：取枕、神门、肾上腺穴，留针30～60分钟，每日1次。

七、预防与护理

1. 避免局部摩擦，穿软领衣服。

2. 剪短项后头发，保持局部皮肤清洁干燥。

3. 积极治疗单个毛囊炎。

八、西医治要

1. 病因病理 西医认为本病为细菌感染所致。

2. 治疗 治疗上可酌情给予抗生素治疗；局部治疗外用抗生素软膏涂患处。还可采用微波治疗。

第四节 乳 疳

乳疳是一种特殊类型的乳腺癌。以乳晕区皮肤呈慢性湿疮样病变为主要临床特征。本病好发于中老年妇女，40~60岁多见，也可发于男性乳房及其他富有大汗腺的区域。本病相当于西医的乳头湿疹样癌。

一、病因病机

中医认为本病多由情志内伤，影响肝脾，肝郁胃热，相互交结，湿热内生，阻滞经络以致气滞火郁，湿浊阻于肌肤或乳管，气血凝滞而成。

二、临床表现

乳房处损害多见。常见于40~60岁的女性单侧乳头、乳晕及其周围，偶可见于男性乳房。也可发生于阴囊、会阴、肛周、腋窝、耵聍腺及睑腺区。

皮损初起为暗红色斑片，境界清楚，表面常糜烂，有渗出，呈湿疮样外观，向周围缓慢发展扩大形成大片浸润红斑或发生溃疡，干燥后结黄褐色痂皮或角化脱屑。乳头凹陷，触之坚硬，部分形成溃疡，后期有乳头瘤样增殖。病情发展可侵及全部乳房至胸壁，可向附近淋巴结及内脏转移，1/3病人的腋部可触及肿大淋巴结。

自觉瘙痒，麻木，刺痛。

病程慢性，容易复发。

三、实验室检查

1. 血常规 急性期可有白细胞增高。

2. 组织病理 表皮内有单个或呈巢状排列的 Paget 细胞，其体积大，圆形或椭圆形，无细胞间桥，胞核大，胞浆丰富淡染或呈空泡状，该细胞 PAS 反应阳性。大量 Paget 细胞可将周围表皮细胞挤成网状，表皮基底细胞可被挤成细带状。真皮内有慢性炎细胞浸润。

四、诊断依据

1. 好发于40~60岁中老年妇女，很少有40岁以内发病者。

2. 一般发生于女性单侧乳头、乳晕及其周围。

3. 皮损初起发红、糜烂及渗出，后为局限性深红色浸润，境界清楚，呈湿疮样外观，干燥后结黄褐色痂皮或角化脱屑，乳头内陷，触之坚硬，部分形成溃疡，后期有乳头瘤样增殖。

4. 自觉瘙痒、麻木、刺痛。

5. 组织病理学显示表皮可见散在或成堆的 Paget 细胞。

五、鉴别诊断

1. 乳头湿疮 多为对称性损害，皮疹多形，边界不清，反复发生，无浸润，不坚硬。自觉瘙痒明显。

2. Bowen 病 可发生于任何皮肤与黏膜部位，累及乳头乳晕时，其组织病理多见角化不良及多核巨表皮细胞，无 Paget 细胞。

3. 乳头糜烂性腺瘤 皮损相似，但组织病理可见从表皮向下伸展的不规则扩张性管状结，无 Paget 细胞。

六、治疗

1. 内治法

（1）辨证施治

①肝经湿热证

主症：局部发红糜烂，流滋水，淋漓成片，瘙痒；舌质红，苔黄腻，脉滑数。

治法：清利肝胆湿热。

方药：龙胆泻肝汤酌加黄柏、苡米、苍术等。

②肝郁脾虚证

主症：乳头深红，乳晕色褐，境界清楚，上覆糠屑，瘙痒不止；伴精神抑郁，胸胁胀痛，月经不调；舌质淡红，苔薄白，脉弦细。

治法：舒肝健脾。

方药：逍遥散酌加川楝子、玄胡、乳香、没药等。

③气血两虚证

主症：病程日久，溃烂延扩，久而不瘥，皮色紫暗，乳头回缩，甚至破落，基底坚硬；舌质淡红，苔薄白，脉细。

治法：补益气血，佐以软坚。

方药：八珍汤合人参养营汤加减。

（2）中成药

①龙胆泻肝丸 5g，每日 3 次。适用于肝经湿热证。

②逍遥丸 5g，每日 3 次。适用于肝郁脾虚证。

③人参健脾丸 5g，每日 3 次。适用于气血两虚证。

2. 外治法

（1）渗出少者，可用青黛散调麻油外搽。

（2）渗出较多者，可选用苦参、黄柏、苍术、枯矾、儿茶等煎水外洗或湿敷。

3. 其他疗法

（1）针灸疗法：取乳根、肩井、膻中、三阴交，根据具体病情，可增补穴位和采用补泻手法，每日 1 次。

（2）气功疗法：可选用练功十八法、十二段锦、太极拳等。

七、预防与护理

1. 注意皮肤护理，及时清理创面，保持引流通畅。

2. 手术后增加营养，促进伤口愈合。

3. 定期复查，以防复发，以达早期发现，早期治疗的目的。

八、西医治要

1. 病因病理 西医认为，可能是起源于乳腺导管及顶泌汗腺导管开口部的原位癌向内侵入乳腺形成乳癌，向外侵入表皮，形成表皮损害。

2. 治疗 一般不需全身治疗，一旦确诊应尽快手术治疗。如合并乳腺癌时，则应作根治术，手术切除乳房或行乳房根治术，乳房外损害也应进行广泛深切除，以免复发。

第五节　翻花疮

翻花疮是发生在皮肤黏膜上的癌肿，以其病损部位溃破之后，不能愈合，胬肉突出疮口外翻，好似花蕊，头大根小，一旦碰伤，流血不止为主要临床特征。多发生于 50 岁以上男性。相当于西医的鳞状细胞癌。

一、病因病机

1. 外感毒邪 禀赋不耐，风、热、湿毒之邪乘虚内侵，造成气血凝结，阻滞经络，湿毒阻于肌肤而成。

2. 七情内伤 情志抑郁，肝失条达，郁久化火，灼伤阴血，以致肝郁血燥，气滞血瘀，蕴结不散，集结而成。

3. 年老体虚 年老体虚，肝肾不足，精气亏损，经脉失畅，运行不周，痰湿凝聚，气血郁阻，故肿块渐生。

二、临床表现

好发于头、面、颈、手背等暴露部位，亦可发生于龟头、女阴等处。多继发于自有皮肤病皮损基础上。

起初常为米粒至黄豆大小坚硬的丘疹或小结节，颜色淡红或鲜红，疮体根形散漫，濡肿，继而在疮顶或边缘，微高起于皮面，迅速增长形成表面粗糙、高低不平的肿块，色泽晦暗，或者顶透紫色，推之不动，固着甚紧。数月之后，疮面渐见溃烂，边缘高起呈堤状，溃

疡基底多高低不平,有污秽坏死组织形成的污灰色痂,有脓性渗出物,恶臭,易于出血。(见彩图24-1,彩图24-2)

自觉不同程度痒痛。

肿瘤生长迅速,病程慢性,易发生转移,一般预后较差。

三、实验室检查

组织病理　镜下可见瘤组织向下突破基底膜生长,真皮内可见浸润性生长的鳞状细胞团块。鳞状细胞分化程度不一,即所谓不典型或异形鳞状细胞,根据不典型细胞的比例,病理上可将鳞癌分为四级。

四、诊断依据

1. 好发于50岁以上的男性。
2. 好发于头、面、颈、手背等暴露部位,亦可发生于龟头、外阴等处。
3. 皮损初起为浸润肿块,以后为斑块、结节或疣状损害,颜色淡红或鲜红,日久表面形成溃疡,基底坚硬,边缘高起,表面可呈乳头瘤样或菜花样,易出血。
4. 后期疼痛剧烈。
5. 组织病理学检查:真皮内可见浸润性生长的鳞状细胞团块。

五、鉴别诊断

角化棘皮瘤　生长迅速,损害中央为充满角质的火山口样,不易溃破,并可自愈,组织病理可以鉴别。

六、治疗

1. 内治法

(1) 疮感风毒证

主症:疮疡日久不愈,胬肉外翻,头大蒂小形如菌状,色泽晦暗,时流腥臭脓水,易出血;舌质淡,苔黄,脉弦数。

治法:清肝解郁,息风化痰。

方药:逍遥散酌加防风、蜈蚣、天麻、羌活等。

(2) 肝郁血燥证

主症:皮损主要呈结节状或乳头状增生,溃后疮形干涸似有痂皮固着难以脱落,疮面高低不平,稍有触动则渗出血不止,其色鲜红,或有腥臭味;情志抑郁,心绪烦扰,口干咽燥,夜卧不宁;舌质红少津,苔薄黄,脉弦细或弦滑。

治法:舒肝解郁,养血润燥。

方药:丹栀逍遥散酌加草河车、土茯苓、半枝莲、山豆根、白花蛇舌草等。

(3) 湿毒聚结证

主症:皮肤肿块,溃破、溃疡表面污秽,湿烂流滋,恶臭;四肢困重,大便溏;舌红,苔黄腻，脉滑。

治法：除湿解毒，化瘀散结。

方药：除湿化瘀汤加减。

（4）肝肾亏损证

主症：疮面板滞，疮色灰褐或灰黑，疮顶腐溃，恶肉难脱，稍有触动，则污血外溢，自觉疼痛剧烈；同时伴有周身乏力，头昏目涩、食少无味、面目浮肿；舌淡少苔，脉细弱。

治法：滋养肝肾，扶正固本。

方药：人参养荣汤酌加杜仲、龟板、丹皮等。

2. 外治法

（1）本病初起，用藜芦膏外涂，每日换药 1 次。

（2）若疮形腐溃，状如菜花，时流污秽脓血，用五虎丹外敷，每 2～4 天换药 1 次。

3. 其他疗法

（1）针刺疗法

①火针：取患处局部穴位。用中、粗型火针或提针，用酒精灯烧红后，在皮损表面浅刺，用力均匀，浅刺点稀疏，1 周后可随痂皮脱落而愈。

②穴位注射：取肺俞、足三里、曲池、丰隆、风门及病变发生部位经络之穴等，每次取 2～3 穴，用维生素 $B_{12}100\mu g$ 或非那根 25mg，穴位注射，隔日 1 次。

（2）气功疗法：根据患者的具体病情，可选练气功、八段锦、太极拳、五禽戏等。

七、预防与护理

1. 讲究个人卫生，注意体表皮肤黏膜清洁、完好。
2. 保持心情舒畅，树立战胜疾病的信心。
3. 注意饮食清淡，进食易消化而有营养的食物。

八、西医治要

1. 病因病理　西医认为本病常发生于某些皮肤病的基础上，如光线角化病、慢性放射性皮炎、狼疮、慢性溃疡、烧伤瘢痕及黏膜白斑等，是发生于皮肤或黏膜上的一种恶性肿瘤。

2. 治疗

（1）全身治疗：对于有转移者，可酌情选用阿奇霉素、博莱霉素等抗癌药治疗。

（2）局部治疗：对未发生转移且分化较好的肿瘤应首选手术切除。对头面部肿瘤及分化程度较差的肿瘤可用 X 线放射治疗。

第二十五章

性传播疾病

第一节 梅 毒

梅毒是由梅毒苍白螺旋体引起的慢性性传播疾病，其特点是临床表现复杂，几乎可侵犯全身各器官，造成多器官的损害，危害性大，主要通过性交传染。本病中医称之为梅疮，文献中还有称为疳疮、杨梅斑、杨梅疹、杨梅痘、棉花疮、翻花杨梅疮、杨梅结毒、秽疮、广疮、花柳病等。

一、病因病机

梅毒的发病总由感染梅毒疫疬之气，伤及肌肤脏腑而成。当感染梅毒疫疬之气，化火生热，夹湿夹痰，外发肌肤、孔窍，内攻脏腑骨髓而为病。侵于阴器则生疳疮；流于经脉则现横痃；外发肌肤则见杨梅斑疹；流注关节则觉骨节酸痛，关节不利；蚀于五官则致喉烂、鼻缺、唇裂、齿脱；内攻脏腑则造成五脏俱伤，危及性命。共有三种传播途径。

1. 精化传染 即性交传染。由于不洁性交，致使梅毒疫疬之气由阴器直接感受，乘精泄之时，毒邪直入肝肾，深入骨髓，侵入关窍，外发于阴器，内伤于脏腑。

2. 气化传染 即为非性交传染。因接触被污染的被褥、浴具、厕所用具、毛巾、食具、衣物，或与梅毒患者接吻、触摸、同寝等，致使梅毒疫疬之气侵入人体，脾肺二经受毒，流注阴器，发为疳疮，泛于肌肤发为梅毒痘疹。

3. 胎传染毒 即是胎儿通过母体感染梅毒疫疬之气，毒气陷入营血，损伤脏腑筋髓，发于肌肤孔窍所致。

二、临床表现

临床上分一期梅毒，二期梅毒，三期梅毒，胎传梅毒类型。

1. 一期梅毒 感染后经过大约3周左右的潜伏期，在前后二阴或其他部分发生1厘米直径大小的稍隆起的硬性结节，表面轻度溃烂，有少量浆液性渗出物，无疼痛或有轻度疼痛，谓之硬下疳。其损害通常发生在冠状沟、阴茎、包皮，以及大小阴唇、唇或舌等处。硬下疳出现四周后可渐自消退，不留痕迹或仅留轻度萎缩性瘢痕。

2. 二期梅毒 以皮肤黏膜损害为主，亦可有骨骼、感觉器官及神经损害。多出现在感染后的10周以后或硬下疳消退6~8周后。

（1）二期梅毒的皮肤黏膜损害：又称二期梅毒疹，中医称之为杨梅疮。二期梅毒疹出现前，可先出现发热、头痛、骨节酸痛、咽喉肿痛等症状，2～3天后皮疹出现，全身症状消失。皮肤黏膜损害常由胸部开始，而后渐及腰腹、四肢屈侧、颜面及颈部，最后是手部。皮疹早期为直径约0.5cm大小的圆形或椭圆形淡红色斑，各个独立，不融合；亦可进一步出现斑丘疹、丘疹、鳞屑性丘疹及脓疱疹等。掌跖可见古铜色脱屑性斑疹。黏膜可出现黏膜炎或黏膜斑。外阴及肛门可发生扁平湿疣，其是特殊的丘疹性梅毒疹，呈扁平状或分叶状的疣状增生，直径约1～3cm，基底宽而无蒂，表面糜烂渗液，内含大量梅毒螺旋体，传染性极强。头发可呈虫蚀样脱落。浅表淋巴结肿大。不经治疗可持续1～2月，抗梅毒治疗后会迅速消退。

二期梅毒疹的特点：①皮疹泛发，对称性分布；②皮疹多形，可类似多种皮肤病；③皮疹和分泌物中有大量梅毒螺旋体，传染性很强；④皮疹一般无自觉症状；⑤大多数皮损无破坏性，不经治疗持续数周可自行消退。

（2）二期梅毒的骨关节损害：骨膜炎最为常见，常发生于长骨。患处骨膜轻度增厚，有压痛，关节次之，多为对称性关节腔积液、关节肿胀、压痛、酸痛，症状夜间加重，白天减轻，还可见到骨炎、骨髓炎、腱鞘炎或滑膜炎。

（3）二期梅毒眼损害：为虹膜炎、虹膜睫状体炎、脉络膜炎、视网膜炎、视神经炎、角膜炎、间质性角膜炎及葡萄膜炎，可造成视力损害。

（4）二期梅毒神经损害：主要有无症状神经梅毒、梅毒性脑膜炎、脑血管梅毒。

（5）二期梅毒性多发性硬化性淋巴结炎：全身无痛性淋巴结肿大、变硬。

（6）二期内脏梅毒：属二期梅毒少见病变，有肝炎、胆管周围炎、肾病、胃肠道疾病。

（7）二期复发梅毒：二期早发梅毒未经治疗或治疗不当，经2～3个月可自行消退，当患者免疫力降低，皮疹又重新出现称为二期复发梅毒。一般发生于感染后6个月～2年，发生率约为20%。除皮疹可复发外，眼、骨骼、内脏损害亦可复发。

3. 三期梅毒　三期梅毒又称为晚期梅毒，中医称为杨梅结毒。早期梅毒未经治疗或治疗不充分，经过一定的潜伏期，一般为3～4年，最长可达20年，有40%梅毒患者发生三期梅毒。三期梅毒传染性弱或无，但对机体的破坏性大，除皮肤黏膜、骨骼损害外，还可侵犯内脏，特别是累及心血管及神经系统等重要器官，可危及生命。

（1）三期梅毒皮肤黏膜损害：主要有结节性梅毒疹、树胶肿、近关节结节等。

结节性梅毒疹好发头面、背及四肢伸侧，为一群约0.3～1.0cm大小的浸润性结节，呈铜红色，表面光滑或附有鳞屑，质硬，无自觉症状。有的顶端坏死、软化形成糜烂或溃疡。愈后留下浅表萎缩性瘢痕和色素沉着或减退斑，边缘可出现新损害，新旧皮疹此起彼伏，迁延数年。

树胶肿是晚期梅毒的典型损害，是三期梅毒的标志。初为皮下暗红色结节，渐增大约3～5cm，中心软化破溃，溃疡为肾形及马蹄形，境界清楚，边缘锐利，基底呈紫红色，溢出状如阿拉伯树胶的黄色或乳黄色的具有很强黏性的胶状分泌脓液，损害迁延数月、数年，愈后留下萎缩性瘢痕，可发生于全身各处，以小腿多见，常单发，无自觉症状。树胶肿除发生于皮肤黏膜，还可发于骨骼及内脏。

近关节结节又称梅毒性纤维瘤，为无痛性、生长缓慢的皮下纤维结节，表现为豌豆至胡桃大小，圆形、椭圆形硬结节，对称分布于肘、膝、髋关节附近，表面皮色正常，无自觉症状，可保持数十年不变。

（2）三期骨梅毒：其发病率仅次于皮肤黏膜损害，常见有长骨的骨膜炎、骨髓炎、骨炎、骨树胶肿、关节炎等。

（3）三期眼梅毒：与二期梅毒眼损害相同，出现间质性角膜炎、虹膜睫状体炎、视网膜脉络膜炎、视神经炎、原发性视神经萎缩等。

（4）晚期心血管梅毒：晚期梅毒可使任何一个脏器受累，但以心血管梅毒最为多见，占晚期梅毒的10%，其中85%发生在主动脉，感染后10~20年才产生明显的症状和体征。常见的有单纯性梅毒主动脉炎、梅毒性主动瓣关闭不全、梅毒性冠状动脉口狭窄、梅毒性主动脉瘤、梅毒性心脏树胶肿。

（5）三期神经梅毒：又称晚期神经梅毒，约占晚期梅毒的10%，多在感染后3~20年发生，主要有脑膜血管型梅毒、脊髓痨、麻痹性痴呆、视神经萎缩。

4. 胎传梅毒 一般出生后不久至2岁前出现症状的称之为早期胎传梅毒；2岁后出现症状的称之为晚期胎传梅毒。

（1）早期胎传梅毒约在出生后3周内出现临床症状，表现为早产、消瘦、失水、发育差、皮肤松弛，貌似老人，躁动不安，表情痛苦，出现与后天二期梅毒相似的斑疹、丘疹、水疱、大疱性皮损、扁平疣，口周及肛周放射性皲裂及瘢痕是其特征性表现。除皮肤损害外，还有堵塞性鼻炎、马鞍鼻；梅毒性指炎、梭形指；脊髓炎、梅毒性假瘫；肝脾肿大，贫血，血小板减少等。

（2）晚期胎传梅毒约从4~8岁后发病，晚可至20~30岁。损害大致与晚期后天梅毒相似。临床表现可分为两大组，一组为永久性损害，可见前额圆凸、佩刀胫、赫氏齿、桑椹齿、马鞍鼻，锁骨、胸骨关节肥厚及视网膜炎等，为早期损害所致，无活动性；另一组是有活动性的临床表现，可见实质性角膜炎、神经性耳聋、肝脾肿大、脑脊液异常、鼻或腭树胶肿、关节炎、皮肤黏膜多形损害等。

三、实验室检查

1. 组织及体液中梅毒螺旋体的检查 用暗视野显微镜检查病损内的梅毒螺旋体，对早期梅毒诊断有重要价值，还可进行免疫荧光染色或直接荧光抗体试验等。

2. 梅毒血清试验 根据所用的抗原不同而分为两类：①非螺旋体抗原血清试验，用心磷脂做抗原，检测血清中的抗心磷脂抗体；②螺旋体抗原血清试验，用活或死的梅毒螺旋体或其成分来检测抗螺旋体抗体。

3. 脑脊液检查 梅毒螺旋体侵犯中枢神经系统后，早期即可用检查脑脊液来发现，而且经青霉素治疗后可消除中枢神经系统的梅毒病变，因此检查脑脊液对梅毒病人很重要。检查主要有三个方面：①细胞计数，如白细胞≥10×10^9/L，提示神经系统有炎症现象；②蛋白测定，总蛋白量增加或两种蛋白比例发生改变，提示异常现象，检测脑脊液中的IgM及高分子蛋白有助于评价神经系统的活动性；③抗心磷脂抗体试验，敏感性不高，部分活动性神经梅毒此试验可呈阴性反应，但特异性高，如试验阳性，具有诊断价值。

四、诊断依据

（一）一期梅毒

1. 病史　有感染史，潜伏期一般为 2～3 周。

2. 临床表现　①典型硬下疳，一般单发，1～2cm 大小，圆形或椭圆形，稍高出皮面，呈肉红色的糜烂面或潜在性溃疡。创面清洁，分泌物少，周边及基底浸润明显，具软骨样硬度，无痛；②腹股沟或患部临近淋巴结可肿大，常为数个，大小不等，质硬，不粘连，不破溃，无痛。（见彩图 25-1）

3. 实验室检查　①暗视野显微镜检查：皮肤黏膜损害或淋巴结穿刺液可见梅毒螺旋体。②梅毒血清学试验：梅毒血清学试验阳性，如感染不足 2～3 周，非梅毒螺旋体抗原试验，可为阴性，应于感染 4 周后复查。

（二）二期梅毒

1. 病史　有感染史，可有一期梅毒史，病期 2 年以内。

2. 临床表现　①皮疹为多形态，包括斑疹、斑丘疹、丘疹、鳞屑性皮疹及脓疱等，常泛发对称；掌跖易见暗红斑及脱屑性斑丘疹；外阴及肛周皮疹多为湿丘疹及扁平湿疣等，不痛但瘙痒，头部可出现虫蛀样脱发。二期复发梅毒，皮损局限，数目较少，尚可见环形皮疹。②口腔可发生黏膜斑，尚可出现眼损害、骨损害、内脏及神经系统损害等。③全身可出现轻微不适及浅表淋巴结肿大。

3. 实验室检查　①暗视野显微镜检查：二期皮疹，尤其是扁平湿疣、湿丘疹及黏膜斑，易查见梅毒螺旋体；②梅毒血清学试验为强阳性。

（三）三期梅毒（晚期梅毒）

1. 病史　有感染史，可有一期或二期梅毒史，病期 2 年以上。

2. 临床表现　常见结节性皮疹、近关节结节及皮肤、黏膜、骨骼树胶肿等，心脏血管系统受累以单纯性主动脉炎、主动脉瓣闭锁不全和主动脉瘤多见，中枢神经系统病变以梅毒性脑膜炎、脊髓痨和麻痹性痴呆多见。

3. 实验室检查　①梅毒血清学试验：非梅毒螺旋体抗原试验大多阳性，亦可阴性，梅毒螺旋体抗原试验为阳性；②组织病理检查：有三期梅毒的组织病理变化；③脑脊液检查：梅毒侵犯神经后，白细胞 $\geq 10 \times 10^9/L$。

（四）潜伏梅毒（隐性梅毒）

1. 有感染史，可有一期、二期或三期梅毒病史。
2. 无任何梅毒性的临床症状和体征。
3. 非梅毒螺旋体抗原试验 2 次以上阳性或梅毒螺旋体抗原试验阳性（需排除生物学假

阳性），脑脊液检查阴性。

4. 病期 2 年内为早期潜伏梅毒，2 年以上为晚期潜伏梅毒。

（五）先天梅毒（胎传梅毒）

1. 病史 生母为梅毒患者。

2. 临床表现 ①早期先天梅毒（2 岁以内）：相似获得性二期梅毒，但皮损常有红斑、丘疹、糜烂、水疱、大疱、皲裂和软骨骨炎、骨炎及骨膜炎，可有梅毒性鼻炎及喉炎、淋巴结肿大、肝脾肿大、贫血等；②晚期先天梅毒（2 岁以上）：相似获得性三期梅毒，但有间质性角膜炎、赫秦生齿、马鞍鼻、神经性耳聋等较常见的特征，还可出现皮肤、黏膜树胶肿及骨膜炎等；③先天潜伏梅毒：除感染源于母体外，余同获得性潜伏梅毒。

3. 实验室检查 ①早期先天梅毒皮肤及黏膜损害中可查到梅毒螺旋体；②梅毒血清学试验阳性。

（六）妊娠梅毒

孕期发生或发现的活动性梅毒或潜伏梅毒称妊娠梅毒。

五、鉴别诊断

梅毒与其他相类似疾病，主要根据病史、临床表现及实验室检查鉴别。

1. 一期梅毒应与软下疳、生殖器疱疹、急性女阴溃疡、白塞病、固定性药疹、糜烂性龟头炎等鉴别。

2. 二期梅毒应与银屑病、湿疹、玫瑰糠疹、药疹、多形红斑、花斑癣、扁平苔藓、溃疡性口腔炎、鹅口疮等鉴别。扁平湿疣应与尖锐湿疣鉴别。

3. 三期梅毒应与寻常狼疮、颜面糜烂性狼疮、结核病、慢性下肢溃疡、孢子丝菌病、放线菌病等鉴别。

六、治疗

根据梅毒的病因病机，本病中医治疗总的治法是清血解毒，早期梅毒用清血解毒，祛湿消疮，化斑散结。晚期梅毒则应扶正祛邪，补阳养阴，滋肾填髓，清血解毒。

1. 内治法

（1）肝经湿热

主症：多见于精化感染者，症见外阴疳疮，质硬而润，或伴横痃，或下肢、腹部、下阴出现杨梅疮；兼见口苦口干，小便黄赤，大便秘结；舌红，苔黄腻，脉弦滑。

治法：清热利湿，解毒驱梅。

方药：龙胆泻肝汤加减。

（2）肺脾蕴毒

主症：多见于气化染毒者，症见疳疮多发于手指、乳房等处，杨梅疮多见于躯干上部；兼见纳呆脘闷，胸膈痞满，身体沉重；舌唇淡红，苔薄白或薄黄，脉濡或滑。

治法：清泄肺脾，解毒驱梅。

方药：土茯苓合剂加减。

（3）血热蕴毒

主症：多见于杨梅疮，疹色紫红，不痛不痒；兼见口干咽燥，口舌生疮，大便秘结；舌质红绛，苔薄黄干，脉细数。

治法：凉血解毒，驱梅消斑。

方药：清营汤合土茯苓合剂加减。

（4）毒结筋肌证

主症：见于杨梅结毒，病程日久，肌肤溃烂、流液如胶，骨骼作痛，行走不便；舌质暗，苔薄白或灰黄，脉沉细涩。

治法：益气养血，托里解毒，通络生肌。

方药：黄芪内托散加减。

（5）肝肾亏损

主症：见于晚期梅毒髓痨者，证见两足瘫痪或痿软不行，筋骨窜痛，腰膝酸软，小便困难；舌质淡，苔薄白，脉沉细弱。

治法：滋补肝肾，填精补髓。

方药：地黄饮子加减。

（6）心肾亏虚证

主症：见于心血管梅毒患者，证见心慌气短，神疲乏力，下肢浮肿，唇甲青紫，腰膝酸软，动则气喘；舌淡有齿痕，苔薄白而润，脉弱或结代。

治法：养心补肾，祛瘀通阳。

方药：苓桂术甘汤加味。

2. 外治法

（1）硬下疳，用鹅黄散（雄黄 3g，轻粉 3g，煅石膏 3g，黄柏 3g 共研细末），撒患处。或用珍珠散（珍珠 0.3g，轻粉 1.5g，冰片 0.3g，煅炉甘石 1.5g，儿茶 1.5g，雄黄 1.5g，黄连 1.5g，黄柏 1.5g 共研细末），撒患处。

（2）横痃或杨梅结毒未溃时，选用冲和膏、醋、酒各半调成糊状外敷或用金黄膏、四黄膏外敷。

（3）横痃及杨梅结毒破溃，可用珍珠粉撒在创面，外敷四黄膏，每日 1 次；待其腐脓去后，再用生肌膏外敷。

（4）杨梅疮，可用中药如公英、茵陈、地肤子、白鲜皮、苦参等煎水外洗。

3. 其他疗法　穴位注射适用晚期梅毒，选用肺俞、心俞、肝俞、脾俞、肾俞、膀胱俞。可用复方丹参注射液 4ml，或维生素 B_1 100mg 加维生素 B_{12} 500μg，或胎盘组织液 4ml 左右穴位注射。每日 1 次或两日 1 次，10 次为 1 疗程。

早期梅毒经正规足量驱梅治疗，95% 以上是可以治愈的，晚期梅毒经治疗后可以制止梅毒病变的进展，由于已经形成重要器官的破坏，可以留下很多器官损害的后遗症，严重时危及性命，预后不良。

七、预防与调理

1. 加强社会的健康教育，普及性知识及性病的防治知识。

2. 及早发现，及早期诊断，早期治疗，治疗药物要足量。

3. 其用过的物品，应严格消毒。其家属及密切接触者，应及早进行检查，必要时做预防性治疗，并做好追踪随访。

4. 饮食宜清淡，可酌情加大土茯苓剂量，或者加服绿豆汤之类。

八、西医治要

1. 病因病理 西医认为梅毒是由梅毒螺旋体感染而致，梅毒的传染源主要是梅毒病人，其主要通过性接触传播，也可通过接触病人的皮损病变、分泌物、血液或间接接触被污染的物品、输入污染的血液制品而感染，孕妇血中的梅毒螺旋体可通过胎盘传染给胎儿，孕妇分娩时产道有梅毒病变，也偶尔感染胎儿。一旦感染梅毒螺旋体，其可侵犯全身任何器官而发生各种病变。感染梅毒螺旋体后，梅毒螺旋体在感染部位大量繁殖，并通过淋巴管进入淋巴结，再经静脉进入血循环，继而全身播散。

2. 治疗 青霉素为梅毒之特效药，且早期治疗有95%的治愈可能性，可有效地预防晚期梅毒的出现，故治疗上应及早应用青霉素。

（1）青霉素疗法：①苄星青霉素G（长效西林）240万单位，分两侧臀部肌注，每周一次，共2~3次；②普鲁卡因青霉素G 80万单位/日，连续10~15天，总量800万~1200万单位。

（2）对青霉素过敏者：①盐酸四环霉素500mg，每日4次，口服，连续15天；②强力霉素100mg，每日2次，连续15天。晚期梅毒已造成组织器官损害，此时宜用中药调理，改善症状，改善患者生存质量。

第二节 淋 病

淋病是一种由淋球菌所致的泌尿生殖系统的性传播疾病。以尿频、尿急，尿道刺痛或尿道溢脓，甚则排尿困难为临床特征。本病常有不洁性交史，青壮年多发，男性多于女性，发病率居性传播疾病的次位。本病相当于中医的"淋浊"、"精浊"、"白浊"、"花柳毒淋"范畴。

一、病因病机

中医认为本病总因外感淫毒、恋邪伤精而成。

1. 房事不洁，淫毒外感，湿热内蕴，邪毒下注膀胱所致。

2. 劳欲伤肾，忧思伤心，心肾虚亏，水火不济，致阴阳升降失常，相火妄动而成。

3. 邪恋日久，伤及脾肾，脾虚不能分清泌浊，肾虚不能固脱下元。

湿热下注，阻滞于膀胱及肝经，局部气血运行不畅，故尿痛；湿热壅盛，热灼下焦，则尿频、尿急；湿热熏蒸，败精而腐，或脾肾虚损，下元不固，则淋浊时下；湿热浊邪久恋，损津耗气，阻滞气血，久病及肾，导致脾肾虚亏，瘀结内阻，加之患者调摄不当，复感外邪，则病程反复，迁延难愈，甚至加重。

二、临床表现

1. 男性淋病　本病男性主要侵犯尿道，亦并发于前列腺、精囊、输精管及附睾等部位。初起时多先出现排尿困难、尿频、尿急、尿痛，尿道分泌物增多，开始为浆液性，逐渐转为脓性，尤以晨起最多，常封住尿道口，称"糊口"现象。尿道口潮红，浮肿。尿频、尿急、尿痛及排尿困难是淋病的特征之一。由于炎症刺激，男性阴茎可有痛性勃起。可伴发热、腹痛、疲倦乏力等全身症状。男性合并症主要为前列腺炎、精囊腺炎、睾丸炎。（见彩图25-2）

2. 女性淋病　60%~80%的患者无症状或症状轻微，成为淋病传播的潜在来源。女性最常受累的部位为子宫颈内膜，其次为尿道。女性淋病患者多有白带增多，常为脓性，有时略带血，味臭，宫颈口周围糜烂，如感染宫颈，则有宫颈触痛及性交痛，偶有腹痛或腰痛。尿道炎症状较轻，可表现为尿频、尿急、尿痛，挤压尿道口有脓性分泌物溢出。淋球菌上行可并发盆腔炎，包括输卵管炎、子宫内膜炎、腹膜炎等，偶可继发卵巢脓肿、盆腔脓肿，表现为发热、下腹坠胀、腰痛、性交痛、不正常子宫出血、双侧附件压痛、不孕等。

3. 儿童淋病

（1）幼女外阴阴道炎：幼女淋菌性外阴及阴道炎表现为外阴红肿，阴道及尿道有黄绿色脓性分泌物等。

（2）新生儿淋菌性眼结膜炎：主要由产道感染引起，多为双侧，表现为结膜充血水肿，大量脓性分泌物，甚至引起角膜穿孔，导致失明。

4. 其他部位淋病　除泌尿生殖系统症状，还可见于眼结膜、咽喉、直肠，全身性的败血症少见。

淋球菌感染眼结膜则表现为眼结膜充血水肿，脓性分泌物增多，严重时可致角膜炎，甚至角膜溃疡、穿孔，导致失明。

5. 播散性淋球菌感染　较少见。淋球菌入侵血液可出现发热、寒战、全身不适等症状，典型表现为淋菌性关节炎、淋菌性败血症、脑膜炎、心内膜炎、心包炎及皮肤损害。

三、实验室检查

1. 泌尿生殖道标本涂片　女性从尿道或宫颈取材，男性取尿道口分泌物涂片，革兰染色镜检，见到脓细胞内有革兰阴性双球菌者为阳性。本方法对急性期男性病人有诊断价值，不推荐用于诊断女性淋病和口咽部淋病。

2. 淋球菌培养及药敏试验　淋球菌培养是淋病的确诊试验。药敏试验可以协助临床药物治疗，也有助于监测淋球菌耐药的流行情况。女性患者推荐宫颈分泌物取材培养以确诊，慢性男性淋病患者，最好取前列腺液及尿道分泌物同时培养，以提高检出率。

3. 抗原检测方法 已有免疫荧光及酶联免疫技术诊断淋病，但敏感性和特异性都较差。

四、诊断依据

1. 病史 有不洁性接触史，或其他直接或间接接触患者分泌物史。

2. 临床表现 尿频、尿急、尿痛、排尿困难、尿道口溢脓。女性白带增多，味臭。

3. 实验室检查 急性期男性病人尿道口分泌物涂片阳性有诊断价值，淋球菌培养是淋病确诊的重要依据。

五、鉴别诊断

表 18-1 主要与非淋菌性尿道炎相鉴别

鉴别要点	淋菌性尿道炎	非淋菌性尿道炎
潜伏期	2~3 天	1~3 周或更长
排尿困难、尿痛	多见	轻度或无
全身症状	常见，明显	较轻
尿道分泌物	常见，量多，多呈脓性	少或无，多为稀薄黏液
脓细胞内革兰阴性双球菌	（+）	（-）
病原体培养	革兰阴性双球菌	沙眼衣原体，解脲支原体、滴虫、白色念珠菌等

六、治疗

1. 内治法

（1）辨证论治

①湿热下注证

主症：小便频数涩痛，尿量小而尿意不尽，甚或尿道口时时流溢出泔水样或脓性分泌物；伴小腹拘急，会阴胀痛或腰腹沉重下坠，睾丸胀痛或女性外阴潮红充血，白带量多，色黄质稠，味臭，口苦口干；舌红，苔黄腻，脉滑数。

治法：清热化湿，解毒利浊。

方药：龙胆泻肝汤加减。

②相火妄动证

主症：尿浊如泔浆，或如脓涕，腥臭味重；伴有头昏耳鸣，心悸多梦，咽干口渴，颧红盗汗，腰膝酸软，大便干结；脉细数，舌红，苔薄。

治法：滋阴降火，通淋利尿。

方药：知柏地黄汤加减。

③脾气下陷证

主症：小便热赤涩痛不甚，淋涩不已，色如乳浆或米泔，反复发作，时作时止，日久不愈，劳累后加重；伴倦怠乏力，面黄无华，食少纳差，或有腰酸遗精；舌淡，苔白，脉细弱。

治法：健脾升阳，除湿化浊。

方药：补中益气汤加味。

④脾肾虚损证

主症：淋证日久，少量清稀分泌物，溺沥不爽，遇劳发作或加甚；伴有面色萎黄，纳谷不香，气短神疲，四肢不温，腰腿酸软，少腹重坠；脉虚缓，舌质淡红，苔白滑。

治法：健脾补肾，扶正固本。

方药：无比山药丸加减。

（2）中成药

①龙胆泻肝丸6g，内服，每日2次，适用于湿热下注者。

②知柏地黄丸10g，内服，每日2次，适用于相火妄动者。

③尿路清合剂50ml，内服，每日2次，适用于湿热下注者。

④八正合剂15～25ml，内服，每日3次，用时摇匀，适用于湿热下注者。

⑤补中益气丸9g，内服，每日2次，适用于脾气下陷者。

2. 外治法

（1）苦参汤：苦参、菊花、银花、黄柏、蛇床子适量煎水外洗。

（2）二矾汤：白矾、皂矾、侧柏叶适量煎水外洗。

（3）洁身纯：1:20稀释后外洗。

3. 其他疗法

（1）体针：主穴取膀胱俞、三阴交、中极、阴陵泉、行间；血尿加血海，气虚加气海、足三里，脾虚加脾俞，肾虚加肾俞。

（2）灸法：用于虚证。取脾俞、曲泉，直接灸，每次5～10分钟；间接灸，可在姜片上灸6～7壮，每日1次。

七、预防与调摄

1. 避免非婚性接触及多性伴侣，防止性病传染。

2. 避免在公共场所感染。宜使用蹲式便器。坐式马桶，使用前注意先擦干净，垫上纸后再用。

3. 淋病患者在未治愈前避免性行为。

4. 患病期间禁酒，不吃辛辣及虾、蟹等食物，多饮水。

5. 家庭中有淋病患者的要做好必要的隔离，浴巾、脸盆、浴缸、便器等分开使用，患者用过的物品应及时消毒。煮沸、日光暴晒、市售含漂白粉和碘附的消毒剂都有很好的杀菌作用。

6. 患病后及时、足量、规律用药，治疗后一定要做细菌学检查。

7. 患者的配偶和性伴侣需同时到医院做检查和治疗。

八、西医治要

1. 病因病理　西医认为，淋病由淋球菌（淋病奈瑟菌）引起。淋球菌有黏附宿主黏膜的特性，尤其对黏膜柱状上皮细胞黏附性最强。淋球菌进入尿道或宫颈后，细胞的菌毛、外膜蛋白Ⅱ迅速使淋球菌黏附于上皮细胞，淋球菌被上皮细胞吞食，并在其中开始增殖。上皮细胞受到损伤，发生溶解，将淋球菌释放到黏膜下层，通过脂多糖内毒素与宿主补体协同作用，造成局部炎症反应。1~2 天后炎症加重，黏膜广泛水肿，白细胞聚集，上皮细胞坏死与脱落，出现大量脓液。淋球菌侵犯泌尿生殖道的腺管及陷窝，炎症严重时腺管开口被阻塞，可形成腺管和陷窝的脓肿。淋球菌上行蔓延时，男性可并发前列腺、精囊、输精管及附睾的炎症；女性可并发子宫内膜、输卵管及盆腔腹膜的炎症。炎症消退后黏膜组织由结缔组织所替代。炎症反复发作，结缔组织纤维化可导致管道狭窄，如尿道狭窄，男性输精管阻塞及女性输卵管阻塞，产生不育及宫外孕。淋球菌也可进入血液循环，引起败血症及播散型淋病。

2. 治疗 目前我国的淋病治疗推荐方案如下。

（1）无合并肛门、生殖器感染（尿道炎、宫颈炎、直肠炎）者：头孢曲松 250mg，单剂肌注；或大观霉素 2g（女性用 4g），单剂肌注；或氧氟沙星 400mg，顿服；或环丙沙星 500mg，顿服；或头孢噻肟 1g，单剂肌注。

（2）淋球菌眼炎

①成人：头孢曲松 1g，肌注，每日 1 次，连续 7 天；或大观霉素 2g，肌注，每日 1 次，连续 7 天。

②新生儿：头孢曲松 25~50mg/kg，肌注或静脉注射，每日 1 次（一日量不超过 125mg），连续 7 天；或大观霉素 40mg/kg，肌注，每日 1 次，连续 7 天。

③局部处理：灭菌生理盐水仔细冲洗患眼，每 1 小时冲洗 1 次，直至无分泌物，也可用 0.5% 红霉素眼膏或 1% 硝酸银滴眼液点眼。

（3）有合并症的淋病（淋菌性输卵管炎、附睾炎）患者：头孢曲松 250~500mg，肌注，每日 1 次，连续 10 天；或大观霉素 2g，肌注，每日 1 次，连续 10 天；或氧氟沙星 300mg，口服，每日 2 次，连续 10 天。

对输卵管炎者尚需加用甲硝唑 400mg，口服，每日 2 次，连续 10 天；多西环素 100mg，口服，每日 2 次，连续 10 天。

（4）播散性淋球菌性感染：头孢曲松 1g，肌注或静脉注射，每 24 小时 1 次，连续 10 天以上；或大观霉素 2g，肌注，每日 2 次，连续 10 天以上。脑膜炎疗程 2 周，心内膜炎疗程 4 周。

（5）儿童淋球菌感染：头孢曲松 125mg，单剂肌注；或大观霉素 40mg/kg，单剂肌注，最大剂量不超过 2g。

（6）妊娠期淋球菌感染：头孢曲松 250mg，单剂肌注；或大观霉素 4g，单剂肌注。氧氟沙星、环丙沙星等喹诺酮类药物禁用于妊娠期、哺乳期及 17 岁以下青少年。

（7）合并沙眼衣原体或支原体感染者，可使用四环素类或喹诺酮类药物治疗。

第三节　非淋菌性尿道炎

非淋菌性尿道炎是一种由淋球菌以外的其他病原体引起的尿道炎。以尿道黏液脓性或浆液性分泌物，伴尿痛，而尿道分泌物及培养淋球菌均阴性为临床特征。青壮年好发，发病率目前已位居性传播疾病首位。本病相当于中医"溺浊"、"白浊"的范畴。

一、病因病机

本病总因外感浊邪，病久至虚而成。

1. 房事不洁，感受秽浊之邪，酿成湿热，下注膀胱，熏灼尿道而成。

2. 肝气郁久化火，下侵膀胱，气化不利，水道不行而为淋。

3. 房劳伤肾或久病、药毒损阴耗气，致脾肾亏虚，气化失常，水道不畅，不能摄纳脂膏而发淋证。

湿热下注，阻滞于膀胱及肝经，局部气血运行不畅，故尿痛；湿热熏蒸，败精而腐，或脾肾虚损，下元不固，则淋浊时下；浊邪久恋，损津耗气，或劳欲过度，戕伤肾元，或药毒所伤，损及脾肾，致下元虚冷，固摄无权，更易复感邪毒或邪毒不易祛除，则病程反复，迁延难愈。本病以虚实而论，实证系湿热下注，病位在脾胃、肝胆、膀胱；虚证乃脾肾不足，病位在肾、脾、膀胱。

二、临床表现

潜伏期 1~5 周，平均 2~3 周之间。临床表现与淋病大致相同，表现为尿道内的刺痒，伴尿急、尿痛和（或）排尿困难等尿道症状，一般无全身症状。本病症状略轻于淋病，不少患者可无症状，容易漏诊。

本病男性主要侵犯尿道，有合并症时，并发于前列腺、精囊、附睾等部位；女性主要感染部位是宫颈，其次是尿道。眼部感染主要见于新生儿。关节、直肠等部位也可受累。

本病男性以尿道炎、女性以宫颈炎为主要表现。男性患者常感尿道内不适，发痒，烧灼感或排尿困难、疼痛，少数有尿频，时轻时重。检查见尿道口轻度红肿，分泌物稀薄、量少，为浆液性或脓性。长时间不排尿或早晨首次排尿前可见到溢出尿道口的分泌物污染内裤，结成黏糊状，可封住尿道口（俗称为"糊口"）。不少患者可无任何症状或症状不典型，仅有全身不适，下腹坠胀及腰酸等；部分患者同时合并淋球菌感染时则症状较重。女性患者的症状常表现不明显或无症状。当有尿道炎时，约有 50% 的患者有尿急、尿频及排尿困难，但无尿痛症状或仅有轻微尿痛。检查尿道口可有潮红和肿胀，压迫尿道可有少量淡黄色分泌物。宫颈是女性主要感染部位，表现为宫颈糜烂，白带增多，阴道和外阴瘙痒，下腹部不适等症，容易误诊为一般性妇科疾病。此外，如母亲有衣原体感染，新生儿通过产道时，约 1/3 可发生眼结膜炎，表现为眼部的黏液脓性分泌物，1/6 可引起衣原体肺炎。（见彩图 25 - 3）

男性前列腺炎、精囊精索炎、附睾炎，女性急、慢性输卵管炎、子宫内膜炎、宫外孕、宫颈炎以及男女不孕不育等是本病常见并发症。另外，1%～2%的患者由于自身接种可并发眼结膜炎。患者同时有尿道炎、眼结膜炎和多发性对称性关节炎时，称为Reiter病。偶有并发非淋菌性直肠炎。本病对于孕期女性患者的危害较大，容易造成宫外孕、不孕症、自发性流产、宫内死胎、新生儿结膜炎等。

一般来说，部分非淋菌性尿道炎患者不经过治疗，可在1～3个月内自愈。沙眼衣原体感染患者如不治疗，虽然症状可自行减轻，但无症状感染可持续数月或数年。

三、实验室检查

沙眼衣原体和解脲支原体、滴虫、白色念珠菌等检查方法如下。

1. 标本的采取　男性一般取材泌尿生殖道拭子或前列腺液，女性宜宫颈内取材。尿道、阴道分泌物及尿液并不是合适的标本。

2. 衣原体检测

（1）衣原体细胞培养：对沙眼衣原体敏感的细胞株为Mocov细胞、Hela－229细胞或BHK细胞，孵育后，用单克隆荧光抗体染色，培养法敏感性为80%～90%，阳性即可确立诊断。

（2）衣原体细胞学检查法：衣原体的原体及包含体可在感染细胞中见到，从感染部位采取细胞标本做涂片，姬姆萨染色包含体呈蓝色或暗紫色，碘染色呈棕褐色。

（3）衣原体酶免疫检查：此法用酶标试验检查标本中的衣原体抗原。

（4）衣原体聚合酶链式反应（PCR）检测：PCR即将标本中数目有限的标本DNA或RNA序列（MOMP的129碱基对）成百万倍的放大，使敏感性和特异性大为提高，检测迅速，对高危人群筛选较好。

（5）据报道近年来亦有用比较连接酶链反应（LCR）、荧光定量聚合酶链反应（FQ－PCR）检测沙眼衣原体。

3. 支原体检测

（1）支原体培养：常用培养基为牛心浸液和蛋白胨，并含1%新鲜酵母浸液，10%～20%动物血清及0.5%氯化钠，还可加葡萄糖和精氨酸以促进MH和MG生长，加入尿素以供支原体代谢，青霉素抑制杂菌。初步鉴定包括"煎蛋样"菌落及Dienes染色观察和生化试验，并可用荧光或免疫酶法直接对菌种检定。

（2）血清学诊断试验：酶联免疫吸附试验（ELISA）敏感性高；微量免疫荧光法（MIF）具有快速特点。

（3）生物学方法：利用DNA探针，其敏感性稍差，但特异性高。聚合酶链反应（PCR），敏感性、特异性均高。

4. 白色念珠菌检测　此病原体的检出主要针对男性，取前列腺液后可进行以下检测。

（1）直接镜检：用10%氢氧化钾或生理盐水制片，镜下可见成群的卵圆形孢子和假菌丝，较多时说明处于致病阶段。

（2）染色法检查：可用革兰染色法、刚果红染色或PAS染色法，染色后镜检，其阳性率均比直接镜检高。

（3）培养检查：标本接种于 Sabouraud 葡萄糖蛋白胨琼脂，置于25℃～35℃孵育，可见乳酪样酵母形菌落生长，光镜下可见芽生孢子，圆形、卵圆形或长椭圆形，大小约 $2.5\mu m \times (3～14\mu m)$，单个散在或群簇或排列成链状。

5. 滴虫检测 此种病原体检测亦主要针对男性。

（1）悬滴法（湿片法）：取尿道口分泌物和前列腺液做薄片或培养，检验时应注意标本的保暖，否则虫体死亡后变圆，难与细胞鉴别。

（2）培养法：常用培养基有肝浸液培养基和蛋黄浸液培养基。取检验标本接种于培养基内，至37℃温箱中培养48小时，然后镜检。本法常作为临床疑难病例的确诊和疗效观察的依据。

四、诊断依据

1. 病史 有不洁性交史。

2. 临床表现 男性患者尿道口常有浆液性或黏液脓性分泌物、尿痛，女性患者可有尿频及排尿困难，如波及宫颈时，表现为宫颈炎症或糜烂，分泌物增多，阴道及外阴瘙痒。

3. 实验室检查 各种实验室检测查无淋球菌，但可有衣原体、支原体、滴虫、白色念珠菌等。

五、鉴别诊断

主要与淋菌性尿道炎相鉴别，参考"淋病"一节。

六、治疗

1. 内治法

（1）辨证施治

①湿热下注证

主症：尿道外口微红肿，有少许分泌物，或晨起尿道口被少许分泌物黏着，小便频数、短赤、灼热、有刺痛感、急迫不爽；口苦；舌红苔腻，脉数。

治法：清热利湿，通淋解毒。

方药：八正散加减。

②肝郁气滞证

主症：小便涩痛，尿不净感，小腹满痛或胸胁隐痛不适，尿道可有刺痒或似虫爬感；情志抑郁，或多烦善怒，口苦；舌红，苔薄或薄黄，脉弦。

治法：清肝解郁，利气通淋。

方药：舒肝通淋方。

③肝肾阴虚证

主症：排尿不畅或尿后余沥不尽，尿管内口干涩感，或刺痒不适日久不愈，反复发作；腰膝酸软，失眠多梦，口干心烦，尿黄便结；舌红少苔，脉细数。

治法：滋阴清热。

方药：知柏地黄丸加减。

④脾肾亏虚证

主症：病久缠绵，小便淋沥不尽，时作时止，遇劳即发，尿道口常有清稀分泌物，排尿时有不适；腰膝酸软，便溏纳呆，面色少华，精神困惫，畏寒肢冷；舌质淡，苔白，脉细弱。

治法：补肾健脾，通淋化浊。

方药：无比山药丸加减。

（2）中成药

①穿心莲片3~5片，每日3次，连服5日，2周为1个疗程，适用于湿热下注。

②知柏地黄丸10g，每日2次，连服6日，停1日，1个月为1个疗程，用于肾阴亏虚。

③尿路康冲剂2包，每日3次，适用于各型患者。

④八正合剂15~25ml，每日3次，用时摇匀，适用于湿热下注。

⑤尿路清合剂50ml，每日2次，连用2周，适用于各型患者。

2. 外治法　单味中药蚤休粉宫颈上药。

3. 其他疗法

（1）中药针剂：双黄连粉针剂6g（由银花、黄芩、连翘等组成，有抗菌、抗病毒、免疫调节作用），溶于500ml生理盐水中静脉滴注。

（2）针灸

①针刺法一：主穴取肾俞、关元、三阴交；腰痛加气海、志室；纳呆、神倦加足三里、公孙、内关、神门；烦渴欲饮加大椎、太渊、丰隆；阳痿加阴陵泉。实证施泻法，虚证施补法，每日1次。

②针刺法二：主穴用中极、阴陵泉、太溪、竹间、三阴交。久病未愈可配肝俞、肾俞、脾俞、膀胱俞、气海、关元、足三里。

③针刺法三：取足三里、长强、三阴、气海，用毫针针刺，实证用泻法，虚证用补法或平补平泻法。

④灸法：可选用关元、太溪；艾卷点燃灸15~30分钟，间日1次。

⑤耳针：主穴可用尿道、膀胱、外生殖器、肝、肾、肾上腺，配穴选用耳尖、内分泌等。

七、预防与调理

1. 生活调理

（1）对本病的高危人群，应进行伦理和性医学教育，提高自我抗御能力。

（2）患病后应及时、彻底治疗，不可半途而废，尤其对育龄妇女或怀孕妇女，容易造成宫外孕、不孕症、自发性流产、宫内死胎、新生儿结膜炎和死胎等。因沙眼衣原体通过性接触的传播，新生儿通过产道约1/3可发生结膜炎，1/6可引起衣原体肺炎，因此，应适时予以引、流产或剖腹产。

（3）注意治疗时禁忌性生活，或严格采取屏蔽措施，当发现夫妇或性伴侣一方有该病，须及时诊治，另一方也应检查。

2. 饮食调理　治疗期间忌海鲜、虾、蟹、酒、咖啡及其他刺激之品等。

3. 精神调理

（1）·克服有病忌医的心理，积极早期诊治，以防疾病迁延。

（2）医者注意为病人保密，耐心解释，争取病人信任，提高治疗的依从性。

八、西医治要

1. 病因病理　西医一般认为本病主要由衣原体和支原体引起（约25%～55%由衣原体引起，20%～40%由支原体引起）。其他病原体可有念珠菌、阴道毛滴虫、单纯疱疹病毒Ⅱ、包皮杆菌、兰氏鞭毛虫，细菌感染也是本病病因之一。部分非淋菌性尿道炎患者可以分离到解脲类杆菌、流感嗜血杆菌、副流感杆菌、不动杆菌、绿脓杆菌、腐生葡萄球菌等。另外有些患者是由于长期使用广谱抗生素，导致菌群失调而发病。对本病真正病原体的明确，还有待进一步研究。

2. 治疗

（1）成人非淋菌性尿道炎

①强力霉素100mg，口服，每日2次，连续7～14天。

②盐酸四环素500mg，口服，每日4次，一般连续服14～21天。

③红霉素250mg，口服，每日4次，连续14天。或罗昔霉素，商品名罗力得，或罗红霉素150mg，口服，每日2次，共7～14天。或阿齐红霉素，商品名舒美特1.0g，一次口服。

④美满霉素，口服，首日1次200mg，以后每次100mg，每日2次。

⑤氟哌酸（又称氧氟沙星，商品名泰利必妥）200mg，口服，每日2次，连续14天。或环丙氟哌酸200～400mg，每日2次，连服7天。

⑥可乐必妥（左旋氧氟沙星）100～200mg，口服，每日2次，连服7天。

（2）妊娠期非淋菌性尿道炎：红霉素500mg，口服，每日4次，连续7天；或红霉素250mg，每日4次，共14天；或红霉素琥珀酸乙酯800mg，口服，每日4次，共7天。

（3）婴幼儿

①新生儿眼结膜炎：红霉素50mg/（kg·d），分4次口服，连续10～14天。

②新生儿肺炎：红霉素50mg/（kg·d），分4次口服，连续10～14天。

（4）儿童：体重<45kg儿童，红霉素50mg/（kg·d），分4次口服，连续10～14天；体重≥45kg，但年龄>8岁儿童治疗方案同成年人。

第四节　尖锐湿疣

尖锐湿疣是主要发生于生殖器、会阴和肛门周围的，以柔软增生物为特征的性传播疾病。该病好发于性活跃的青中年人群，多由不洁性生活行为所致。属于中医学"臊疣"的范畴。

一、病因病机

中医认为尖锐湿疣发生的主要病因病机是由于房事不洁或间接接触污秽之物品，湿热淫毒从外侵入外阴皮肤黏膜，导致肝经郁热，气血不和，湿热毒邪搏结而成。由于湿毒为阴邪，其性黏滞，缠绵难去，容易耗伤正气。正虚邪恋，以致尖锐湿疣容易复发，难以根治。

二、临床表现

尖锐湿疣潜伏期约3周~8个月，平均3个月。感染可分为3种情况：尖锐湿疣显性感染、亚临床感染、隐性（潜伏）感染。

1. 显性感染

（1）症状：初起多为淡红色或皮色丘疹状，渐渐增大增多，融合成乳头状、菜花状或鸡冠状增生物，根部可有蒂，疣体可呈现条索状、蕈状或手指状。肛门、直肠、阴道、子宫颈尖锐湿疣可有疼痛或性交痛和白带增多。但约70%病人无任何症状。少数病例疣体过度增生，成为巨大尖锐湿疣。妊娠期尖锐湿疣生长快，可能与雌激素增高有关。（见彩图25－4，彩图25－5）

（2）好发部位：男性多在包皮龟头、冠状沟、阴茎系带附近；女性好发于大小阴唇、前庭区、阴蒂、宫颈和阴道。另外，尖锐湿疣亦可发生于男女的肛周、直肠、尿道口和阴阜等部位。

2. 亚临床感染 通常指临床上肉眼不能辨认的病变。主要表现为很微小或外观正常的病损。病损区用3%~5%醋酸液局部外涂或湿敷5~10分钟，可出现局部感染区发白，即所谓"醋酸白现象"。

3. 隐性（潜伏）感染 是指外观皮肤黏膜正常，醋酸白实验阴性，但用分子生物学检测方法，如聚合酶链式反应，在局部皮肤黏膜可检测到人类乳头瘤病毒（HPV）。具有传染性，可发展为亚临床感染和显性感染，如果经过合理治疗，亦可感染消失而不发病。

三、实验室检查

1. 醋酸白实验 在可疑病损处外涂3%~5%醋酸5~10分钟（肛周病损15分钟），如果见局部皮肤黏膜变白，即为醋酸白实验阳性，可作为尖锐湿疣的诊断依据之一。此试验敏感性较高，偶尔在上皮增厚或外伤糜烂处出现假阳性，但假阳性变白其界限不清或不规则。

2. 聚合酶链式反应检测 主要用于亚临床感染和潜伏感染的检查。

3. 阴道镜检查 对鉴别亚临床感染和不典型皮损有帮助。可配合醋酸白试验应用。

4. 免疫组化和原位杂交 可检测出组织中HPV。

四、诊断依据

1. 本病多见于性生活活跃的青年男女，儿童和老年人散在发病。
2. 有不洁性生活史或间接接触感染和配偶尖锐湿疣病史。

3. 外阴生殖器或肛周出现柔软增生物，无自觉症状或仅有微痒不适。

4. 疣体的形态多样，常见的有菜花状、乳头状、鸡冠状、蘑菇状、丘疹状，亦有呈手指状、条带状、扁平状或不规则状，个别巨大尖锐湿疣可呈拳头状或袋状。一般疣体的基底小、较窄。

5. 发生在黏膜部位的疣体表现呈颗粒状或分叶状，伴有少许分泌物。

6. 大多数疣体短时间内明显增大或增多；如果是妊娠期发病，疣体增大更快，更明显。

7. 醋酸白试验有助于诊断，对疣体不典型者可配合病理活检或 PCR 检测以确诊。

五、鉴别诊断

1. 女性假性湿疣　又称绒毛状小阴唇。为一种良性乳头瘤，常见于青年女性，皮疹特点是双小阴唇内侧对称性（偶有不对称）鱼卵状或丝状增生性改变，均匀分布，无自觉症状或有微痒不适，长时间不增大不发展，无传染性。

2. 冠状沟珍珠样疹　发生于男性冠状沟的一种良性上皮增生，皮疹细小呈现珍珠状或半球形，半透明，表现光滑发亮，均匀排列，无自觉症状，长时间不增大不发展，无传染性，临床上约有10%的男性有本病，一般无需治疗。

3. 扁平湿疣　是二期梅毒的一种皮损表现，发生在外阴肛门部位，呈浸润性扁平隆起的斑块或丘疹，表面较多灰白分泌物，基底宽广，不痛不痒，取分泌物暗视野检查可找到螺旋体，梅毒血清学检测阳性。

4. 传染性软疣　有传染性软疣病毒所引起，皮损特点为半球状隆起的丘疹，表面光滑有蜡样光泽，中央脐窝状，成熟的皮损可从中央挤出凝乳状的软疣小体，有传染性。

5. 生殖器鲍温样丘疹　本病在病理上很像鳞状细胞原位癌（鲍温病），发病与 HPV_{16} 和 HPV_{18} 感染有关，皮损为紫色或棕红色丘疹或斑块，单个或多个，无自觉症状或微痒，病理活检可确诊。

6. 皮脂腺增生和异位　多见于女性大小阴唇、男性包皮，包括阴茎或阴阜部位，皮损为芝麻大或米粒大的淡黄色结节丘疹，群集分布，不融合，无自觉症状。

7. 系带旁腺增生　发生于男性的阴茎系带两侧，为对称单个芝麻大或针尖大丘疹，粉红色，无自觉症状，长时间不增大。

8. 生殖器癌　浸润性结节肿块，易溃烂，溃疡基底坚硬，分泌物恶臭，易出血，活检可以确诊。

9. 处女膜肥厚增生　见于未婚或已婚青年女性，处女膜增厚过长，常露出小阴唇外，病人自觉不适，有异物感或伴瘙痒。

10. 外阴汗管瘤　为外阴汗管增生性丘疹，半球形，中等硬度，不融合，常伴有瘙痒。

六、治疗

1. 内治法

（1）湿毒聚结证

主症：外阴肛门皮肤黏膜柔软，赘生物菜花状或鸡冠状，表面灰白湿润或粉红滑润，或伴有瘙痒不适，女性白带增多色黄；口干口苦，大便干结或稀烂不畅，尿黄；舌红，苔黄或黄腻，脉滑或濡细。

治法：燥湿清热，解毒散结。

方药：龙胆泻肝汤加减。

（2）脾虚毒蕴证

主症：外阴肛门尖锐湿疣反复发作，屡治不愈；体弱肢倦，声低食少，大便溏烂，小便清长或女性白带多而清稀；舌质淡胖，苔白，脉细弱。

治法：益气健脾，化湿解毒。

方药：参苓白术散加减。

2. 外治法 尖锐湿疣的治疗临床上一般以外治法为主。外治的目的主要有两个，一是去除肉眼可见的增生性疣体，二是从外清除残留和潜伏的湿热毒邪。对于反复发作的尖锐湿疣，治疗又当内外合治，从内扶正祛邪，防止尖锐湿疣复发。

（1）鸦胆子制剂：常用单味鸦胆子或鸦胆子的复方制成油剂、糊剂、软膏剂，直接点涂疣体使之枯萎脱落。有一定的刺激性，要注意掌握鸦胆子的分量和使用方法。

（2）水晶膏：石灰水、糯米各适量。将糯米放于石灰水中浸泡24～36小时，取糯米捣烂成膏备用，使用时将膏直接涂在疣体上，每日1次，直至疣体脱落。要注意保护周围正常皮肤。

（3）疣体注射：用中药莪术注射液或消痔灵注射液直接注射于疣体，使疣体枯萎坏死脱落。

（4）湿疣外洗方：虎杖30g，龙胆草30g，大黄30g，赤芍20g，石榴皮30g，枯矾，莪术30g，紫草30g，水煎成2000ml微温擦洗疣体15～20分钟，每天1～2次。

七、预防与调摄

1. 加强宣传教育，严禁卖淫嫖娼，洁身自好，杜绝性乱。
2. 性伴侣一方患病，另一方也应接受检查和治疗。
3. 治疗期间应禁房事，保持局部清洁和消毒处理。

八、西医治要

1. 病因病理 西医研究已知尖锐湿疣是由人类乳头瘤病毒（HPV）所致。HPV是一种裸露型DNA病毒，目前已知它的分子生物学分型有70多种，其中HPV_6、HPV_{11}、HPV_{16}、HPV_{18}与人类外阴生殖器尖锐湿疣关系最为密切。人类是HPV的唯一宿主，临床主要通过直接接触传染，亦有小部分通过间接接触或自体接种而感染。尖锐湿疣的发病、发展和复发与细胞免疫功能低下有很大关系。由于HPV亚临床感染和潜伏感染以及细胞免疫功能低下的原因，致使尖锐湿疣治疗后极易复发。

2. 治疗 目前任何治疗方法都不能完全根除HPV，其治疗目的只是去除外生疣，改善症状和体征。故尽量不采用昂贵、具有毒性或遗留瘢痕的治疗措施。

（1）物理性治疗方法：常用的包括CO_2激光、微波、电灼、冷冻、刮除、手术切除等。

其中 CO_2 激光、手术切除可用于一些巨大型的尖锐湿疣。这些治疗方法的优点是可以较快去除外生性疣体，缺点是需要一定的设备，需麻醉，有明显的创伤，创面易继发感染，不能解决尖锐湿疣的亚临床感染和潜伏感染，复发率高。

（2）药物治疗法

①局部外用药物：常用的有20%足叶草脂和0.5%足叶草毒素（鬼臼毒素）、1%酞丁胺、5%5-氟尿嘧啶软膏、30%～50%三氯醋酸溶液、0.5%疱疹净霜等。其中足叶草毒素、5-氟尿嘧啶是细胞毒性制剂，临床忌用于妊娠妇女，而且局部的刺激性较大，易引起红肿糜烂疼痛，治疗后复发率较高。

②局部注射药物：目前临床上常用的有干扰素制剂，亦有用争光霉素。干扰素的主要作用是抗病毒和免疫调节。

③全身药物的应用：一般是在局部治疗的同时配合全身性用药治疗，常用的有干扰素、胸腺素等抗病毒和免疫调节剂，对减少尖锐湿疣复发有一些疗效，但由于价钱昂贵，副作用多和疗效不十分肯定，所以临床上一般不推荐使用。

第五节　生殖器疱疹

生殖器疱疹是以外阴生殖器出现群集小水疱和溃疡为特征的性传播疾病。属于中医学"阴疮"、"阴疳"的范畴。

一、病因病机

中医认为该病发于外阴，病在下焦，与肝、脾、肾关系密切。多因房事不洁，从外感受湿热淫毒，困阻外阴皮肤黏膜和下焦经络，以致外阴生殖器出现水疱、糜烂、灼热刺痛。反复发作者，耗气伤阴，导致肝肾阴虚，脾虚湿困，正虚邪恋，遇劳遇热则发。

二、临床表现

1. 原发性生殖器疱疹　多在感染后2～10天发病，典型表现为外阴生殖器或肛周部位出现多个（一般为3～10个）群集小水疱，疱壁薄，疱液清，易溃破形成浅表糜烂，约一周内结痂，皮疹消退。在出水疱同时或之前伴有轻重不一、局部瘙痒或腹股沟淋巴结肿大，病情重者伴有发热和全身不适症状，若病变发生在尿道，可出现尿急、尿痛等尿道炎症状；若病变发生在阴道、宫颈，可出现外阴痒痛、白带增多等阴道炎、宫颈炎的症状。80%以上的原发性生殖器疱疹会出现复发。（见彩图25-6，彩图25-7）

2. 复发性生殖器疱疹　常在原发性生殖器疱疹后1～3个月发生。临床症状一般比原发性生殖器疱疹轻，但也有时轻时重者。复发的部位多在原发的地方或附近，亦可在不同的部位。复发症状的轻重、次数、频率与疲劳、饮酒、性生活、月经、饮食等因素有关。治疗或服药期间的发作症状常不典型或轻微。

生殖器疱疹皮损一般是单侧分布，亦见双侧发病者。个别皮损可发生在大腿、臀部、骶部等远离外阴生殖器的地方。相当部分复发性生殖器疱疹的病人由于发作频繁或由于婚姻生育等问题而有沉重的思想负担和精神压力，产生精神抑郁或性欲异常。

三、实验室检查

从水疱底部取材做细胞培养分离病毒是目前认为诊断生殖器疱疹的金标准，但因其技术条件要求高而不能普遍使用。用分子生物学方法（例如 PCR）检测皮损 HSV 核酸，敏感性和特异性高，可以大大提高生殖器疱疹的确诊率。至于 HSV 血清抗体检测的临床应用价值还有待于进一步探讨。

四、诊断依据

1. 有婚外性生活或配偶生殖器疱疹病史，或其他密切接触史。
2. 初次发作或反复发作者均存在典型的临床表现。
3. 结合实验室检查以明确诊断。
4. 根据病史、症状和实验室检查、临床诊断，把生殖器疱疹分为原发性生殖器疱疹和复发性生殖器疱疹两型。

五、鉴别诊断

表18－2　　　　　　　　　主要与外阴部位的水疱溃疡性疾病鉴别

	生殖器疱疹	硬下疳	软下疳
皮损	成群水疱可发展成糜烂、溃疡	单个质硬的溃疡	质软的溃疡
疼痛	有痛感	不痛	有痛感
反复发生	常有	无	无
实验室检查	HSV－2（＋）或 HSV－1（＋）	RPR（＋），梅毒螺旋体（＋）	杜克雷嗜血杆菌（＋）

六、治疗

1. 内治法

（1）辨证论治

①肝热湿毒证

主症：外阴群集小水疱，基底周边潮红，或水疱溃破形成糜烂面；自觉局部灼热疼痛或会阴、大腿内侧引痛不适，口干口苦，大便干结，小便短赤不畅；舌红，苔黄腻，脉弦数或滑数。此证多见于原发性生殖器疱疹或复发性生殖器疱疹发作期。

治法：清肝利湿解毒。

方药：龙胆泻肝汤加减。

②正虚邪恋证

主症：外阴水疱反复发作的间歇期；腰膝酸软，手足心热，口干心烦，失眠多梦，或忧郁焦虑，忧心忡忡，食少困倦，大便溏烂；舌红，少苔或舌淡，苔白，脉细数或细弱。此证多见于复发性生殖器疱疹的非发作期和生殖器疱疹反复发作，体弱症轻者。

治法：滋补肝肾，益气健脾利湿，扶正祛邪。

方药：知柏八味丸加减。

（2）中成药

①六味地黄丸和归脾丸，适用于复发性生殖器疱疹发作期的治疗。

②知柏八味丸和龙胆泻肝丸，适用于复发性生殖器疱疹发作期的治疗。

2. 外治法

（1）紫草 30g，虎杖 30g，大黄 30g，甘草 15g，水煎成 500 ml 放凉后外洗患处，适用于疱疹发作期间的治疗。

（2）用青黛散适量加麻油调匀后涂患处。

（3）疱疹溃破后的糜烂面用中成药喉风散外喷或用紫草油外搽。

3. 其他疗法

（1）生殖器疱疹发作期可选用长强、会阴、曲骨等穴位针刺疗法，用泻法。

（2）生殖器疱疹非发作期可选用足三里、三阴交、肾俞等穴位针刺治疗，用补法。亦可选用上述穴位用艾灸法治疗。

七、预防与调摄

1. 树立正确的性观念，洁身自好，预防感染。

2. 有生殖器损害时应避免性生活；无症状排毒期，阴茎套可减少疾病的传播。

3. 防止感冒和过度疲劳，戒烟禁酒，加强营养，增强体质，提高抵抗力。

八、西医治要

1. 病因病理 西医认为生殖器疱疹是由单纯疱疹病毒（HSV）所引起。HSV 分为两个血清型，即 HSV-1 和 HSV-2，其中约 90% 的生殖器疱疹是由 HSV-2 所致，另有 10% 是由 HSV-1 引起，近年来两型混合感染的病例不断增加。HSV 通过性行为从皮肤黏膜或破损处进入体内，并在表皮或真皮细胞内复制，不论有无临床表现，病毒将充分复制并感染感觉或自主神经末梢。并且病毒由轴索运送到骶神经节内的神经细胞中长期潜伏。在某些因素，如饮食失调、过度疲劳、性生活频繁、月经等导致机体免疫力下降时，神经节内潜伏的病毒被激活并复制增殖，沿周围神经向外移行至外阴生殖器的皮肤黏膜部位引起红斑水疱和溃疡。

2. 治疗 目前西医主要应用抗病毒药物治疗生殖器疱疹，其次是配合应用免疫刺激或免疫调节增强剂。到目前为止，所有西医的治疗方法和药物，只是起到减轻复发症状和减少复发次数的作用，不能达到彻底根治的目的。抗病毒药物目前公认有效的主要有阿昔洛韦（ACV）以及它的前体药万乃洛韦（VZV）、泛昔洛韦（FCV）等。

附 录

附录一

皮肤性病常用内服中药方剂

二画

二仙汤（《经验方》）

组成：仙茅 仙灵脾 当归 巴戟天 黄柏 知母
功用：补肾壮阳。
主治：慢性荨麻疹、玫瑰糠疹、全秃等。

二陈汤（《太平惠民和剂局方》）

组成：陈皮 半夏 茯苓 甘草
功用：燥湿化痰。
主治：痰浊凝结之皮肤疮疡病。

二妙丸（《丹溪心法》）

组成：黄柏 苍术
功用：清热燥湿。
主治：阴癣、湿疮湿热下注证等。

十全大补汤（《医学发明》）

组成：当归 白术 茯苓 甘草 熟地 白芍 人参 川芎 黄芪 肉桂
功用：补益气血。
主治：气血亏虚所致的各种皮肤病，如皮肤瘙痒症、慢性荨麻疹。

七宝美髯丹（《医方集解》）

组成：首乌　茯苓　当归　菟丝子　枸杞子　怀牛膝　补骨脂　黑芝麻
功用：补肾养血，乌须生发。
主治：油风、白发等。

八正散（《太平惠民和剂局方》）

组成：车前子　瞿麦　萹蓄　滑石　栀子仁　炙甘草　木通　大黄
功用：清利湿热，通淋。
主治：湿热下注之淋证等。

八珍丸（《证治准绳》）

组成：人参　白术　茯苓　甘草　地黄　芍药　当归　川芎
功用：和气血，理脾胃。
主治：气血俱虚，营卫不和，疮疡脓汁清稀，久不收敛或雀目气虚血燥证者。

八珍汤（《正体类要》）

组成：人参　白术　茯苓　甘草　地黄　芍药　当归　川芎
功用：和气血，理脾胃。
主治：用于皮肤疮久病或重病后气血两虚的病证，如下肢溃疡久不收口，系统性红斑狼疮、皮肌炎恢复期等。

人参归脾丸（《景岳全书》）

组成：人参　黄芪　茯苓　酸枣仁　白术　桂圆肉　当归　远志肉　木香　甘草
功用：益气补血，健脾养心。
主治：心脾两虚、气血不足所致的心悸、怔忡、失眠健忘、食少体倦、面色萎黄，以及脾不统血所致的便血、崩漏、带下诸症。

人参养荣汤（《三因极一病证方论》）

组成：黄芪　当归　桂心　甘草　橘皮　白术　白芍　人参　熟地　五味子　茯苓　远志
功用：益气补血，养心安神。
主治：寒凝血瘀之冻疮。

人参健脾丸（《景岳全书》）

组成：人参　茯苓　白术　黄芪　木香　酸枣仁　远志　当归　山药　陈皮　砂仁
功用：健脾益气。

主治：脾胃虚弱，乳痈等。

三画

三妙丸（《医学正传》）

组成：苍术（米泔水浸）　黄柏（酒炒）　牛膝
功用：清热化湿。
主治：日晒疮、瓜藤缠等湿热下注证。

三黄丸（《青囊秘传》）

组成：制大黄　乳香　没药　黄芩　麝香　雄精　黄连　牛黄
功用：清热泻火。
主治：粉刺等。

三黄片

组成：大黄　盐酸小檗碱　黄芩浸膏
功用：清热泻火。
主治：三焦热盛，目赤肿痛，口鼻生疮，咽喉肿痛等。

大补阴丸（《丹溪心法》）

组成：熟地黄　龟板　黄柏　知母　猪脊髓
功用：养阴清热。
主治：用于肾阴不足证和阴虚火旺证，如红斑狼疮、黄褐斑、鸭啗疮等。

大黄䗪虫丸（《金匮要略》）

组成：大黄　䗪虫　干漆　甘草　赤芍　生地　黄芩　桃仁　杏仁　虻虫　水蛭
功用：祛瘀生新。
主治：松皮癣。

四画

天麻钩藤饮（《杂病证治新义》）

组成：天麻　钩藤　石决明　栀子　黄芩　川牛膝　杜仲　益母草　桑寄生　夜交藤　茯神
功用：平肝潜阳。
主治：用于风邪久羁证（顽癣类皮肤病）和血虚肝旺证（疣类皮肤病或皮肤病引起的神经痛）。

无比山药丸（《太平惠民和剂局方》）

组成：山药　肉苁蓉　熟地　石枣　茯神　菟丝子　五味子　赤石脂　巴戟天　泽泻　杜仲　牛膝

功用：温阳益精，补肾固摄。

主治：脾肾两虚之淋浊。

五味消毒饮（《医宗金鉴》）

组成：金银花　野菊花　蒲公英　紫花地丁　紫背天葵子

功用：清热解毒。

主治：虫咬伤等。

五神汤（《外科真诠》）

组成：茯苓　银花　牛膝　车前　紫花地丁

功用：清热利湿。

主治：委中毒、附骨疽等湿热凝结而成者。

内消连翘丸（《玉机微义》）

组成：连翘　漏芦　胡桃肉　夏枯草　土瓜根　射干　泽兰　沙参　白及

功用：化核软坚。

主治：梅核火丹，瓜藤缠等。

内疏黄连汤（《外科正宗》）

组成：黄连　芍药　当归　槟榔　木香　黄芩　栀子　薄荷　桔梗　甘草

功用：清热解毒，消肿散结。

主治：射工伤等。

牛黄清心丸（《太平惠民和剂局方》）

组成：当归　川芎　甘草　黄芩　山药　杭白芍　麦冬　白术　六神曲　蒲黄　胶枣肉　生阿胶　茯苓　人参　防风　干姜　柴胡　肉桂　桔梗　大豆黄卷　苦杏仁　牛黄　木香　犀角粉　冰片　朱砂　雄黄　羚羊粉

功用：清热解毒，开窍安神。

主治：神志混乱，言语不清，痰涎壅盛，头晕目眩，癫痫惊风，痰迷心窍，痰火痰厥。

牛黄解毒丸（《保婴提要》）

组成：牛黄　甘草　金银花　蚤休

功用：清热解毒。

主治：瓜藤缠。

牛蒡解肌汤（《疡科心得集》）

组成：牛蒡子 薄荷 荆芥 连翘 山栀 丹皮 石斛 玄参 夏枯草
功用：祛风清热，解肌透疹。
主治：肥疮等。

化虫丸（《太平惠民和剂局方》）

组成：胡粉 鹤虱 槟榔 苦楝根 白矾
功用：杀肠中诸虫。
主治：肠胃诸虫为患。

化斑解毒汤（《医宗金鉴》）

组成：升麻 石膏 连翘（去心） 牛蒡子（研炒） 人中黄 黄连 知母 玄参
功用：清热解毒化斑。
主治：三焦风热上攻，致生火丹，延及全身痒痛者，漆疮等。

化湿生发饮

组成：党参 白术 茯苓皮 猪苓 泽泻 旱莲草 桑椹子 侧柏叶 龙胆草 白芷
功用：健脾祛湿，和营生发。
主治：发蛀脱发。

丹栀逍遥散（《太平惠民和剂局方》）

组成：丹皮 栀子 当归 芍药 柴胡 茯苓 白术 生姜 薄荷 甘草
功用：养血和营，清肝健脾。
主治：黄褐斑。

乌鸡白凤丸（《证治准绳》）

组成：人参 鹿角胶 白芍 牡蛎 当归 甘草 鹿角霜 鳖甲 香附 丹参 天门冬
桑螵蛸 熟地 乌鸡 川芎 生地 炙黄芪 炒芡实 银柴胡 山药
功用：补气养血，调经止带。
主治：气血双亏的各种虚劳之证，如系统性红斑狼疮、皮肌炎等有肝脏损害者或经血失
调者。

乌蛇止痒丸

组成：乌梢蛇 防风 蛇床子 苦参 黄柏 苍术 人参须 牡丹皮 蛇胆汁 人工牛
黄 当归 滑石粉 黑氧化铁 蜂蜜 糊精

功用：养血祛风，燥湿止痒。

主治：皮肤瘙痒，荨麻疹等。

六应丸（《中国药典》）

组成：丁香　蟾酥　雄黄　牛黄　珍珠　冰片

功用：解毒、消炎、退肿、止痛。

主治：火毒内盛之乳蛾、结痈、疮疡、虫咬等。

六味地黄丸（《小儿药证直诀》）

组成：熟地　山萸肉　山药　丹皮　茯苓　泽泻

功用：滋肾养阴。

主治：色素性皮肤病如黄褐斑、黧黑斑，肾伏郁火之血瘤、热疮等，以及其他皮肤病见有肝肾阴虚之证者。

六神丸（《中药成方配本》）

组成：牛黄　朱砂　麝香　蟾酥　飞腰黄　珍珠粉　高粱酒　百草霜

功用：清热解毒，消炎止痛。

主治：咽喉肿痛，痈疽疮疖。

五画

玉屏风散（《世医得效方》）

组成：黄芪　白术　防风

功用：益气固表。

主治：风邪久留不散，及表虚自汗不止，面色苍白等症。

右归丸（《景岳全书》）

组成：肉桂　鹿角胶　杜仲　枸杞子　山药　熟地黄　附子　菟丝子　当归　山茱萸

功用：温补肾阳。

主治：用于寒邪阻络证，如多形性红斑、结节性红斑、硬皮病等。

龙胆泻肝汤（《医方集解》）

组成：龙胆草　黄芩　栀子　泽泻　木通　车前子　当归　生地　柴胡　甘草

功用：清泻肝胆实火和湿热。

主治：肝胆经实火湿热之乳头破碎、乳发、蛇丹、阴肿、囊痈、耳脓脂瘤、白屑风等。

生脉散 (《医学启源》)

组成：人参　麦冬　五味子
功用：益气养阴。
主治：天疱疮热伤气阴，气阴两伤者。

仙方活命饮 (《校注妇人良方》)

组成：白芷　贝母　防风　赤芍　归尾　甘草　皂角刺　穿山甲　天花粉　乳香　没药　金银花　陈皮
功用：消肿散结，活血化瘀。
主治：气血不畅之胼胝、疖、痈疡肿毒初起等。

归脾汤 (《正体类要》)

组成：人参　白术　黄芪　当归　甘草　茯神　远志　酸枣　木香　龙眼　干姜　大枣
功用：养心健脾，益气补血。
主治：青腿牙疳。

四七汤 (《太平惠民和剂局方》)

组成：半夏　茯苓　厚朴　苏叶　生姜　大枣
功用：行气散结，化瘀降逆。
主治：梅核气、脂瘤等。

四君子汤 (《太平惠民和剂局方》)

组成：人参　白术　茯苓　甘草
功用：补气健脾。
主治：疮疡中气虚弱，脾失运化，黧黑斑等脾虚证。

四妙散 (《成方便读》)

组成：黄柏　苍术　牛膝　薏苡仁
功用：托里排脓。
主治：疖、湿热痿证。

四物汤 (《景岳全书》)

组成：人参　白术　黄芪　炮姜　炮附子　炙甘草　陈皮　当归　柴胡　升麻
功用：养血补血，温阴。
主治：脾肾虚寒，疮属纯阴。

四物消风饮（《医宗金鉴》）

组成：当归 生地 赤芍 独活 荆芥 防风 白鲜皮 蝉蜕

功用：养血祛风。

主治：白秃疮、慢性荨麻疹、湿疮等慢性瘙痒性皮肤病。

六画

地黄饮子（《素问》）

组成：熟地 巴戟 山萸肉 石斛 肉苁蓉 熟附片 五味子 肉桂 云苓 麦冬 石菖蒲 远志 薄荷 生姜 大枣

功用：补肾精，开心窍。

主治：瘠痱证、四弯风。

西黄丸（《治疗汇要》）

组成：犀牛黄 麝香 乳香 没药 黄米饭

功用：清热解毒，活血止痛。

主治：血痔等。

扫风丸（《外伤科学》）

组成：大风子 薏苡仁 荆芥 苦参 白蒺藜 小胡麻 苍耳子 防风 白花蛇 苍术 白附子 桂枝 当归 秦艽 白芷 草乌 威灵仙 川芎 钩藤 木瓜 菟丝子 桂肉 天麻 川牛膝 何首乌 千年健 青礞石 川乌 知母 栀子

功用：祛风化湿，活血杀虫。

主治：初期轻型麻风。

托里消毒饮（《东垣试效方》）

组成：金银花 皂角刺 甘草 桔梗 白芷 川芎 黄芪 当归 白术 白芍 人参 茯苓

功用：温阳益气，托里败毒。

主治：发际疮等。

当归丸

组成：当归

功用：补血养血。

主治：慢性皮肤病、结缔组织病，为补血扶正的辅助用药。

当归四逆汤（《伤寒论》）

组成：当归　桂枝　芍药　细辛　甘草　通草　大枣
功用：温经散寒，养血通脉。
主治：冻疮。

当归饮子（《济生方》）

组成：当归　白芍　川芎　生地　白蒺藜　防风　荆芥穗　何首乌　黄芪　甘草
功用：养血祛风。
主治：鹅掌风、湿疹等各种皮肤病血虚致痒者。

当归养血丸

组成：当归　白芍（炒）　地黄　炙黄芪　阿胶　牡丹皮　香附（制）　茯苓　杜仲（炒）　白术（炒）
功用：养血调经。
主治：气血两虚，月经不调。

当归拈痛汤（《外科正宗》）

组成：当归　羌活　防风　茵陈　苍术　苦参　升麻　白术　葛根　甘草　知母　泽泻　猪苓　人参　黄芩
功用：清热利湿，疏风止痛。
主治：痛风。

血府逐瘀汤（《医林改错》）

组成：当归　生地　桃仁　红花　枳壳　赤芍　柴胡　甘草　川芎　牛膝　桔梗
功用：活血化瘀，通络止痛。
主治：脱疽、白疕、急腹症血瘀者。

全虫方（《赵炳南临床经验集》）

组成：全虫　皂刺　猪牙皂角　刺蒺藜　威灵仙　炒槐花　苦参　黄柏　白鲜皮
功用：活血、散风、止痛。
主治：汗出当风，风邪客于肌肤。

阳和汤（《外科证治全生集》）

组成：熟地　肉桂　麻黄　鹿角胶　白芥子　姜炭　生甘草
功用：温阳补血，散寒通滞。
主治：阴疽，漫肿无头，皮色不变，酸痛无热，口中不渴，舌淡苔白，脉沉细或迟细。

或贴骨疽、脱疽、流注、痰核、鹤膝风、鸭啗疮等属于阴寒证者。

防风通圣散 (《宣明论方》)

组成：防风　荆芥　连翘　麻黄　薄荷　川芎　当归　白芍（炒）　白术　山栀　大黄（酒蒸）　芒硝　石膏　黄芩　桔梗　甘草　滑石

功用：解表通里，疏风清热，化湿解毒。

主治：日晒疮等内郁湿热，外感风邪，表里同病，属于气血实者。

导赤散 (《小儿药证直诀》)

组成：生地　木通　甘草　竹叶

功用：清热利水。

主治：湮尻疮、胎疮等。

七画

芩连二母丸 (《外科正宗》)

组成：黄芩　黄连　知母　贝母　当归　白芍　羚羊角　生地　熟地　蒲黄　地骨皮　川芎　甘草　侧柏叶　灯心草

功用：清心凉血，化瘀散结。

主治：血瘤等。

抗病毒口服液

组成：板蓝根　芦根　生地　知母　生石膏　连翘

功用：清热祛湿，凉血解毒。

主治：主要用于治疗病毒性感冒、流行性腮腺炎等。

辛夷清肺饮 (《医宗金鉴》)

组成：辛夷　黄芩　山栀　麦冬　百合　石膏　知母　甘草　枇杷叶　升麻

功用：清肺通窍。

主治：热疮等。

补中益气丸（汤）(《脾胃论》)

组成：黄芪　党参（人参）　白术　炙甘草　当归　陈皮　升麻　柴胡

功用：补中益气，升阳举陷。

主治：葡萄疫等气虚下陷证。

补气泻荣汤

组成：连翘　升麻　桔梗　生黄芩　生地　黄芪　苏木　黄连　地龙　全蝎　当归　白豆蔻　人参　甘草　梧桐泪　麝香　桃仁　虻虫　水蛭
功用：祛风杀虫。
主治：麻风等。

补肝汤（《医宗金鉴》）

组成：附子　白术　白芍　桂枝　炙甘草　青皮　陈皮　当归　鸡血藤
功用：暖肝补虚。
主治：灰指（趾）甲等。

附子理中丸（《阎氏小儿方论》）

组成：人参　白术　干姜　甘草　黑附子
功用：温阳止痛。
主治：寒凝血瘀之冻疮。

附桂八味丸（《金匮要略》）

组成：熟地　山萸肉　干山药　丹皮　白茯苓　泽泻　附子　肉桂
功用：温补肾阳。
主治：命门火衰，脾肾两虚证。

八画

苦参散（《太平圣惠方》）

组成：苦参　乌梢蛇　露蜂房　松香　附子　栀子仁　木兰皮
功用：祛风止痒。
主治：白癜风等。

板蓝根冲剂（《中国药典》）

组成：板蓝根　大青叶
功用：清热解毒，凉血利咽。
主治：温病发热发斑、风热感冒、咽喉肿烂、痄腮等症。

枇杷清肺饮（《医宗金鉴》）

组成：枇杷叶　人参　黄连　黄柏　桑白皮　甘草
功用：清热利湿。

主治：粉刺、酒齄鼻。

软皮膏（《简明中医皮肤病学》）

组成：川芎　炮姜　桂枝　丹参　桃仁　木香　当归
功用：养血活血。
主治：硬皮病、瘢痕疙瘩、血栓闭塞性脉管炎、皮肤淀粉样变，以及其他结节性皮肤损害等。

知柏地黄丸（《医方考》）

组成：熟地黄　山萸肉　干山药　泽泻　牡丹皮　茯苓　知母　黄柏
功用：滋阴降火。
主治：肾阴不足证和阴虚火旺证，如红斑狼疮、黄褐斑等。

虎骨酒

组成：虎骨　乳香　没药　当归　牛膝　天南星　天麻　血竭　肉桂　熟地
功用：壮筋骨，强腰脚，祛风寒。
主治：肾虚骨弱，少腹冷痛，行走无力，肩臂疼痛。适于治疗风痹疼痛，四肢拘挛以及肝肾虚寒，腰脚软弱无力等症。

金匮肾气汤（《金匮要略》）

组成：肉桂　附子（制）　熟地黄　山药　牡丹皮　山茱萸　茯苓　泽泻
功用：温补肾阳。
主治：用于肾阳虚证，如系统性硬皮病、黄褐斑、Addison 病以及系统性红斑狼疮、天疱疮等长期大量使用激素治疗后的患者。

定坤丹（《竹林女科证治》）

组成：鹿茸　西洋参　当归　延胡索　砂仁　阿胶　琥珀
功用：补气养血，舒郁调经。
主治：月经不调，经行腹痛，崩漏下血，赤白带下，贫血衰弱，血晕血脱，产后诸虚，骨蒸潮热。

泻心汤（《金匮要略》）

组成：黄芩　黄连　大黄
功用：泻火解毒，燥湿泄热。
主治：痤疮、血瘤等。

参苓白术散 (《太平惠民和剂局方》)

组成：莲子肉　薏苡仁　砂仁　桔梗　白扁豆　白茯苓　人参　甘草　白术　山药
功用：益气健脾，渗湿。
主治：湮尻疮、胎疮等。

参附汤 (《世医得效方》)

组成：党参　熟附子
功用：回阳，益气，救脱。
主治：休克阳气将脱，四肢厥冷，气短呃逆，喘满汗出，脉微细者。

九画

茵陈煎剂 (《圣济总录》)

组成：茵陈　栀子　金银花　黄芩
功用：清热利湿。
主治：白秃疮、葡萄疫、粉刺等。

栀子金花丸

组成：栀子　黄连　黄芩　黄柏　大黄　知母
功用：清热泻火，凉血解毒。
主治：梅核火丹、酒齄鼻。

胃苓丸

组成：炒苍术　厚朴　陈皮　炒白术　茯苓　泽泻　猪苓　肉桂　甘草
功用：健脾利湿，消胀利水。
主治：呕吐泄泻、胸腹胀满、小便短少等症。现代多用于急性胃肠炎、急性胃炎。

香砂六君子汤 (《医方集解》)

组成：木香　砂仁　人参　白术　茯苓　甘草　半夏　陈皮
功用：健气健脾，行气化痰。
主治：黄褐斑。

独活寄生汤 (《备急千金要方》)

组成：独活　桑寄生　人参　茯苓　川芎　防风　桂心　杜仲　牛膝　秦艽　细辛　当
归　白芍　熟地　生姜　甘草
功用：祛风湿，通络活血。

主治：痛风。

养血归脾汤

组成：熟地　丹参　白术　茯苓　黄芪　龙眼肉　枣仁　人参　木香　当归　远志　甘草

功用：养心健脾，益气补血。

主治：油风。

祛风地黄丸（《医宗金鉴》）

组成：生地　熟地　白蒺藜　川牛膝　知母　黄柏　枸杞子　独活　菟丝子

功用：养血祛风。

主治：鹅掌风，脚湿气等。

养血驱风汤（《中西医结合皮肤病学》）

组成：生地　川芎　当归　荆芥　防风　苍术　黄柏　甘草

功用：养血活血，滋阴潜阳，祛风润燥。

主治：脚湿气，慢性全身瘙痒性丘疹，慢性湿疹，慢性荨麻疹，皮肤瘙痒症，脱发等。

养血荣筋丸（《中医杂志》）

组成：党参　白术　当归　首乌　补骨脂　木香　威灵仙　鸡血藤　赤芍　伸筋草　川断　赤小豆　透骨草　桑寄生　油松节　陈皮

功用：养血荣筋，祛风通络。

主治：梅核火丹。

养血润肤汤（《外科证治全书》）

组成：当归　熟地　生地　黄芪　天冬　麦冬　黄芩　桃仁　红花　花粉

功用：养血润肤。

主治：鸡眼，面游风，初起面目浮肿，燥痒起皮，如白屑风状，渐渐痒极，延及耳项，有时痛如针刺。现用于皮肤瘙痒症、牛皮癣静止期（血虚风燥型）、红皮症等病久血虚风燥而见皮肤干燥、脱屑、瘙痒，舌质红者。

养阴清肺汤（丸、膏）（《重楼玉钥》）

组成：生地　麦冬　甘草　元参　川贝　丹皮　薄荷　白芍

功用：养阴清肺解毒。

主治：阴虚白喉。

活血散瘀汤 (《赵炳南临床经验集》)

组成：苏木　赤白芍　草红花　桃仁　鬼箭羽　三棱　莪术　木香　陈皮
功用：活血散瘀。
主治：痛风。

活血止痛散

组成：土鳖虫　当归　乳香　自然铜　三七　冰片
功用：活血散瘀，消肿止痛。
主治：跌打损伤，瘀血肿痛。

祛风换肌丸 (《外科正宗》)

组成：威灵仙　石菖蒲　何首乌　苦参　牛膝　苍术　大胡麻　天花粉　川芎　当归
甘草
功用：养血祛风。
主治：白屑风。

神应养真丹 (《三因极一病证方论》)

组成：当归（酒浸）　天麻　川芎　羌活　白芍药　熟地黄
功用：养血祛风。
主治：足厥阴经受风寒暑湿所袭，左瘫右痪，半身不遂，涎潮昏塞，手足顽麻，语言謇
涩，牙关紧闭，气喘自汗，心神恍惚，肢体缓弱；或荣气凝滞，遍身疼痛；或妇人产后中
风，角弓反张；或坠车落马，打扑伤损，瘀血在内者。

除湿胃苓汤 (《外科正宗》)

组成：防风　苍术　白术　赤茯苓　陈皮　猪苓　栀子　木通　泽泻　滑石　甘草　薄
桂
功用：清热燥湿，理气和中。
主治：火丹，湿疹，热疮，蛇串疮见湿阻中焦者。

十画

秦艽丸 (《医宗金鉴》)

组成：秦艽　苦参　大黄　黄芩　防风　漏芦　黄连　乌蛇肉
功用：祛风燥湿，清热解毒。
主治：诸风，瘙痒瘾疹，搔之愈甚。

秦艽汤（《证治准绳》）

组成：秦艽　防风　黄芩　麻黄　甘草　玄参　犀角　牛蒡子　枳壳　川升麻
功用：疏风凉血，清热解毒。
主治：风热毒气。

真武汤（《伤寒论》）

组成：茯苓　芍药　生姜　白术　附子
功用：温阳利水。
主治：脾肾阳虚的红斑狼疮。

桂枝汤（《伤寒论》）

组成：桂枝　芍药　甘草　生姜　大枣
功用：解肌发表，调和营卫。
主治：外感风寒表证。

桂枝麻黄汤（《伤寒论》）

组成：麻黄　桂枝　杏仁　甘草
功用：发散血中风寒。
主治：用于风寒证，如风寒所致的荨麻疹、冬令瘙痒症等。

桃红四物汤（《医垒元戎》）

组成：熟地　芍药　当归　川芎　桃仁　红花
功用：养血活血。
主治：蛇串疮、雀目等。

柴胡疏肝散（《证治准绳》）

组成：香附　川芎　柴胡　白芍　枳壳　甘草
功用：疏肝解郁。
主治：黄褐斑。

逍遥散（《太平惠民和剂局方》）

组成：柴胡　当归　白芍　白术　茯苓　生姜　薄荷　炙甘草
功用：疏肝解郁，健脾和营。
主治：油风、黧黑斑、乳癖、乳疬、失荣、瘰疬等肝郁脾虚者。

透疹凉解汤 (《中医儿科学》)

组成：桑叶　甘菊　薄荷　连翘　牛蒡子　赤芍　蝉衣　紫花地丁　黄连　藏红花
功用：清热解毒。
主治：风痧等。

透脓散 (《外科正宗》)

组成：当归　黄芪　穿山甲　川芎　皂角刺　牛蒡子　金银花　白芷
功用：托里透脓。
主治：化脓性疾患，疮疽诸毒，内脓已成不溃者，痈等。

健脾除湿汤 (《中医杂志》)

组成：白术　苍术　陈皮　厚朴　茯苓　猪苓　泽泻　六一散
功用：滋阴养胃，健脾和胃，除湿清热。
主治：坐板疮、火赤疮之脾虚湿盛证。

凉血五花汤 (《赵炳南临床经验集》)

组成：红花　鸡冠花　凌霄花　玫瑰花　野菊花
功用：凉血活血，疏风解表。
主治：盘状红斑狼疮初期、日光性皮炎、玫瑰糠疹、酒齄鼻、多形性红斑，病位在身体上部者为宜。

凉血五根汤 (《赵炳南临床经验集》)

组成：白茅根　瓜蒌根　茜草根　紫草根　板蓝根
功用：清热生津，凉血止血。
主治：葡萄疫，瓜藤缠，血疳。

凉血四物汤 (《医宗金鉴》)

组成：当归　生地　川芎　赤芍　黄芩　赤茯苓　陈皮　红花　甘草
功用：凉血调荣，散瘀化滞。
主治：酒齄鼻。

凉血地黄汤 (《外科大成》)

组成：生地　归尾　地榆　槐角　黄连　天花粉　甘草　升麻　赤芍　枳壳　黄芩　荆芥
功用：清热燥湿，凉血养荣。
主治：血栓外痔、肛门周围痈疽、血瘤等证。

凉血清风散

组成：生地　生石膏　白茅根　元参　知母　白芍　牛蒡子　荆芥　防风　银花　升麻　甘草

功用：清热凉血，消风。

主治：面游风。

益胃汤 (《脾胃论》)

组成：黄芪　半夏　人参　炙甘草　独活　防风　白芍　羌活　橘皮　茯苓　泽泻　柴胡　白术　黄连

功用：益胃生津，润肺止咳。

主治：药毒等。

消风止痒冲剂

组成：防风　蝉蜕　亚麻子　苍术　石膏　荆芥　地骨皮　甘草

功用：消风，清热，除湿止痒。

主治：瘾疹、小儿瘾疹、风瘙痒等。

消风散 (《医宗金鉴》)

组成：荆芥　防风　当归　生地　苦参　苍术（炒）　蝉蜕　胡麻仁　牛蒡子（炒研）　知母（生）　石膏（煅）　甘草（生）　木通

功用：疏风养血，清热除湿。

主治：日晒疮、风疹块、湿疹、疮疡因于风湿血热所致者。

消风导赤散

组成：生地　淡竹叶　灯心草　银花　白鲜皮　赤茯苓　车前草　炒莱菔子　生甘草

功用：疏风清热，祛湿利尿。

主治：婴儿湿疹、传染性红斑等。

润肤丸 (《赵炳南临床经验集》)

组成：桃仁　红花　熟地　独活　防风　防己　川芎　当归　丹皮　羌活　生地　白鲜皮

功用：清热养阴，活血润肤。

主治：银屑病、鱼鳞病、脂溢性皮炎、皲裂性湿疹及其他肥厚性、角化性皮肤病。

海藻玉壶汤 (《外科正宗》)

组成：海藻　昆布　海带　半夏　陈皮　青皮　连翘　象贝　当归　川芎　独活　甘草

功用：化痰软坚，理气散结。

主治：瘿瘤，鸭啗疮等。

通窍活血汤（《医林改错》）

组成：赤芍　川芎　生地　老葱　生姜　红枣　麝香

功用：活血通窍。

主治：白癜风，酒齄鼻。

桑菊消疣汤

组成：桑叶　野菊花　蒲公英　大青叶　赤芍　红花　马齿苋　土茯苓　生龙牡　磁石

功用：疏风清热，解毒散结。

主治：扁瘊等。

十一画

黄连上清片

组成：黄连　栀子　连翘　蔓荆子　防风　荆芥穗　白芷　黄芩　菊花　薄荷　大黄　黄柏　桔梗　川芎　石膏　旋覆花　甘草

功用：清热通便，散风止痛。

主治：上焦风热，头晕脑涨，牙龈肿痛，口舌生疮，肉龟疮等。

黄连解毒汤（《外台秘要》）

组成：黄连　黄芩　黄柏　栀子

功用：清热泻火。

主治：脓窝疮，疮疡初起，肿毒等。

萆薢渗湿汤（《疡科心得集》）

组成：萆薢　苡仁　黄柏　赤苓　丹皮　泽泻　滑石　通草

功用：清热利湿。

主治：睑黄疣，漆疮，药毒，湿疹等。

桂枝汤（《伤寒论》）

组成：桂枝　芍药　甘草　生姜　大枣

功用：解肌发表，调和营卫。

主治：疹块等因风寒外袭，营卫不和所致。

银花甘草汤 (《外科十法》)

组成：金银花　甘草

功用：清热解毒。

主治：疮疡有热毒之证。

银翘散 (《温病条辨》)

组成：银花　连翘　桔梗　薄荷　竹叶　生甘草　荆芥穗　淡豆豉　牛蒡子　芦根

功用：辛凉透表，清热解毒。

主治：疣目、射工伤等。

麻黄汤 (《伤寒论》)

组成：麻黄　桂枝　杏仁　甘草

功用：发汗解表，宣肺平喘。

主治：风寒所致的荨麻疹、瘙痒症等。

麻黄桂枝各半汤 (《奇效良方》)

组成：麻黄（去根节）　桂枝　芍药　甘草（炙）　杏仁

功用：发汗解表。

主治：瘾疹等。

清风散 (《古今医鉴》)

组成：荆芥　防风　羌活　独活　连翘　当归　生地　槟榔　黄连　炒牛蒡子　防己　赤芍　苍术　陈皮　制半夏　茯苓　萆薢　升麻　乌药　牛膝　玄参　木瓜　金银花　木香　炒白蒺藜

功用：疏风养血，清热除湿。

主治：身体麻木，遍身结核。

清血解毒合剂

组成：生地　赤芍　野菊花　丹皮　连翘　黄芩　栀子　苦参

功用：祛湿泻火，消肿排脓，凉血祛风。

主治：郁火冲喉，烦热咽腐等。

清肌渗湿汤 (《医宗金鉴》)

组成：柴胡　木通　泽泻　栀子　升麻　黄连　苍术　厚朴　浮萍　生甘草　陈皮　土茯苓

功用：清热渗湿。

主治：蛇串疮，疣目等。

清肝解郁汤（《医宗金鉴》）

组成：益母草　黄芩　柴胡　焦山栀　侧柏叶　三七　炙甘草　炒蒲黄（包）　丹皮　干地榆

功用：清肝解郁，凉血散结。

主治：扁瘊等。

清胃散（《脾胃论》）

组成：生地黄　当归身　牡丹皮　黄连　升麻

功用：清胃凉血。

主治：白屑风。

清骨散（《证治准绳》）

组成：银柴胡　鳖甲　炙甘草　秦艽　青蒿　地骨皮　胡黄连　知母

功用：清骨退蒸，滋阴潜阳。

主治：流痰溃久，症见骨蒸潮热者。

清热化毒丸

组成：水牛角　连翘　青黛　黄连　黄芩　天花粉　大黄　龙胆　玄参　桔梗　朱砂　冰片

功用：清火化毒，消肿止痛。

主治：天疱疮热毒炽盛证。

清热地黄丸

组成：水牛角　生地黄　芍药　牡丹皮　侧柏炭　荷叶炭　栀子炭　白茅根

功用：清热解毒，凉血止血散瘀。

主治：天疱疮热毒炽盛证。

清热除湿饮

组成：茯苓　茵陈　白术　苍术　黄芩　泽泻　竹叶　灯心草　生大黄　甘草

功用：清热除湿。

主治：面游风。

清营汤（《温病条辨》）

组成：犀角（现水牛角代）　生地　元参　竹叶心　麦冬　丹参　黄连　银花　连翘（连心用）

功用：清热解毒，透热养阴。

主治：四弯风等。

清脾除湿饮（《医宗金鉴》）

组成：白术　赤茯苓　山栀　茵陈　麦冬　生地　黄芩　枳壳　苍术　泽泻　连翘　甘草　玄明粉

功用：健脾除湿。

主治：日晒疮、天疱疮等脾经湿热郁遏证。

清瘟败毒饮（《疫疹一得》）

组成：石膏　生地　犀角　黄连　栀子　桔梗　黄芩　知母　赤芍　玄参　连翘　竹叶　甘草　丹皮

功用：清热解毒，凉血救阴。

主治：水痘。

清暑汤（《外科证治全生集》）

组成：连翘　花粉　赤芍　银花　甘草　滑石　车前　泽泻　淡竹叶

功用：清暑利湿。

主治：暑热头面生疮，脓疱疮等。

十二画

舒肝通淋方（经验方）

组成：干地黄　栀子　白芍　川楝子　橘核　荔枝核　王不留行　萆薢　金钱草　大黄　滑石

功用：清肝解郁，利气通淋。

主治：肝郁气滞之淋证。

普济消毒饮（《东垣试效方》）

组成：黄芩　黄连　生甘草　陈皮　玄参　桔梗　柴胡　牛蒡子　连翘　薄荷　马勃　板蓝根　升麻　僵蚕

功用：清热解毒，疏风散邪。

主治：疮疡阳证及颜面丹毒、发颐等。

滋阴除湿汤（《外科正宗》）

组成：川芎　当归　白芍　熟地　柴胡　黄芩　陈皮　知母　贝母　泽泻　地骨皮　甘草

功用：滋阴除湿。

主治：渗利伤阴证，如湿疹等。

滋补肝肾丸 (《简明中医皮肤病学》)

组成：北沙参　麦冬　当归　熟地　陈皮丝　五味子　首乌藤　川断　女贞子　旱莲草 浮小麦

功用：滋补肝肾，养血柔肝。

主治：结缔组织病，如系统性红斑狼疮等出现肝、肾损害者，亦可作为慢性皮肤病后期 扶正的治疗。

温经通络汤 (《简明中医皮肤病学》)

组成：鸡血藤　海风藤　全丝瓜　鬼见愁　鬼箭羽　路路通　桂枝　蕲艾　全当归　赤 白芍

功用：温经散寒，通络止痛。

主治：慢性风湿性关节炎。

犀角升麻汤 (《普济本事方》)

组成：犀角　升麻　防风 (去叉股)　羌活　白芷　黄芩　川芎　白附子 (炮)　甘 草 (炙)

功用：疏风清热，凉血解毒。

主治：雀斑。

犀角地黄汤 (《外台秘要》)

组成：犀角　生地黄　芍药　牡丹皮

功用：清热解毒，凉血散瘀。

主治：葡萄疫、天疱疮心火妄动，复感风热湿毒者。

十三画

解毒泻心汤 (《外科正宗》)

组成：黄连　防风　荆芥　山栀　黄芩　牛蒡子　滑石　玄参　知母　石膏　甘草　木 通

功用：清心解毒。

主治：天疱疮心经火旺，酷暑时生天疱，发及遍身者。

解毒清营汤 (《简明中医皮肤病学》)

组成：金银花　连翘　公英　干生地　白茅根　生玳瑁　丹皮　赤芍　川连　绿豆衣

茜草根　生栀子

功用：清营解毒，凉血护心。

主治：疔、疖、痈肿毒热炽盛，气营两燔及一切化脓性感染所引起的毒血症早期。

新癀片

组成：肿节风　三七　人工牛黄　猪胆粉　肖梵天花　珍珠层粉　水牛角浓缩粉　红曲　吲哚美辛

功用：消炎止痛，清热解毒，散瘀消肿。

主治：用于热毒瘀血所致的咽喉肿痛、牙痛、痹痛（如风湿性关节炎等）、胁痛（如胆囊炎等）、黄疸。

十五画

增液汤（《温病条辨》）

组成：玄参　麦冬(连心)　细生地

功用：增液润燥。

主治：药毒等。

十五画以上

藿香正气散（《太平惠民和剂局方》）

组成：大腹皮　白芷　紫苏　茯苓　半夏曲　白术　陈皮　厚朴　苦桔梗　藿香　甘草

功用：解表化湿，理气和中。

主治：外感风寒，内伤湿滞之暑热疮等。

醒消丸（《外科证治全生集》）

组成：乳香　没药　麝香　雄精　黄米饭

功用：消肿止痛。

主治：睑黄疣。

附录二

皮肤性病常用外用中药方剂

二画

二矾汤

组成：白矾　皂矾　侧柏叶
功用：杀虫止痒。
主治：手足癣。

九一丹（《医宗金鉴》）

组成：熟石膏　升丹
功用：提脓去腐。
主治：一切溃疡流脓未尽者。

三画

三石散（《中医外科心得》）

组成：炉甘石　熟石膏　赤石脂
功用：清热燥湿。
主治：白屑风。

三黄洗剂（《外伤科学》）

组成：大黄　黄柏　黄芩　苦参
功用：清热解毒，消肿止痒。
主治：白屑风、湿疹等。

大风子油（《北京市中药成方选集》）

组成：大风子油　硼酸　冰片　麝香
功用：除风湿，润皮肤。
主治：雀目。

万灵丹 (《医方类聚》)

组成：轻粉　血竭　麝香　蜈蚣　冰片　蟾蜍　硇砂
功用：攻毒，消肿。
主治：一切恶疮。

千金散

组成：砒石　蛇含石　雄黄　乳香　没药　轻粉　朱砂　赤石脂　五倍子
功用：祛腐生新。
主治：恶疮顽肉死腐不脱病证。

千捶膏 (经验方)

组成：蓖麻子肉　嫩松香粉　轻粉　东丹　银朱　茶油
功用：消肿止痛。
主治：一切阳证，如痈、有头疽、疖疔等。

马齿苋洗剂 (《中医皮肤学简编》)

组成：马齿苋　苍术　苦参　细辛　陈皮　蜂房　蛇床子
功用：解毒杀虫，清热祛湿。
主治：青年扁平疣，急性发作的湿疹。

马勃膏

组成：马勃　凡士林
功用：活血化瘀。
主治：冻疮等。

四画

五五丹 (经验方)

组成：熟石膏　升丹
功用：提脓祛腐。
主治：流痰、附骨疽、瘰疬等，溃后腐肉难脱，脓水不尽。

五妙水仙膏 (经验方)

组成：黄柏　紫草　五倍子　碳酸钠　生石灰
功用：清热解毒，祛腐生新。
主治：胼胝等。

五虎丹

组成：水银　火硝　皂矾　白矾　食盐
功用：清热解毒，消肿散结。
主治：颜面疔疮，手足疔疮。

化毒散膏（《简明中医皮肤病学》）

组成：川黄连　乳香　没药　贝母　天花粉　大黄　赤芍　雄黄　甘草　牛黄　冰片
功用：清热聚毒，化腐提脓。
主治：脓疱病、有继发感染的皮炎、湿疹类。

六一散（《伤寒直格》）

组成：滑石　甘草
功用：清暑利湿。
主治：痤痱疮等暑湿证。

双柏散（《中医伤科学讲义》）

组成：大黄　黄柏　黄芩　栀子　薄荷　侧柏叶
功用：清热凉血，解毒消肿。
主治：用于骨折，跌打损伤及疮疡初起，局部红肿热痛而无溃疡。

水晶膏（经验方）

组成：石灰末饱和溶液　糯米
功用：腐蚀平胬。
主治：鸡眼，疣赘，黑痣，胼胝等。

五画

玉露膏（《中医外科学讲义》）

组成：凡士林　玉露散　医用石炭酸
功用：清热解毒，消肿。
主治：丹毒、疮痈等。

去斑膏（《朱仁康临床经验集》）

组成：大风子仁　核桃仁　杏仁　红粉　樟脑
功用：清热解毒，凉血消肿。
主治：酒齄鼻。

甘草油（经验方）

组成：甘草　植物油
功用：清热解毒润肤。
主治：葡萄疫，血痹，青腿牙疳。

石珍散（经验方）

组成：石膏（煅）　轻粉　青黛　黄柏
功用：清热泻火，燥湿止痒。
主治：糜烂流滋者。

四黄膏（《朱仁康临床经验集》）

组成：黄连　黄芩　黄柏　土大黄　芙蓉叶　泽兰叶　黄蜡
功用：清热解毒，消肿。
主治：酒齄鼻等。

生肌玉红膏

组成：甘草　白芷　当归　紫草　虫白蜡　血竭　轻粉
功用：活血化瘀，解毒镇痛，润肤生肌。
主治：痈疽疮疡、发背等。

生肌白玉膏（经验方）

组成：尿浸石膏　制炉甘石　麻油　黄凡士林
功用：去腐收湿，生肌长肉。
主治：溃疡腐肉已尽，疮口不敛者。

生肌散（经验方）

组成：制炉甘石　滴乳石　滑石　朱砂　冰片
功用：敛疮长肉。
主治：痈疽溃后脓水将尽者。

六画

冰石散

组成：冰片　寒水石
功用：清热解毒，敛疮生肌。
主治：烫伤，外伤。

阳和解凝膏 (《外科全生集》)

组成：鲜牛蒡子根叶梗　鲜白凤仙梗　川芎　川附　桂枝　大黄　当归　肉桂　草乌　地龙　僵蚕　赤芍　白芷　白蔹　白及　乳香　没药　续断　防风　荆芥　五灵脂　木香　香橼　陈皮　苏合油　麝香　菜油　白凤仙熬枯去渣，次日除乳香、没药、苏合油、木香外，余药俱入锅煎枯，去渣滤净，秤准分量，每油加黄丹（烘透）

功用：温经和阴，行气活血，祛风散寒，化瘀通络。

主治：疮疡阴证、乳癖等。

七画

芙蓉膏 (《中医外科证治经验》)

组成：黄柏　黄芩　黄连　芙蓉　泽兰叶　凡士林

功用：清热解毒，消肿。

主治：瓜藤缠，梅核火丹。

芩柏膏

组成：黄芩　黄柏　凡士林

功用：清热利湿解毒。

主治：瓜藤缠。

八画

青吹口散

组成：青黛　黄柏　煅石膏　冰片　薄荷　黄连　煅硼砂

功用：清热解毒止痛。

主治：口舌、咽喉痛之疳疮。

青蛤散 (《医宗金鉴》)

组成：蛤壳（煅）　青黛　石膏（煅）　轻粉　黄柏

功用：清热解毒，燥湿杀虫。

主治：用于皮肤湿疮，黄水疮等。

青黛散 (经验方)

组成：青黛　石膏　滑石　黄柏

功用：收湿止痒，清热解毒。

主治：一般皮肤病，焮肿痒痛出水。

苦参汤

组成：苦参　菊花　银花　黄柏　蛇床子
功用：祛风除湿，杀虫止痒。
主治：瘙痒性皮肤病。

金黄膏

组成：凡士林　大黄　黄柏　姜黄　白芷　南星　陈皮　苍术　厚朴　甘草　天花粉
功用：清热解毒，除湿化痰，活血化瘀，止痒消肿。
主治：一切疮疡阳证。

炉甘石洗剂

组成：炉甘石粉　氧化锌　石炭酸　水
功用：收敛，止痒。
主治：瘙痒性皮肤病。

九画

香蜡膏（《简明中医皮肤病学》）

组成：蜂蜡　香油
功用：清热解毒，润肤。
主治：剥脱性皮炎、急性皮炎等无渗出者。

养阴生肌散

组成：雄黄　青黛　甘草　冰片　牛黄　黄柏　龙胆草
功用：清热解毒。
主治：口糜，口腔黏膜扁平苔藓。

洁尔阴洗液

组成：蛇床子　黄柏　苦参　苍术
功用：清热燥湿，杀虫止痒。
主治：用于淋菌性、细菌性、霉菌性、滴虫性老年性阴道炎及瘙痒症，也可用于湿疹、体癣、神经性皮炎、脚气。

十画

润肌膏（《疡医大全》）

组成：当归身　粉甘草　白芷　血竭　紫草　白蜡
功用：养血，凉血，润燥。
主治：白屑风。

十一画

黄连软膏（《简明中医皮肤病学》）

组成：黄连　凡士林
功用：清热解毒，消肿止痛。
主治：炎症性、化脓性皮肤疾患，如脓疱病、湿疹皮炎、毛囊炎、疖、丹毒等，亦可做软膏基质。

黄连膏（《医宗金鉴》）

组成：黄连　黄柏　姜黄　当归　生地　麻油　白蜡
功用：润燥清热，解毒止痛。
主治：疮疡阳证。

清凉膏（《简明中医皮肤病学》）

组成：当归　紫草　大黄　黄蜡　香油
功用：清热解毒，凉血止痛。
主治：急性或亚急性皮肤病，如湿疹、皮炎、多形红斑、剥脱性皮炎等，亦可做软膏的基质。

十二画

琥珀膏（《医宗金鉴》）

组成：淀粉　血余　轻粉　银朱　花椒　黄蜡　琥珀　麻油
功用：活血解毒，化腐生肌。
主治：肉龟疮、发际疮等。

斑蝥膏

组成：斑蝥　雄黄　蜂蜜
功用：拔毒去痛，祛脓提腐。

主治：疣目。

雄黄洗剂

组成：雄黄　寒水石　生白矾　水
功用：清热燥湿，解毒杀虫。
主治：瓜藤缠。

黑布药膏

组成：老黑醋　五倍子　金头蜈蚣　冰片　蜂蜜
功用：收敛，止痒，散结软坚。
主治：瘢痕疙瘩、疖及其他增生性皮肤病。

紫色消肿膏（《赵炳南临床经验集》）

组成：紫草　升麻　贯众　赤芍　紫荆皮　当归　防风　白芷　草红花　羌活　荆芥穗
荆芥　儿茶　神曲　血竭面　山柰面　乳没面　凡士林
功用：解毒消肿，活血止痛。
主治：瓜藤缠、梅核火丹。

紫金锭（《片玉心书》）

组成：山慈菇　红大戟　千金子霜　五倍子　麝香　朱砂　雄黄
功用：清热解毒，消肿止痛。
主治：疔疮疖肿，虫咬损伤，无名肿毒，以及痄腮、丹毒、喉风等。

紫草油（经验方）

组成：紫草　忍冬藤　白芷　冰片
功用：清热解毒止痛。
主治：用于烫伤、火伤、丹毒、疔疮。

紫草膏（《中国药典》）

组成：紫草　当归　防风　地黄　白芷　乳香　没药
功用：清热解毒，活血消肿止痛。
主治：用于疮疡、痈疽已溃。

紫珠膏

组成：紫珠草叶　凡士林
功用：温经活血。
主治：冻疮。

锡类散

组成：青黛　象牙屑　珍珠　人指甲　牛黄　冰片　壁钱炭
功用：祛腐生新。
主治：单双乳蛾、喉风、白喉、牙疳等证。

湿疣外洗方

组成：虎杖　龙胆草　大黄　赤芍　石榴皮　枯矾　莪术　紫草
功用：清热解毒，活血祛瘀，利湿。
主治：尖锐湿疣。

十二画以上

藜芦膏（《证治准绳》）

组成：藜芦　猪脂
功用：解毒杀虫，祛腐生新。
主治：翻花疮久不愈，疮口胬肉凸起者。现用于皮肤肿瘤等。

颠倒散洗剂（《医宗金鉴》）

组成：硫黄　生大黄　石灰水
功用：杀虫止痒，清热解毒。
主治：面游风、酒齄鼻、粉刺等病。

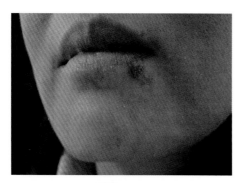

彩图 7-1A
发于唇缘的热疮[（单纯疱疹）（一）]

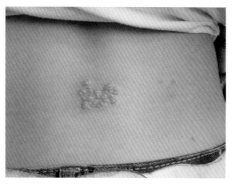

彩图 7-3
发于腰背部的蛇串疮（带状疱疹）

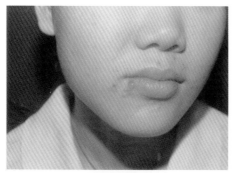

彩图 7-1B
发于唇缘的热疮[（单纯疱疹）（二）]

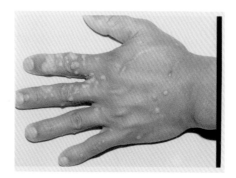

彩图 7-4
发于手背的疣目（寻常疣）

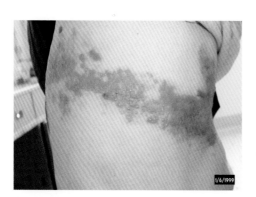

彩图 7-2
发于胸背及胁肋部位的蛇串疮（带状疱疹）

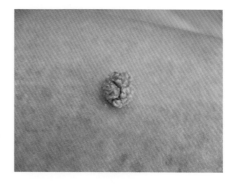

彩图 7-5
表面呈乳头瘤状增殖的疣目（寻常疣）

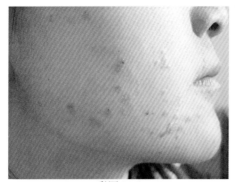

彩图 7-6

发于面颊部的扁瘊（扁平疣）

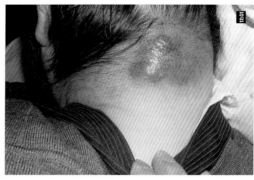

彩图 8-2　后发际部位的痈

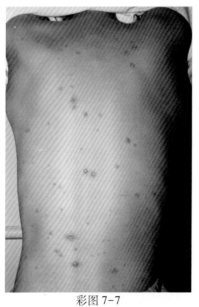

彩图 7-7

水痘发于躯干部位

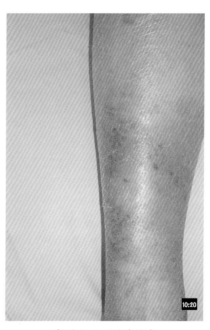

彩图 8-3　下肢丹毒

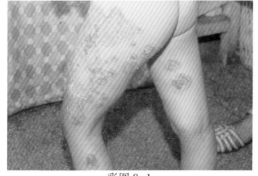

彩图 8-1

黄水疮并染毒（脓疱疮并发感染）

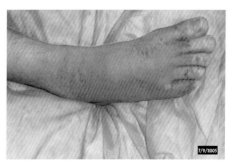

彩图 8-4　足背丹毒

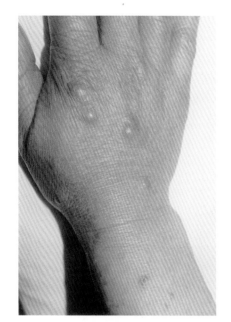

彩图 8-5　结核样型麻风

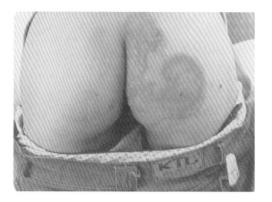

彩图 8-7　鸭啗疮（皮肤结核）

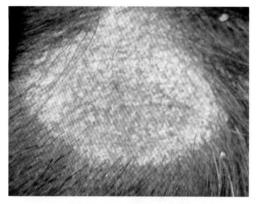

彩图 9-1　白秃疮（白癣）

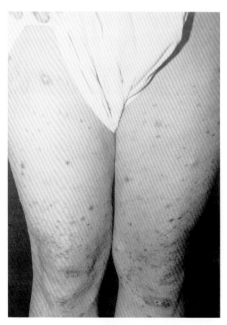

彩图 8-6　中间界线类麻风

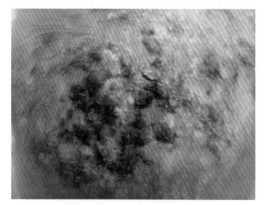

彩图 9-2　肥疮（黄癣）

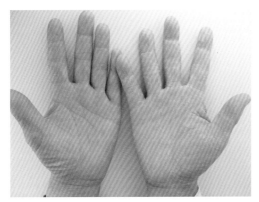

彩图 9-3　鹅掌风(掌部手癣)

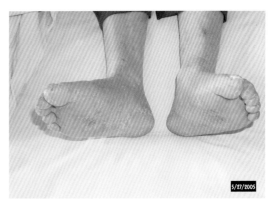

彩图 9-6　脚湿气(脱屑型足癣)

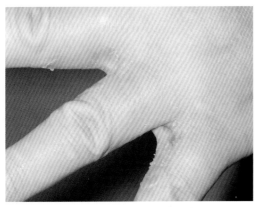

彩图 9-4　鹅掌风(指缝手癣)

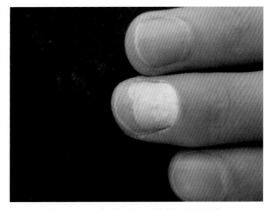

彩图 9-7　灰指甲(近端甲下型甲癣)

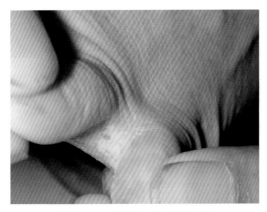

彩图 9-5　脚湿气(糜烂型足癣)

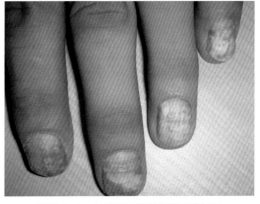

彩图 9-8　灰指甲(远端侧位型甲癣)

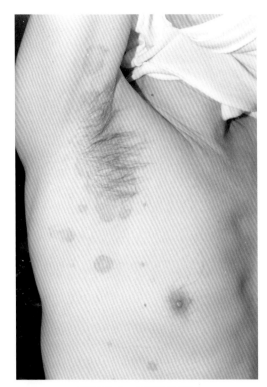

彩图 9-9　圆癣(体癣)

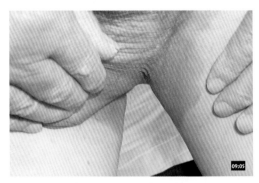

彩图 9-10　阴癣(股癣)

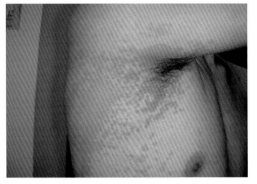

彩图 9-11　紫白癜风(花斑癣)

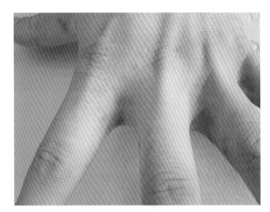

彩图 10-1　指缝疥疮

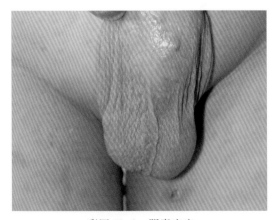

彩图 10-2　阴囊疥疮

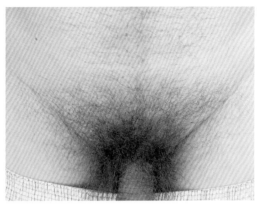

彩图 10-3　阴虱

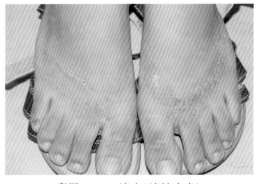

彩图 11-1　漆疮(漆性皮炎)

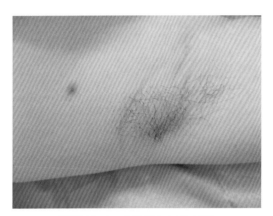

彩图 10-4　虫咬伤(虫咬皮炎)

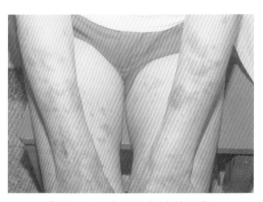

彩图 11-2　急性湿疮(急性湿疹)

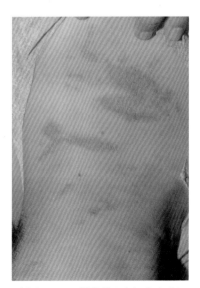

彩图 10-5　蠼螋伤(隐翅虫皮炎)

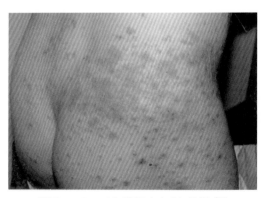

彩图 11-3　亚急性湿疮(亚急性湿疹)

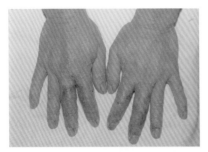

彩图 11-4　慢性湿疮（慢性湿疹）

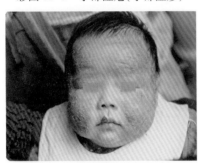

彩图 11-5　手部湿疮（手部湿疹）

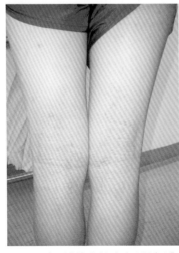

彩图 11-6　胎疮（婴儿湿疹）

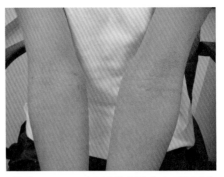

彩图 11-8　四弯风［特应性皮炎（肘窝）］

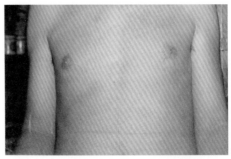

彩图 12-1　麻疹样型药毒（麻疹样型药疹）

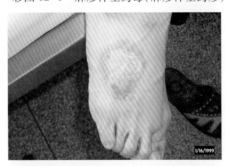

彩图 12-2　固定型药毒（固定型药疹）

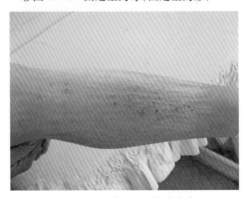

彩图 13-1　痒风（皮肤瘙痒症）

彩图 11-7　四弯风［特应性皮炎（腘窝）］

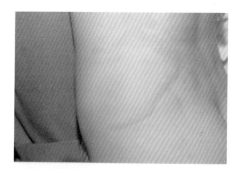

彩图 13-2 瘾疹(荨麻疹)

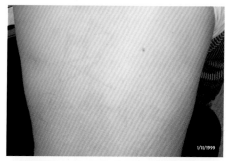

彩图 13-3 瘾疹[皮肤划痕征(+)]

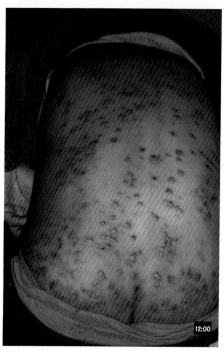

彩图 13-4 顽湿聚结(结节性痒疹)

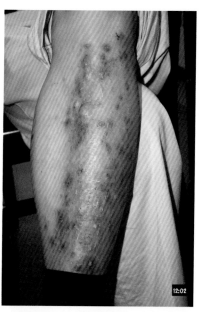

彩图 13-5 顽湿聚结(下肢部位痒疹)

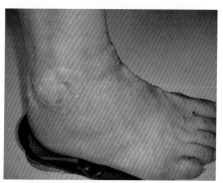

彩图 13-6 摄领疮(踝部神经性皮炎)

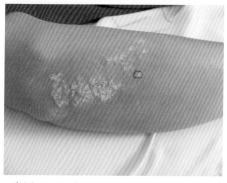

彩图 13-7 摄领疮(肘外侧神经性皮炎)

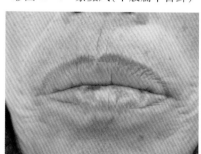

彩图 13-8　紫癜风(下肢扁平苔藓)

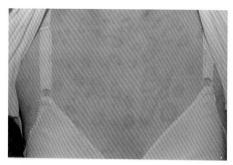

彩图 15-2　风热疮[玫瑰糠疹(胸前)]

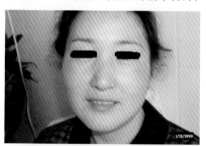

彩图 13-9　紫癜风(唇红部扁平苔藓)

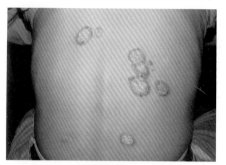

彩图 15-3　寻常型白疕(寻常型银屑病)

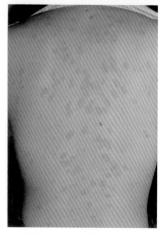

彩图 14-1　粉花疮(面部化妆品皮炎)

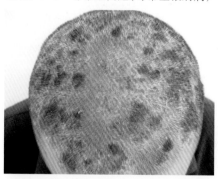

彩图 15-4　寻常型白疕[银屑病(头部束状发)]

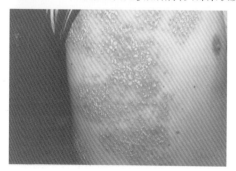

彩图 15-5　脓疱型白疕(脓疱型银屑病)

彩图 15-1　风热疮[玫瑰糠疹(背部)]

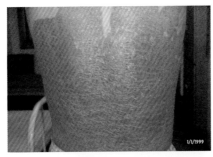

彩图 15-6　红皮型白疕(红皮病型银屑病)

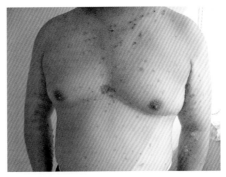

彩图 16-3　火赤疮(疱疹样皮炎)

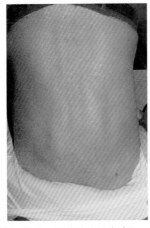

彩图 15-7　渍皮疮(红皮病)

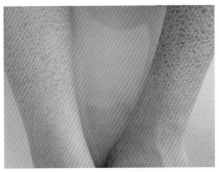

彩图 17-1　蛇皮癣[鱼鳞病(双前臂)]

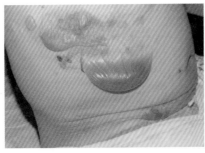

彩图 16-1　寻常型天疱疮

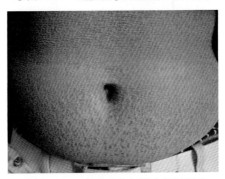

彩图 17-2　蛇皮癣[鱼鳞病(腹部)]

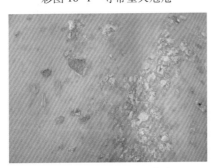

彩图 16-2　增殖型天疱疮

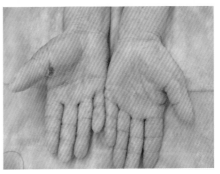

彩图 17-3　手足发胝[掌跖角化症(掌)]

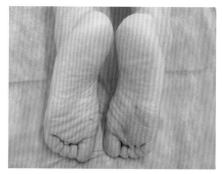

彩图 17-4　手足发胝［掌跖角化症（跖）］

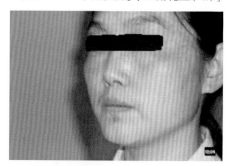

彩图 18-1　雀斑

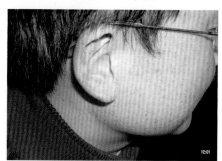

彩图 18-2　雀斑（多发性）

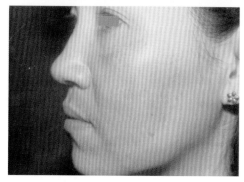

彩图 18-3　黄褐斑

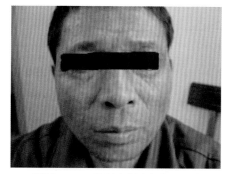

彩图 18-4　黧黑斑［黑变病（男）］

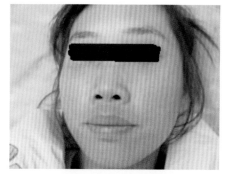

彩图 18-5　黧黑斑［黑变病（女）］

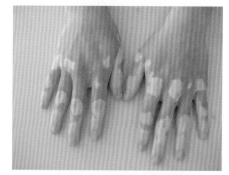

彩图 18-6　白癜风（肢端型）

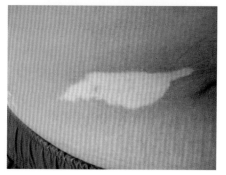

彩图 18-7　白癜风（腹部）

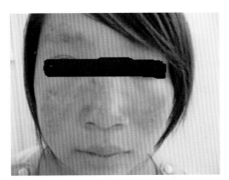

彩图 19-1　系统性红蝴蝶疮

［系统性红斑狼疮（蝶形红斑）］

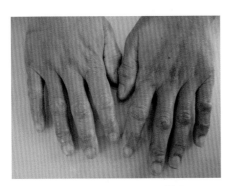

彩图 19-2　系统性红蝴蝶疮

［系统性红斑狼疮（关节病变）］

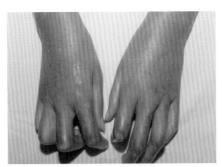

彩图 19-3　皮痹（肢端型硬皮病）

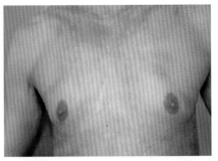

彩图 19-4　皮痹（弥漫型硬皮病）

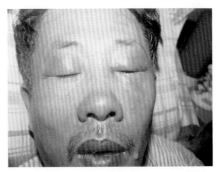

彩图 19-5　肌痹［皮肌炎（面部皮疹）］

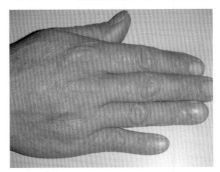

彩图 19-6　肌痹［皮肌炎（关节皮疹）］

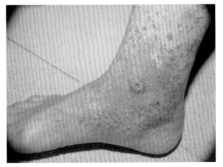

彩图 20-1　葡萄疫［过敏性紫癜（一）］

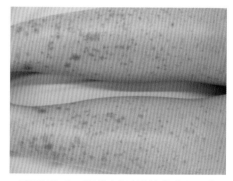

彩图 20-2 葡萄疫[过敏性紫癜(二)]

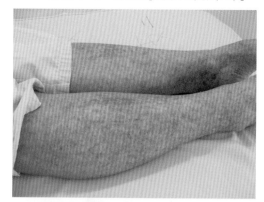

彩图 20-3 血疳(色素性紫癜性苔藓性皮炎)

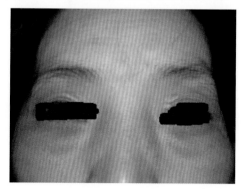

彩图 21-1 睑黄疣

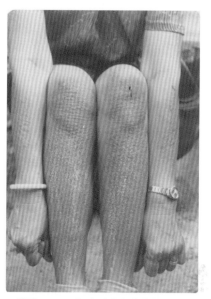

彩图 21-2 松皮癣[皮肤淀粉样变(一)]

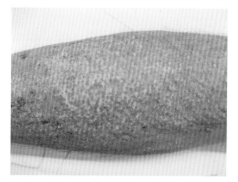

彩图 21-3 松皮癣[皮肤淀粉样变(二)]

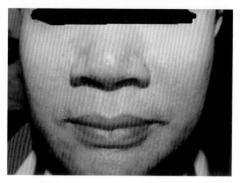

彩图 22-1 面游风(脂溢性皮炎)

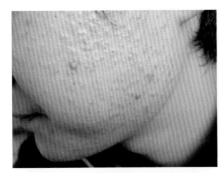

彩图 22-2　肺风粉刺（丘疹性痤疮）

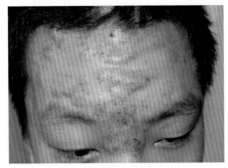

彩图 22-3　肺风粉刺（囊肿性痤疮）

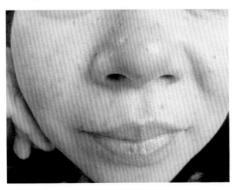

彩图 22-4　酒齄鼻（红斑期）

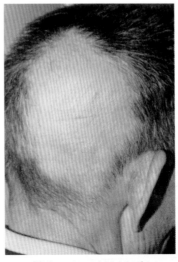

彩图 22-5　油风（斑秃）

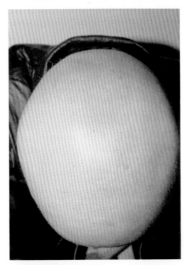

彩图 22-6　油风（普秃）

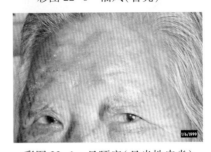

彩图 23-1　日晒疮（日光性皮炎）

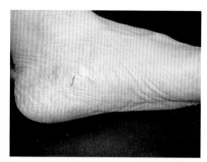

彩图 23-2　靼裂疮

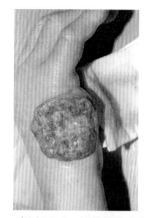

彩图 24-2　鳞状细胞癌(手)

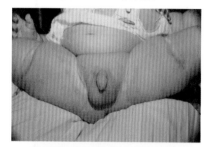

彩图 23-3　溻尻疮(尿布皮炎)

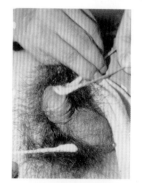

彩图 25-1　梅毒硬下疳

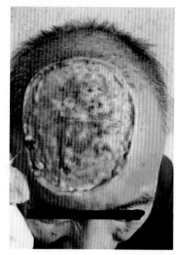

彩图 24-1　鳞状细胞癌(前额)

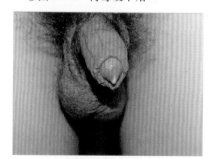

彩图 25-2　淋病

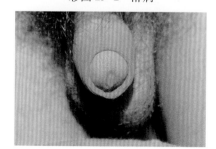

彩图 25-3　泌尿生殖道支原体、
衣原体感染(非淋)

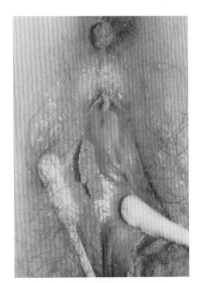

彩图 25-4 尖锐湿疣［臊疣（女）］

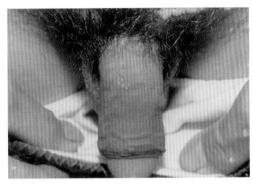

彩图 25-6 生殖器疱疹［阴部热疮（男）］

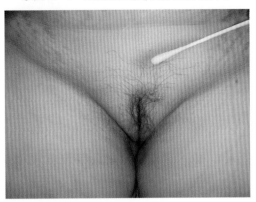

彩图 25-7 生殖器疱疹［阴部热疮（女）］

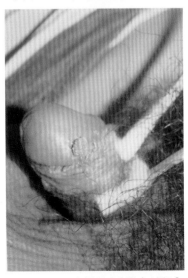

彩图 25-5 尖锐湿疣［臊疣（男）］